U0142319

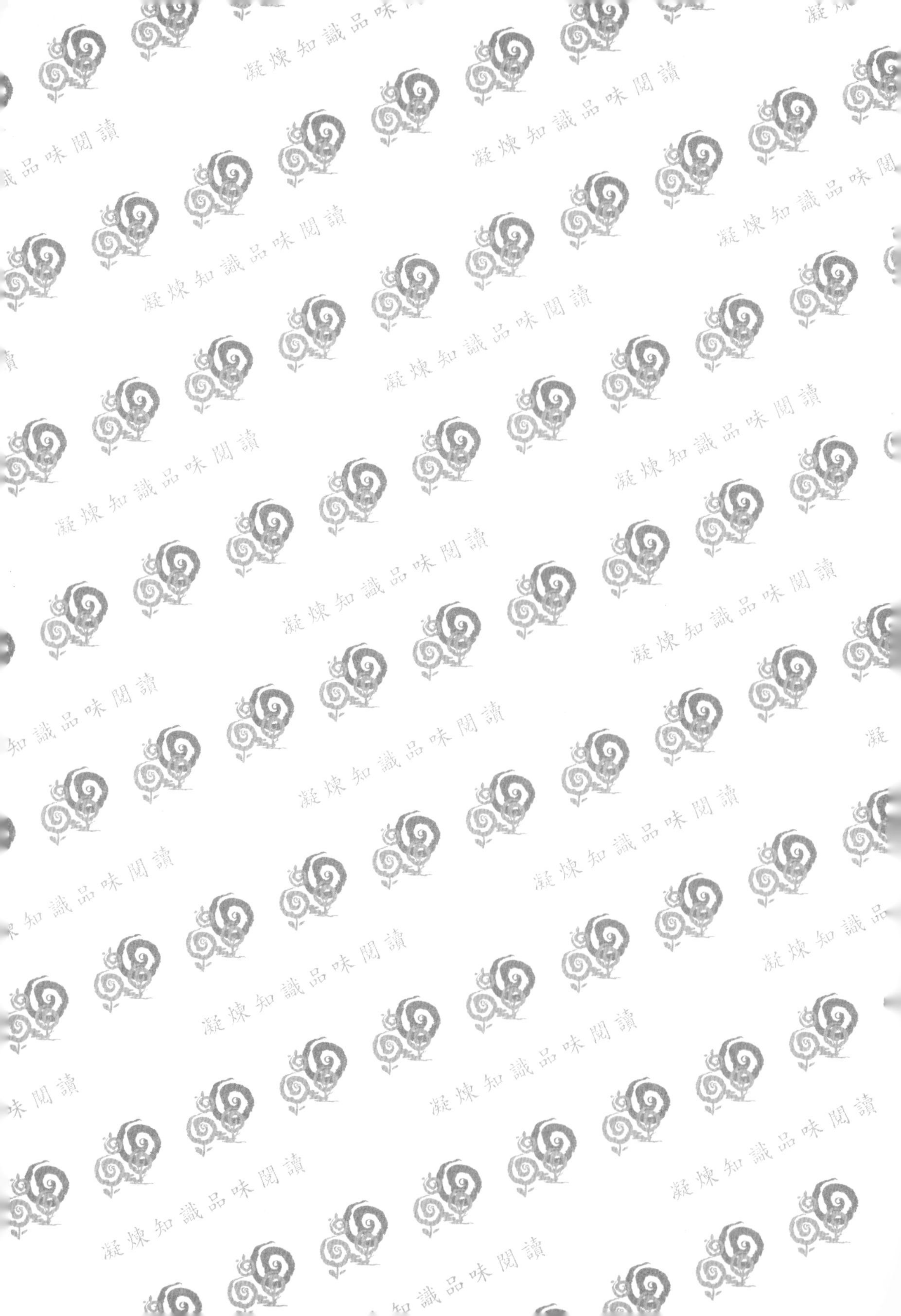

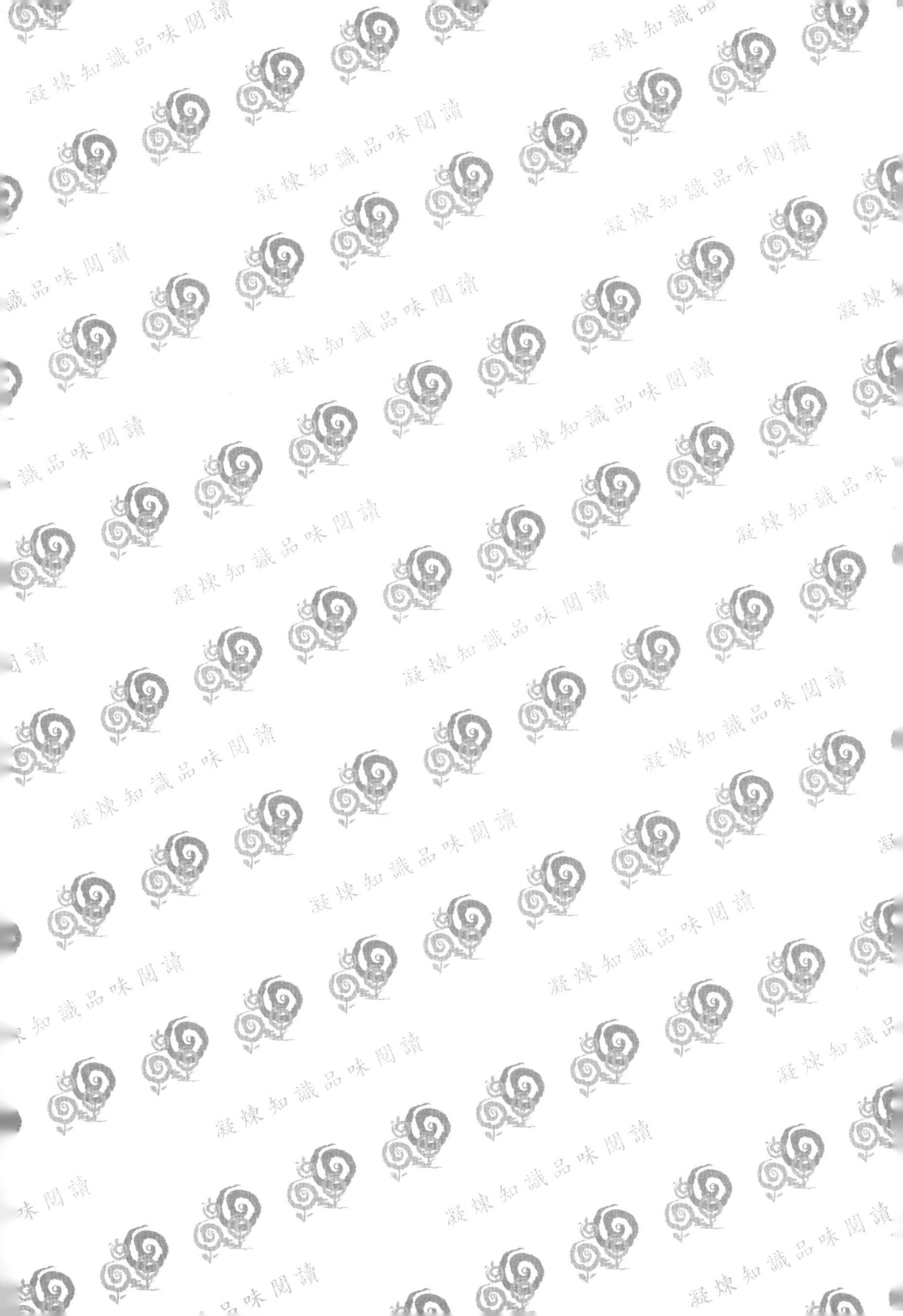
凝煉知識品味閱讀

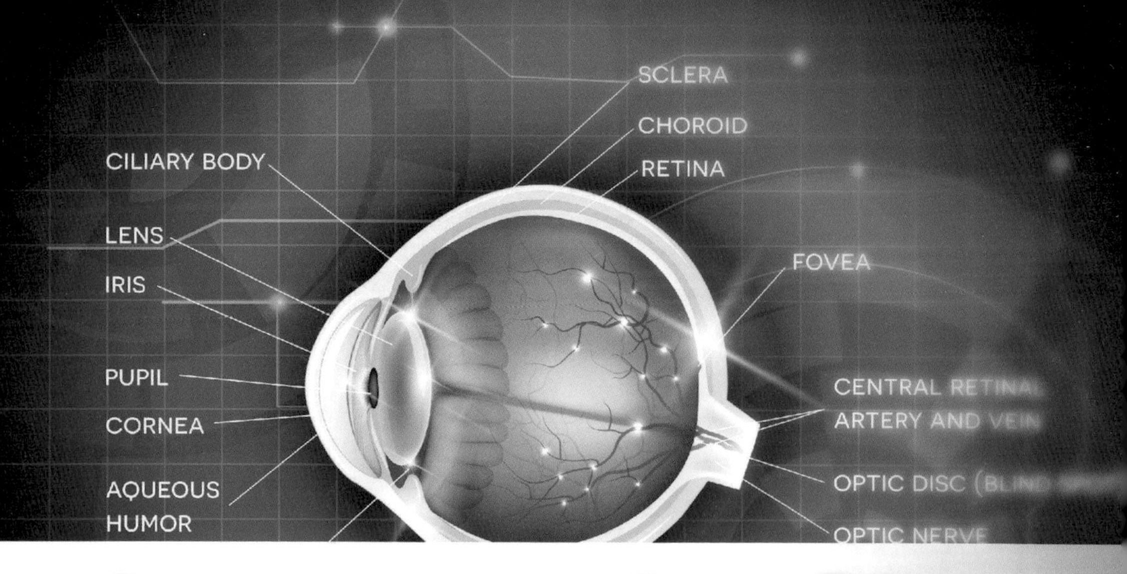


# 低視力學

2 E Ǝ Ш M 20/150

3 Ǝ E Ǝ E Ш 20/100

20/80

五南圖書出版公司 印行

許明木、莊素貞、鄭靜瑩、陳賢堂、王俊諺、吳承臻、林則豪
許淑貞、連政炘、葉志偉、詹益智、蔡龍輝、謝錫寶——著

# 作者簡介


## 許明木

門諾醫院副院長

104 年臺灣醫療貢獻獎得主

高雄醫學大學熱帶醫學研究所碩士

高雄醫學大學醫學系醫學士

## 莊素貞

國立臺中教育大學特殊教育學系教授

中華視覺障礙教育學會第四屆理事長

美國德州理工大學特殊教育博士

## 鄭靜瑩

中山醫學大學視光學系教授

國立臺灣師範大學特殊教育博士

衛福部戊類人員訓練講師

## 陳賢堂

中山醫學大學視光學系助理教授

美國紐約州州立大學視光學院視光醫師

## 王俊諺

亞洲大學視光學系兼任講師

中山醫學大學生物醫學科學研究所視覺科學組碩士

中山醫學大學視光學系學士

## 吳承臻
臺灣眼視光專業驗光所驗光師
衛福部戊類輔具評估課程實習老師
澳洲新南威爾斯大學眼視光學與視覺科學所眼視光學碩士
衛福部合格戊類輔具評估人員
澳洲新南威爾斯大學眼視光學與視覺科學所眼視光學碩士
中山醫學大學視光學系學士

## 林則豪
樹人醫護管理專科學校視光科講師
中山醫學大學生物醫學科學研究所視覺科學組碩士
中山醫學大學視光學系學士

## 許淑貞（插畫作者）
衛福部合格戊類輔具評估人員
中山醫學大學生物醫學科學研究所視覺科學組碩士
中山醫學大學視光學系學士

## 連政炘
樹人醫護管理專科學校視光學科專任講師
衛福部合格戊類輔具評估人員
中山醫學大學生物醫學科學研究所視覺科學組碩士
中山醫學大學視光學系學士

## 葉志偉

中山醫學大學視光學系臨床實習指導老師
亞洲大學視光學系臨床實習指導老師
台北市驗光師公會衛教講師
衛福部合格戊類輔具評估人員
中山醫學大學視光學系碩士
中山醫學大學視光學系學士

## 詹益智

中山醫學大學視光學系校友會第二屆會長
臺灣驗光學會第一屆理事長
衛福部合格戊類輔具評估人員
中山醫學大學生物醫學科學研究所視覺科學組碩士
中山醫學大學視光學系學士

## 蔡龍輝

中山醫學大學視光學系兼任講師
亞洲大學視光學系兼任講師
中華醫事科技大學視光學系兼任專技助理教授
衛福部合格戊類輔具評估人員

## 謝錫寶

看見視光中心驗光師
門諾醫院眼科驗光師
衛福部合格戊類輔具評估人員
國立臺灣師範大學特殊教育研究所博士班候選人
中山醫學大學視光學系學士

# 作者序

本書集結眼科醫師、驗光師與特殊教育專家等各相關領域之專業知識，從低視力相關疾病、低視力鑑定、低視力評估、低視力輔具的教導與使用，到整體性的低視力服務，完整的呈現每一階段的專業人員角色，同時強調專業合作的重要性。

2005 年世界視光學會（The World Council of Optometry, WCO）明確地定義了全球適用的驗光師執業範疇，低視力康復（Low Vision Rehabilitation）即爲其中之一。而臺灣早在民國 89 年，視光專業人員相關的草案中即有類似低視力評估的概念存在，直到民國 97 年正式將「低視力者輔助器具之教導使用」列入草案中，直至民國 105 年 1 月 6 日公告通過的驗光人員法，驗光師之執業範圍包含「低視力者輔助器具之教導使用」，隻字未改。

以正向的態度看待低視力服務的發展，驗光師的加入正好填補幾十年來眼科醫師與低視力服務之間的缺憾。在臺灣，對一個醫療、教育與社福體制都算健全的國家而言，任何一種專業的發展都存在有幫助弱勢、回饋社會的精神。法案的制定，除了規範服務的內容與提升驗光師的專業外，更加強了低視力服務的深度與廣度，期待未來低視力服務能有更多有志的專業人士加入，共勉之。

本書作者均爲臺灣低視能防盲學會的會員，除作者群外，書中幾近所有的自製圖都出自許淑貞老師的巧手，而低視力病患裂隙燈與眼底照片多由蘇淑惠和曾開遠兩位資深的低視力驗光師提供；此外，低視力病患的檢查照片都是學會會員平日的獨漏鏡頭，在此感謝所有學會會員的協助。

鄭靜瑩 謹誌
2017 年 1 月 31 日

# 目錄

# 第1章　低視力患者的視覺功能與生活品質

鄭靜瑩、連政炘

視覺功能是人類獲取外界資訊的主要方式，視覺訊息占了全部訊息輸入量的 70% 至 80%，對一般人而言，要利用良好視覺功能來獲取外界資訊，需要清晰的視力、良好的動態視覺功能（如：眼外肌功能與調節功能）以及與大腦認知相關的雙眼視覺機能，如：雙眼的融像性聚散、感覺性融像與立體視（Grosvenor, 2007）；在各項機能相互配合的條件下達到良好的視覺效能（如圖 1-1）。而對低視力患者而言，是否具備良好的視覺效能，通常也會由一般人視覺功能的基礎檢查開始談起。

## 壹、視覺功能

低視力患者的視覺功能可簡單的分爲視力、視野、對比敏感度與色彩視覺，此外，在一般人身上所探討的雙眼視覺機能，以及在低視力患者評估時不可輕易忽略的功能性視覺（Functional Vision）等六大項，分別簡介如下。

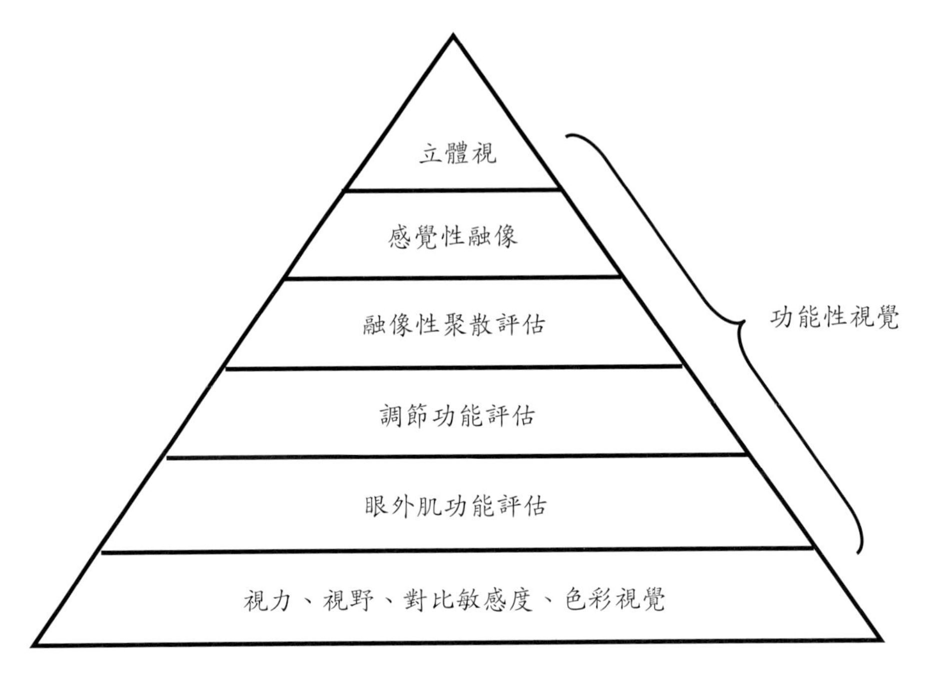


圖 1-1 良好視覺能力的條件

## 一、視力

視力（Visual Acuity）通常被稱視覺銳敏度或視敏度，或可稱爲視覺系統解析細節的能力，個體間因爲光學系統或是眼球生理的因素而存在差異性；整體來說，與視力優劣有關的因素有：

1. 光線在視網膜聚焦的精準度：此與眼球的透光介質，如：水晶體與玻璃體的清澈程度、角膜表面的完整度與曲率以及屈光不正的程度有關。
2. 眼球系統各神經單元的完整性。
3. 大腦的辨識與解釋能力。

而最初階也最較容易理解的是第一點「光線在視網膜聚焦的精準度」，人類的眼睛與測試視標之間的距離被設定爲近似光學上無限遠的位置（6 公尺）時，一個擁有標準視力的人（通常指視力值 1.0 或更好）能夠分辨一分角的視標間隙，代表受測者眼睛的最小鑑別角度等於或大於正常的 1 分角。視力的測量值受到受測者的屈光度、情緒、精神狀態、瞳孔大小、環境亮度、測量時間長短以及所使用的視力表型式等因素的影響。其中屈光度與視力值雖有相關但並無絕對的關連性，相關預測可參考表 1-1 視力值與屈光異常度數參考值，臨床上仍必須以實際測試的結果爲主；而視力值亦因屈光狀態的不同而有不同的臨床反應，例如：

1. 近視：遠視力較模糊、近視力相對較清楚。
2. 遠視：遠視力反應較慢，需要時間介入調節後，才看得清楚、近視力較吃力，需要更多調節力介入。
3. 散光：不論遠近，量測視力均有猜測的可能，以單字框量測較爲精準。

低視力患者的視力值可以在標準距離之下辨識最大視標的機會不高，依上述原理，在暫不考慮調節介入的因素下，拉近視力表與病患間的距離或放大視標後，再做視力值的換算都是可能的方法。若患者無法精確的分辨視標，則可用距離爲自變項，以記錄數手指（Counting Fingers, CF）、晃動影像（Hand Moving, HM）和光覺（Light Perception, LP）的方式來描述視力值即可，例如右眼對 3 公尺處的物體有晃動影像感，可記錄爲 OD：HM@3m，左眼可以在 1 公尺處正確數出手指數目，可記錄爲 OS：CF@1m；一般而言，完全無光覺的視障者人數極少，大部分可用有光覺、有光源、晃動影像、數手指的方式來表示低視力病患的視力表現，詳細的視力量測方式可參考本書第五章。

表 1-1 視力值與屈光異常度數參考值

| 未矯正視力值 | MAR | 球面屈光異常（D） | 散光度數（D） |
|---|---|---|---|
| 20/30 | 1.5 | 0.50 | 1.00 |
| 20/40 | 2 | 0.75 | 1.50 |
| 20/60 | 3 | 1.00 | 2.00 |
| 20/80 | 4 | 1.50 | 3.00 |
| 20/120 | 6 | 2.00 | 4.00 |
| 20/200 | 10 | 2.50 | > 4.00 |

## 二、視野

視野（Visual Field）通常指眼球在自然的狀態下所能看到的範圍，人類的視野單眼上下左右是不對稱的（如圖 1-2），在臉面向正前方而眼球可自主轉動的條件下，鼻側爲 60 度、顳側爲 100 度，左右眼視野合計有可能達到 180 度（正常眼球不轉動時的左右視野合計約爲 150 度），上視野爲平視時往上約 60 度、下視野約爲 70 度，整體視野並非呈現一個正圓形的視野狀態（Jay, 1981; Smythies, 1996），兩眼同時注視同一物體會有大部分的視野重疊，臨床常作爲一些疾病診斷的依據；常見的視野缺損類型有：中央暗點、啞鈴狀暗點、象限性偏盲、管狀視野和生理盲點擴大等。

以青光眼爲例，青光眼是一種漸進性疾病，青光眼的視野缺損一開始分布在周邊，隨著病程進展暗點範圍逐漸加大加深，沿弓形神經纖維分布發展，也就是弓狀暗點或是鐮刀狀暗點，青光眼患者晚期則多僅存留中心管狀視野（Otarola et al., 2016）。相較正常的狀態，周邊視野缺損的患者較有行走上的問題，如：經常性跌倒（如圖 1-3）、碰撞障礙物或者是行走速度變慢（Timmis, Scarfe, & Pardhan, 2016）。

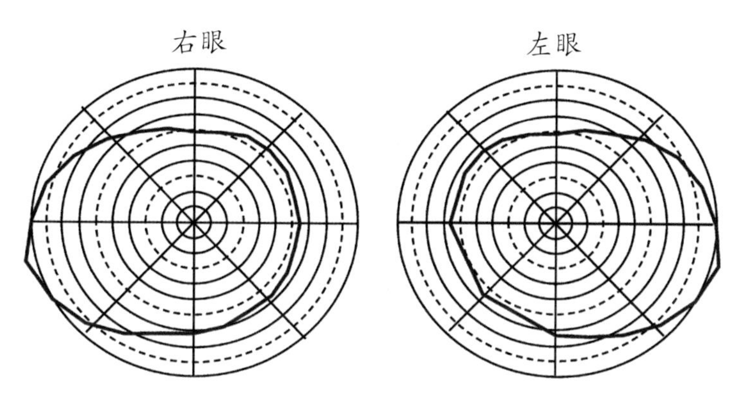


圖 1-2　視野範圍

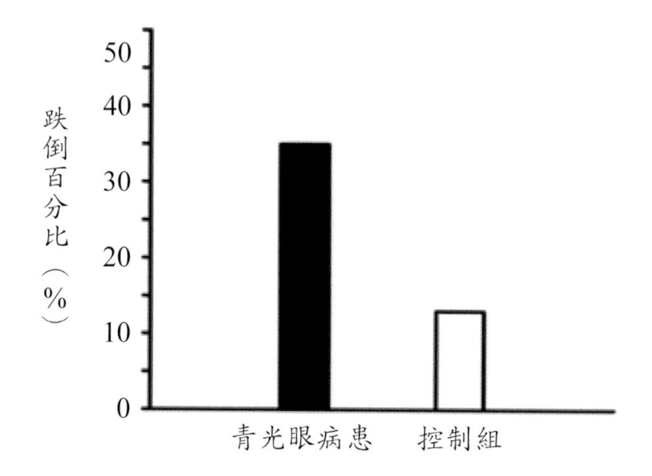


圖 1-3　青光眼視野缺損病患跌倒的比例

資料引自 Haymes, LeBlanc, Nicolela, Chiasson, & Chauhan, 2007

常見視野檢查方法有自動視野計、對坐法（Confrontation Test）、弧形視野計（Arc Perimeter）、Goldmann 視野計、平面視野計（Tangent Screen）與量測中央視野的阿姆斯勒方格表（Amsler Grid），詳細的說明可參考本書第七章。

如同上述，視野的缺損除造成患者在視覺搜尋上的困難外，行進間則經常有碰撞與跌落（Haymes, Leblanc, Nicolela, Chiasson, & Chauhan, 2007）、甚至是身體平衡方面的問題（Diniz-Filho et al., 2015）。因此，對低視力患者而言，視野檢查與視力檢查同等重要，視野的缺損通常伴隨視力不良，然也有視力不錯，視野卻極小的狀況；一般視野檢測的目的，除了鑑定外，大多數與行動及學校座位安排有關，簡單來說，視力檢查的同時需將視野的因素一併考量才算完整；視野檢查的同時需將視力的因素一併考量，且動態視野檢測和靜態視野檢測在臨床上的應用又有所不同。

靜態視野可用中小學學生的座位安排爲例，可依低視力學生的視力及視野狀況予以處理。以下列舉範例簡單說明：

甲生：視野無缺損，兩眼矯正後視力均為 0.25，可安排在教室中間前排的座位，板書適度放大，學生應可在不使用任何輔具的情況下視讀黑板。

乙生：兩眼矯正後視力均為 0.2，但左視野缺損 60 度，右視野約缺損 30 度，可安排在教室前排中間偏左的座位。

丙生：兩眼矯正後視力均為 1.0，但視野僅剩中心約 20 度左右，可安排在教室中間後排的座位。

丁生：視野無缺損，兩眼矯正後視力均為 0.06，可在距離黑板 60 公分處看到教師書寫的文字，可使用 6～8 倍望遠鏡，將丁生安排在教室中間中排，距離黑板約 4～5 公尺的座位。

戊生：視野無缺損，兩眼矯正後視力均為 0.05，手部操控能力差難以用望遠鏡掃瞄與蒐尋黑板上的文字，建議安排在教室後方或兩側，以擴視機視讀。

如視野檢測的目的在於患者的行動評估，那麼傳統視野檢測方式，例如對坐法檢查多在 50～60 公分檢測，但多數低視力病患行動時，遇到的障礙物或是人、車可能會出現在 3 公尺左右的距離，低視力病患雖然可以在 50～60 公分右側看到對坐法檢測的視標，但此一角度卻可能在 3 公尺時無法辨識，且應用在動態視野的有效性極差；近期有利用擴增實境的視野檢測方式（Ren, Goldschwendt, Chang & Hollerer, 2016）是頗值得開發的方向（如圖 1-4）。因此不論用何種檢查方法，利用實際場域靜態與動態的視野檢測，絕對有生活應用上的必要性。

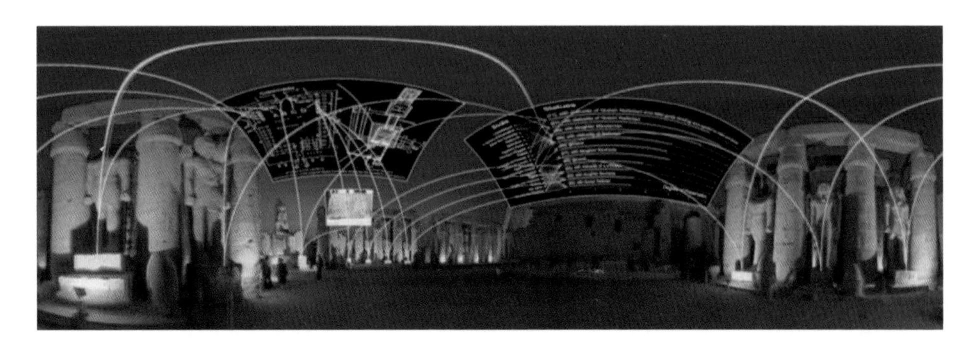

圖 1-4　用擴增實境的視野檢測系統

資料來源：Ren, Goldschwendt, Chang & Hollerer, 2016

## 三、對比敏感度

對比敏感度（Contrast Sensitivity）亦是評估低視力患者視覺功能的重要項目之一，在1970年代首次被提出，是通過引入調製傳遞函數（Modulation Transfer Function, MTF）的概念，根據灰度調製曲線的變化製成寬窄、明暗不同的條柵圖作爲檢查表，以此反映空間、明暗對比二維頻率的形覺功能。其調製曲線的寬度變化反映條柵的空間函數，調製曲線的對比高度變化反映條柵的明暗對比函數（王勤美，2005）。在臨床上簡便用以測試對比敏感度的方法，包括Vistech VCTS chart、CSV-1000（Pomerance & Evans, 1994）、Leatest（Jarvinen & Hyvarinen, 1997）、Pelli-Robson Letter Chart，以及Mars Letter Contrast Sensitivity Test（Jarvinen & Hyvarinen, 1997）等。

雖然視力值是最常作爲視覺功能的臨床指標，但對比敏感度測試已廣泛成爲重要的評估輔助指標（West et al., 2002）。各種類型的視覺功能障礙，包括腦病變（Bodis-Wollner, 1972）、多發性硬化症的視神經病變（Regan, Silver, & Murray, 1977）、青光眼（Bron, 1989），糖尿病性視網膜病變（Howes, Caelli, & Mitchell, 1982）和白內障（劉秀雯、陳純貞，2001; Rubin, Adamsons, & Stark, 1993）等疾病皆可能引起對比敏感度的降低。對比敏感度較低的人，可能影響到駕駛（Wood, 1999）、閱讀（Whittaker & Lovie-Kitchin, 1993）和行動（Marron & Bailey, 1982）等日常生活的表現（West et al., 2002）；且研究指出，高度近視者的夜間視力對比敏感度也呈現下降（顏美媛、侯罡、劉榮宏，1990）的趨勢。此外，弱視患者在高空間頻率對比敏感度皆有下降；非弱視眼在被遮蔽一段時間之後，即使視力並未減退，對於敏感度也有降低的情形，但在停止遮蔽之後，對比敏感度會有恢復的現象（劉秀雯、陳純貞，2001）。而在國內林則豪（2016）的研究中發現，66 歲以上眼睛無任何疾病的老年人，有 10%～20% 的比例會有對比敏感度退化的狀況。因此，儘管視力接近正常值，對比敏感度的檢測仍可以讓檢查者提早發現視覺系統的不良，同時可作為鑑別診斷和篩選的項目之一。

## 四、色彩視覺（Color Vision）

人類的視網膜包含兩種的光感受器位於視網膜的感光細胞層（Photoreceptor Layer），分別是圓柱狀的視桿細胞（Rods）和圓錐狀的視錐細胞（Cones）。視桿細胞含有視紫質（Rhodopsin），相較於視錐細胞對光更為敏感但傳遞訊息較慢，主要負責在昏暗燈光下的視覺，而視錐細胞含有視光素（Phoropsins），於視網膜的黃斑中密度最高，主要負責在明亮光線下的視覺及色彩感知，訊息傳遞較快且較接近物體原貌（曾廣文、許淑芬、關宇翔、沈秉衡，2009）。擁有正常三色視覺（Trichromatic Color Vision）的人類有三組錐狀感光細胞；分別為短波 400～550 nm（藍色）感光細胞、中波 435～635 nm（綠色）感光細胞，和長波 475～700 nm（紅色）感光細胞。腦部對中間色彩的知覺認定是以吸收光譜重疊的部分判斷，遂依據兩種或兩種以上視錐的刺激強度之差異來決定。當其中一組色彩感光系統有缺陷時，可能就會導致辨色能力的異常（Rimoin, Pyeritz, & Korf, 2013）。此外，與色覺辨識有關的不僅只於錐狀細胞，自視網膜節細胞（Ganglion Cell）開始至外側膝狀體（Lateral Geniculate Nucleus, LGN）的 Parvocellar Layer，以及枕葉皮質的腹側流（Ventral Stream）路徑，都與色彩視覺的辨識有關。

色覺障礙傳統上分爲先天性和後天性的形式，先天性色彩視覺不足是辨色障礙患者中最常見的遺傳性疾病：其患病率男性可能高達 8%，女性 0.5%（Simunovic, 2010）；與遺傳相關的視錐細胞功能缺損所造成的色覺異常有：長波視錐功能的喪失造成的 Protan 缺陷、中波視錐功能喪失的 Deutan 缺陷、Tritan 缺陷則和短波視錐功能喪失有關；其中較常見的色覺異常爲 Deutan（約 5%）和 Protan（約 1%），而 Tritan 則極爲少見（Levin et al., 2011）。文獻指出，先天性靜止性夜盲（Tan, Aoki, & Yanagi, 2013）、糖尿病視網膜病變（Fong, Barton, & Bresnick, 1999）、視神經病變和青光眼（Sample, Weinreb, & Boynton, 1986）、老年性黃斑部病變、白內障、腦傷或視覺皮質損傷等疾病也經常引發辨色異常；且在林則豪（2016）的研究當中發現，66 歲以上眼睛無任何疾病的老年人，也會有辨色能力退化的狀況。

全色盲又可分爲桿色視（Rod Monochromats）與錐色視（Cone Monochromats）兩種，在色彩辨識異常中極爲少見；桿色視係指三種錐狀細胞完全無功能的情況，僅能依賴桿狀細胞進行視覺活動，此類病患者除了視力不佳（未達 0.1）與辨色問題之外，還有畏光與眼球震顫的症狀。而錐色視則是指病患僅剩一組錐狀細胞的功能，通常是短波視錐的功能，此類病患可能還有不錯的視力值（0.5～0.6），但仍有辨色、畏光與眼球震顫的困擾。

常見的色覺測試有石原氏色彩檢測（Ishihara Plates）、Farnsworth-Munsell 100-Hue Test（Barton, Fong, Knatterud, & Group, 2004）、D-15（Simunovic, 2016）等。其中 Ishihara 是最普遍用

來檢測遺傳性紅綠色視覺缺陷的可靠工具之一（Deeb & Motulsky, 1993），然而石原氏（Ishihara）色彩檢測卻對低視力患者而言有一定的難度，除了石原氏色彩檢測以外，D-15、色票、積木、甚至是生活環境中的各項顏色物件，都可以是量測色彩視覺的工具。

## 五、雙眼視覺（Binocular Vision）

影響個人生活視力的視覺功能項目眾多，對求學中的學生或是對近距離工作需求量高的人，閱讀工作自然是一項很大的挑戰，更遑論是視覺功能損傷的低視力病患；除上述視力值、視野值、對比敏感度與色彩視覺之外，由國內曾善裕、鄭靜瑩與張洋馨（2010）整理的國外文獻得知，相關的雙眼視覺機能問題足以影響閱讀與學習。整體而言，與閱讀工作相關的雙眼視覺功能可分為兩大系統，分別是調節系統與聚散系統，其他立體視覺與眼動系統也相當重要（Grosvenor, 2007）。必須要釐清的是，低視力病患是否有雙眼視覺？答案應該是肯定的，且依個別狀況而有所差異，需依臨床檢查的結果為主。

### （一）調節系統

眼睛能夠讓遠近的物體都能清楚的成像在視網膜上依靠的是眼睛的調節能力（Accommodation），當對焦距離改變時，網膜上的模糊影像成為一種刺激傳送到大腦視覺皮質，再傳送到中腦內的縮瞳核（Edlnger-Westphal Nucleus），通過第三對腦神經，也就是動眼神經，傳達指令給予眼球內的睫狀肌，睫狀肌鬆弛懸韌帶，調整水晶體的形狀讓影像重新聚焦而再次達到一個清晰的影像（曾廣文、許淑芬、關宇翔、沈秉衡，2009）（如圖 1-5）；此回饋過程使視覺感受能不斷維持清晰（Benjamin, 2006）；也可以加入負鏡片（單位爲屈光度，Diopter）來達成（Grosvenor, 2007）。而調節的反應並不總是等於刺激值，但臨床上量測調節刺激，無法在注視物體任意移動時測量調節反應。過去認爲調節爲單向反應的觀念已

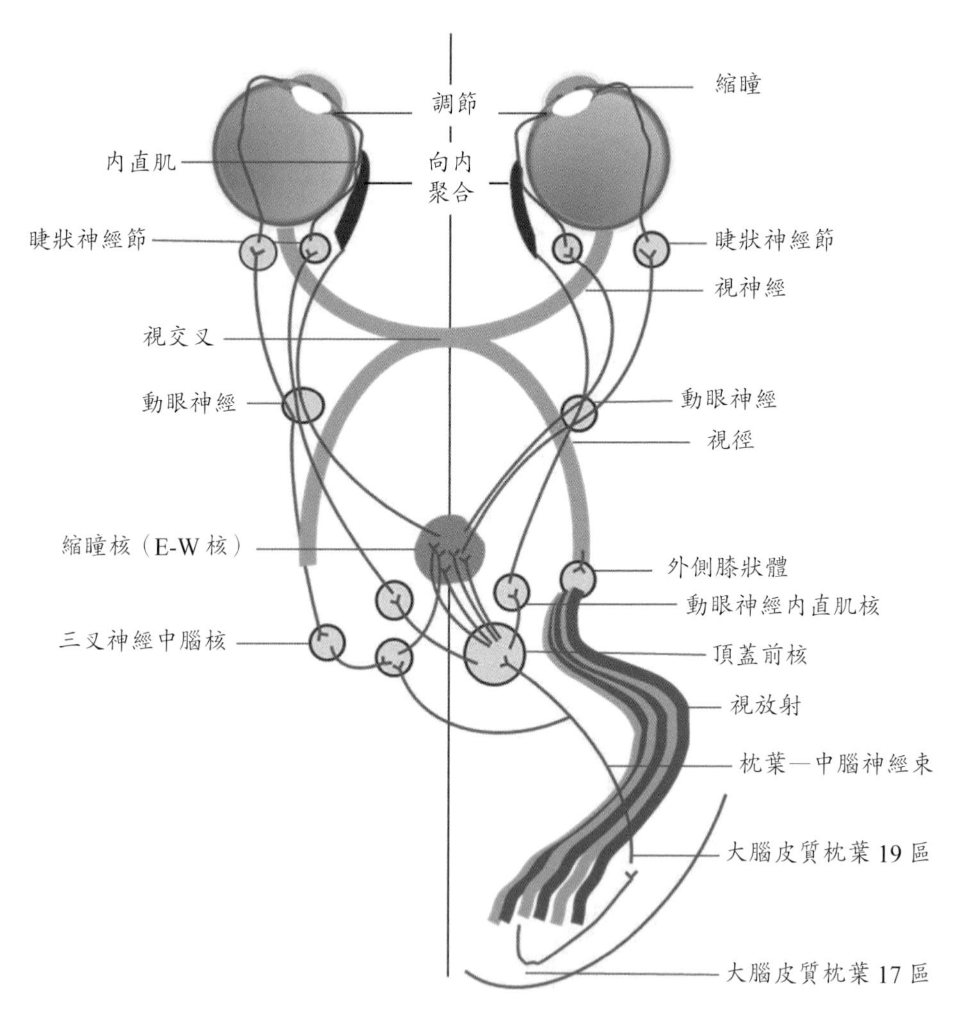


圖 1-5　近反射之神經傳導路徑

被突破，現在的研究了解，調節是一種雙向反應，於某個中距離時爲休息狀態，比休息點近時，調節反應的量會比刺激還少，即調節遲滯（Lag of Accommodation），比休息點遠時，調節反應的量會超過刺激，即調節超前（Lead of Accommodation）。

調節可以分爲四種成分：張性或生理性、反射性或影像性、聚散性、近感知性（Benjamin, 2006）。

1. 張性或生理性調節（Tonic）：缺乏模糊、雙眼視差、近感知之下的調節，反應了來自中腦基本的神經活性，並相當穩定。可以使個體在一個較大且完全黑暗的空間中測量，成人平均的調節反應約在 1.00D，當網膜上影像明顯模糊時，調節趨向生理性調節且隨著年齡降低。
2. 反射性或影像性調節（Reflex）：對於模糊影像，屈光狀態自動驅動調整以達到清晰影像的調節（Blur Driven），對相當小量的模糊有反應（小於 2.00D），在單眼及雙眼狀態下，反射性或影像性調節是最重要且占最大量的調節成分。
3. 聚散性調節（Vergence）：由於雙眼視差（融像性）的活動所造成的神經性連結引起的調節，之間的比例可以 CA／C ratio 表示，年輕成人大約在 0.4D／MA，測量方式以針孔或無調節視標（調節開路環境）爲主，此乃調節系統中第二重要的成分。
4. 近感知性調節（Proximal）：指心理感知近方物體靠近而引起的調節，在調節與聚散系統皆爲開路的狀態下，近感知占調節的絕大部分（約 80%），其他部分是張性或生理性調節），但在正常雙眼視的情況下，近感知效應卻相當的小，約占調節總量的 4%。

關於調節異常的評估，傳統上是測量調節幅度，但有其缺點，因此便加入了調節反應與靈活度的檢查；研究發現調節的動態、調節的靈活度與閱讀工作的不舒適症狀有明顯的相關性，且在視覺訓練後，靈活度也有明顯的變化（Scheiman & Wick, 2008）。

調節幅度常用的檢查方法是推近法（Push-up），是一種單眼視時主觀測量調節幅度的方式，需小心地測量距離，回報模糊時距離的測量必須要精確，當目標靠近，眼球發揮最大調節力量仍無法克服，視標開始感到模糊時的距離稱爲調節近點。注意患者的反應，特別是幼童，需要求患者讀出視標以確定沒有模糊。預期值一般多由 Hofstetter's 公式獲得，即調節幅度的期望值：

1. 最小調節幅度 = 15 − 0.25×age
2. 平均調節幅度 = 18.5 − 0.3×age
3. 最大調節幅度 = 25 − 0.4×age

另一種測試調節幅度的方式爲負鏡片法（Minus Lens Test），採用加入負鏡片的調節刺激來加以測量，與推進法相較能避免相對放大率的出現，但會使影像縮小，因此預期值爲小於推近法 2D。

調節靈活度（Accommodative Facility），是一種測試在雙眼狀態下快速改變調節狀態的能力，用來評估調節反應的活力與動態。常用的工具是一邊爲正一邊爲負的翻轉鏡。是一種主觀的測量方式，在測試成人時，只需請他回報「清楚」即可，但對於幼童這可能不可靠，可使用 Accommodative Rock Cards，要求幼童念出來。近點工作是造成近視加深的最大風險因子，因近點工作會造成調節的負擔增加，因此調節也與近視的發展息息相關，包括調節幅度與調節的反應等等（Berntsen, Sinnott, Mutti, & Zadnik, 2012; Gwiazda, Bauer, Thorn, & Held, 1995; Gwiazda, Thorn, Bauer, & Held,

1993）；因此，即便是幼童或學童也應進行調節檢測。

### （二）聚散系統

雙眼的影像能合而爲一依靠的是雙眼的聚散能力（Vergence），又稱爲輻輳或異向運轉。雙眼各自擁有自己的定向系統，以中心窩爲座標的原點來判斷方向，此稱爲眼中心視覺方向。而雙眼在各自視網膜上與另一眼有相對應的點，稱爲網膜對應點（Retinal Correspondence Points），這些成對的點各自都擁有相同的視覺方向，因此當同時或快速的交替刺激時，雙眼會知覺到相同的視覺方向（Steinman et al., 2000）。當距離雙眼中心位置遠近改變時，雙眼視網膜上的網膜對應點之影像隨之產生差異，錯誤刺激雙眼網膜對應點，此時訊號同樣會傳送到大腦視覺皮質，再傳送到動眼神經內直肌核，經由第三對腦神經動眼神經控制眼外肌當中的內直肌（曾廣文等人，2009）如圖 1-4 所示，轉動眼球使雙眼影像重新合而爲一，稱爲融像（Fusion），此不斷修正的回饋過程使視覺感受能一直維持單一影像。

早在 1893 年 Maddo 便提出了對於雙眼聚散的首次描述，直到 1980 年才由 Morgan 提出臨床實驗所得到的數據（Rutstein et al., 1998; Scheiman & Wick, 2008）。Maddox 描述了內聚的四個部分，分別爲張性、調節性、融像性與近感知性（Benjamin, 2006）。

1. 張性聚散（Tonic）：如果眼肌肉所有的神經活性都消失時，眼睛的解剖位置會是開散的，也就是解剖休息位，有張性內聚存在時，眼睛位置會稍向內聚，這個位置稱爲生理休息位，也就是我們所熟悉的眼位（Phoria Position），而這個位置也是缺乏融像刺激時的位置。

2. 調節性聚散（Accommodative）：與調節相關聯的聚散，兩者之間的比例以 AC / A raito 表示，一般刺激性 AC / A ratio 約在 3.5～4Δ / D，但個體之間有相當大的差異。
3. 融像性聚散（Fusional）：又稱爲反射性內聚，被雙眼視網膜差異所驅動（Disparity-Driven），爲了維持雙眼不產生複影而作用的內聚，乃調整其他三種內聚而作用。
4. 近感知性聚散（Proximal）：隨意性內聚，當意識到物體接近時所作用的內聚，也就是心理性因接近而產生的內聚反應，提供由遠視近時初始大量內聚。

調節系統與聚散系統彼此之間密切關聯，且互相回饋帶動，有研究提出近視惡化與聚散系統存在相關，近視進展較快與近方內斜位有關（Chung & Chong, 2000）（如圖 1-6），兩者之間完整的關係如圖 1-7 所示。

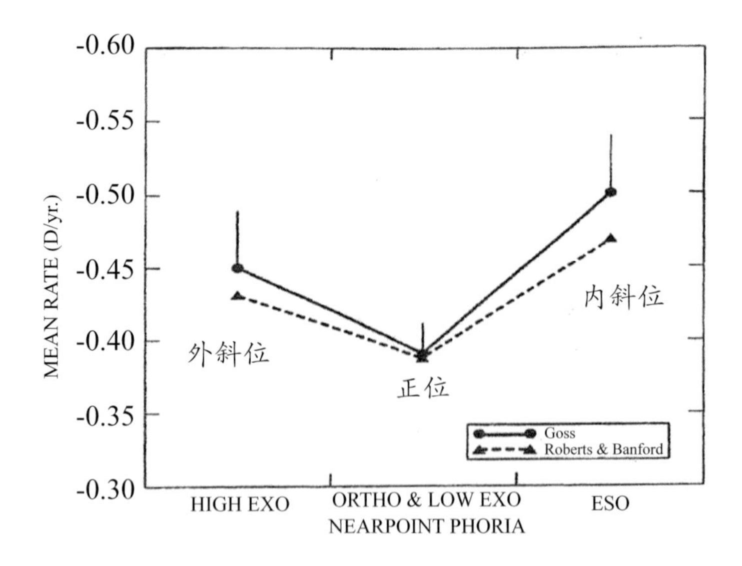


圖 1-6　近方眼位與屈光度的變化關係圖

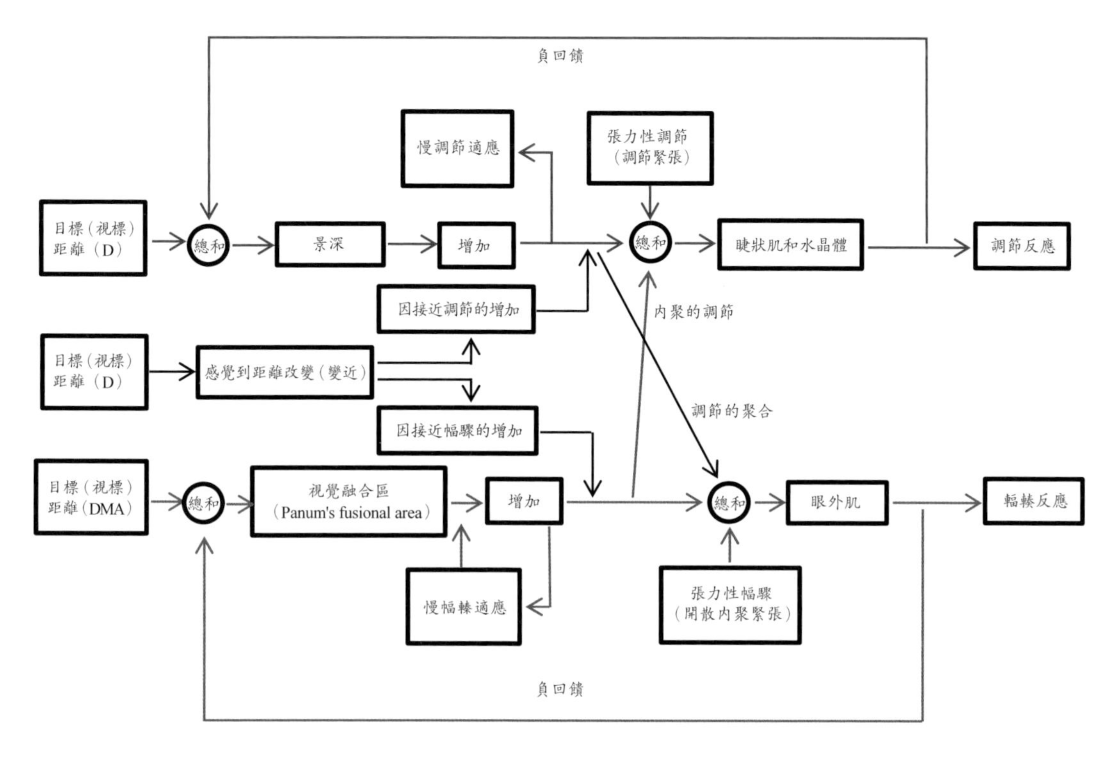


圖 1-7　調節與內聚之間的關係

資料來源：J.Benjamin, 2006

## (三) 立體視

雙眼影像融合爲一稱爲融像，分爲三種等級，其中最高級的就是立體視。對於一固視點，所有在外界空間中能夠形成影像於雙眼成對網膜對應點的所有點形成的一想像的表面，稱爲同視點（Horopter），是一個想像的二度空間（平面），中心位置位於固視點上，並隨眼球移動而移動。1856 年，巴諾姆證明，當兩眼各自在視網膜所成的物像不在同視點時，在某些限制範圍內也可能有融像作用產生。一眼視網膜的某一區域中的任一點與對側眼視網膜的某一特定點同時受刺激時，將產生雙眼單一視，稱爲巴諾姆融像區（Panum's Fusional Areas，如圖 1-8），不同於視網膜對應的點與點對應，而是點與區的對應（Grosvenor & Grosvenor, 2007），它不但能產生立體視，而且在眼運動不甚準確，如注視差和微顫時

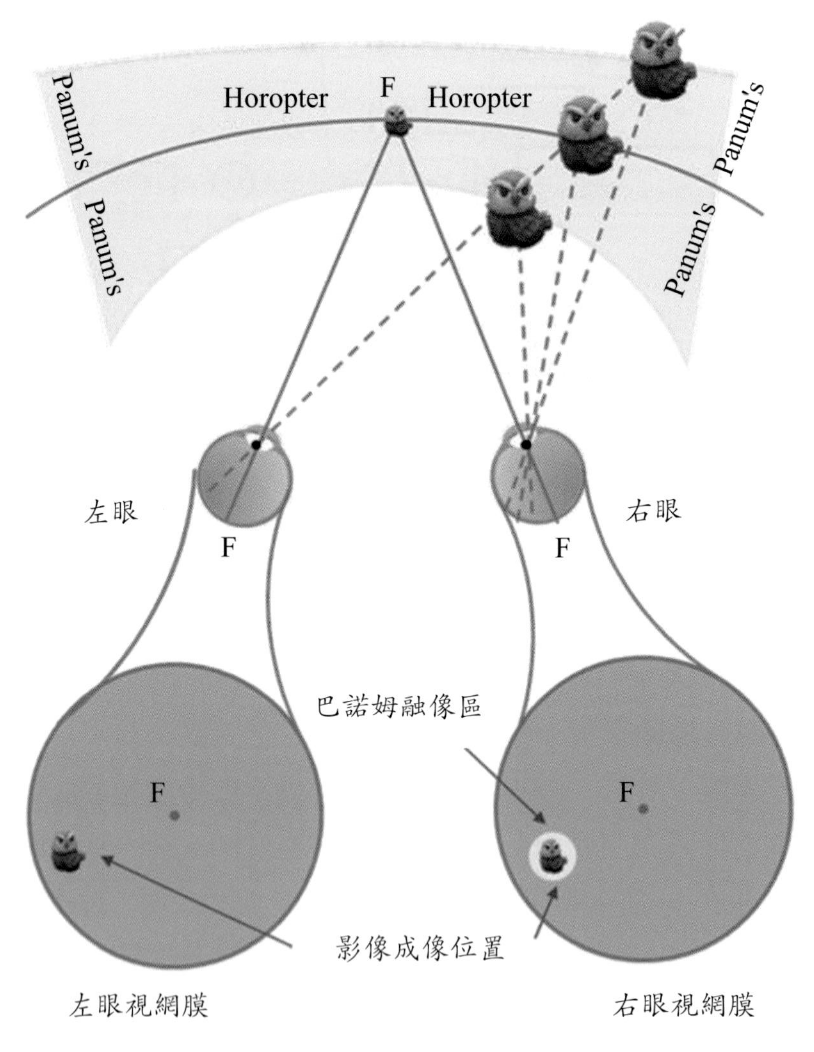


圖 1-8　巴諾姆融像區 Panum's Area（B.Steinman et al., 2000）

也能融像，不致出現複視。巴諾姆融像區又稱爲感覺對應圈，在固視點上最小，越向周邊，寬度越加大，成橫橢圓形，且水平對應圈大於垂直對應圈（陳振豪，2011）。

雖然雙眼視軸對正所欲注視物體使雙眼視網膜上的影像融合爲一，但因爲雙眼非在同一位置，因此對一特定物體在雙眼視網膜上所成的影像會有些微形狀差異，若此差異位在雙眼的 Panum's Area 內則不會產生複影，反而在大腦融合之後，產生了實體感受稱爲立體視覺（Stereopsis），也是我們判斷遠近距離的能力（Steinman et al., 2000）。臨床上常採用配合偏光眼鏡使用之立體測試本，如 Titmus 立體視覺測量本、Randot 立體視覺測量本等，良好的立體視需依賴雙眼共同的合作，立體視異常與視覺的抑制有很大的相關。

### （四）眼動系統

當物體的距離不變，而是呈平面移動，眼外肌會使雙眼眼球轉動，不斷追蹤物體，此稱爲眼動能力（Ocular Motor），分爲三種基本形式：注視（Fixation）、追視（Pursuit）與躍視（Saccade），在現代人的生活當中，特別與運動及閱讀能力有關（詹益智，2013）；在文獻上，也曾提出近視者的躍視能力會有所下降（David T. et al., 1997）。

值得注意的是，以上的四種雙眼視覺機能：調節、聚散、立體感與眼動能力都不是單獨存在，而是會互相影響。例如調節會影響聚散，影響的程度稱爲 AC／A 比值，聚散會影響調節，之間的比例稱爲 CA／C 比值（Scheiman & Wick, 2008），而聚散程度又與立體視覺有關。因此良好的雙眼視覺需要以上四個系統皆運作良好，才會有清晰的視力、準確的融像、眼球各方向的轉動、遠近調節與良好的立體感，與雙眼視覺有關的檢查包括調節幅度檢查（調節近點與負鏡片法）、調節反應（動態檢影術與雙眼交叉圓柱鏡）、調節靈巧度（翻轉鏡）、斜位檢查（遮蓋測試、Von Graefe、Thorington Card）、聚合能力（聚合近點、聚散幅度檢查）、眼動能力（注視、掃視與躍視）與融像能力（衛氏四點Worth 4 Dot Test與立體視檢查）等（Scheiman & Wick, 2008）。

## 六、功能性視覺

視覺是個體接收訊息與學習的最佳途徑，而低視力病患很明顯的在這個管道上有所缺損，所以在學習及行動上，都會出現問題（Barraga, 1986 ; Erin, 1996; Corn, 1989; Erin & Paul, 1996）。Corn認為功能性視覺（Functional Vision）必須統合個人的視覺能力、加上環境線索（Environmental Cues）及現存可用的個人經驗（劉信雄，1989）；Blanksby與Langford（1993）則認為整體視覺功能應包含視覺敏銳度、視覺專注力（Visual Attentation）與視覺處理程序（Visual Processing）。所有的文獻均表示個體必須透過視覺，學習外在事物，藉以增加視覺認知的經驗；進而協助低視力患者以較有效的方式完成自然環境中的視覺任務。

影響功能性視覺的因素除了和眼睛障礙部位及嚴重程度有關的視覺能力（包含視力、視野、雙眼視覺、對比敏感度與色彩視覺）外，其他足以影響功能性視覺的因素尚有：運用功能性視覺的場所與機會、家長與教師鼓勵的程度、智力與用眼的動機，以及用眼習慣等（Barraga, 1986; Corn, Bell, Andersen, Bachofer, Jose, & Perez,

2003; Erin & Paul, 1996）。簡單的說，功能性視覺有別於大家所熟知的視力值，它指的是低視力病患運用剩餘視覺能力，完成自然情境中的任務（Tasks）之程度（張千惠，1999）；如：用望遠鏡看時鐘、看板書、撿起地上的筆，或是接住同學傳來的球等等；這樣的能力，絕不是靠單一視力值所能解釋的，所以相較於臨床上所測得的視力與視野等數值，功能性視覺在生活與學習方面扮演更重要的角色。

功能性視覺或可稱之爲生活可用視力或視覺效能，WHO（2008）對 Low Vision 的定義指出，除了視力與視野的考量外，必須以使用者應用其生活的可用視力或慣用視力，來進行工作的規劃與工作的執行，也就是在眞實的環境中訪談、觀察與實際評估試用的結果；其重要性可由近二十年來國內外學者對低視力病患的功能性視覺不斷發表文章（莊素貞，2002；鄭靜瑩，2008；鄭靜瑩、張千惠，2005；Gresset, et al, 1993; Best & Corn, 1993; Blanksby & Langford, 1993; Corn et al., 2003）的現象可以得知。

## 本段小結

綜合上述，功能性視覺是所有視覺功能在臨床表現的整合，低視力病患在各項視覺能力已被處理或已被了解的情況下，進行環境相關的評估與訓練作業。因此，以視力、視野、對比敏感度、色彩視覺與雙眼視覺的評估結果爲基礎，同時了解心理層面與家庭、學校、職場及社會等支持系統對視覺表現的影響，才能對低視力病患的視覺表現有實質的幫助（圖 1-9）。

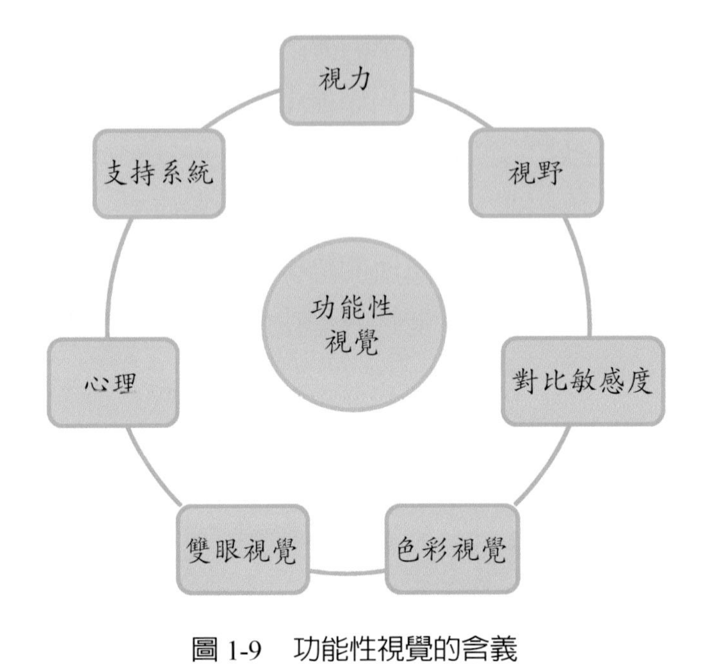


圖 1-9 功能性視覺的含義

# 貳、視覺功能缺損病患之生活品質

## 一、視覺功能缺損

國際上對於視覺缺損的定義以世界衛生組織（2007）的國際疾病及相關健康問題分類標準第十版（The International Statistical Classification of Diseases and Related Health Problems 10th Revision, ICD-10）為主，ICD 是一套國際流行病學診斷標準代碼；最早於 1893 年，因為統計的需求而被編制出來，其訂定的目的是為了統一疾病的定義，以做為管理評估或者是臨床鑑定之應用，在國際間使用統一編法，亦方便專業人員之間的分析比較。ICD-10 之分類分爲：

1. 全身性疾病。
2. 解剖學系統性疾病。
3. 分娩和先天性畸形。
4. 源於周產期之新生兒疾患，且其症狀及徵候在他處未被歸類。
5. 損傷及中毒。
6. 影響健康狀況及使用醫療服務的因素。

其中眼部疾病被分類在解剖學系統性疾病的第七項，編碼爲 VII 眼睛和附屬器官的疾病（H00-H59），視覺相關疾病分類編碼爲 H00 至 H59 依序爲眼瞼、淚腺系統和眼眶疾病（H00-H06）、眼結膜疾病（H10-H13）、鞏膜、角膜、虹膜和睫狀體疾病（H15-H22）、晶狀體疾病（H25-H28）、脈絡膜和視網膜疾病（H30-H36）、青光眼（H40-H42）、玻璃體相關之眼球疾病（H43-H45）、視神經和視通路疾病（H46-H48）、眼肌、雙眼運動、眼睛調節和屈光異常（H49-H52）、視覺障礙和失明（H53-H54）、眼和附器等其他疾病（H55-H59）（王榮德、江東亮、陳爲堅、詹長權，2015）。以下舉幾個眼科常見的視覺疾病在 ICD-10 之代碼，如表 1-2，詳細內容可參考臺灣病歷資訊管理學會（2015）編制中文版 ICD-10-CM 初稿 Chapter 7: Diseases of Eye and Adnexa（H00-H59）第七章眼睛及其附屬器官的疾病。

此外，國際疾病分類第 11 版（ICD-11）於 2019 年 5 月提交於世界衛生大會，經會員國批准、公告，並於 2022 年 1 月 1 日正式生效。其中最大的變動爲遠距離與近距離最佳矯正 0.5 視力值受到前所未有的重視（表1-3），顯見新世代對於視覺的要求將更加嚴謹。

表 1-2 眼科疾病 ICD 碼例舉

| | |
|---|---|
| H25 | Age-related cataract 老年性白內障 |
| H25.0 | Age-related incipient cataract 初期老年性白內障 |
| H25.01 | Cortical age-related cataract 皮質老年性白內障 |
| H40 | Glaucoma 青光眼 |
| H40.01 | Open angle with borderline findings, low risk<br>開放性隅角併臨界性發現，低風險 |
| H53.4 | Visual field defects 視野缺損 |
| H53.41 | Scotoma involving central area 中心區盲點 |
| H53.483 | Generalized contraction of visual field, bilateral<br>雙側全面性視野收縮 |
| H54 | Blindness and low vision 失明及低視力 |
| H54.0 | Blindness, both eyes 雙側眼失明 |
| H54.1 | Blindness, one eye, low vision other eye<br>一眼失明，另一眼低視力 |

表 1-3 ICD-11 版視覺障礙分類表

| 分類 | 最佳矯正視力值 | |
|---|---|---|
| | 未達下列標準 | 等於或優於下列標準 |
| 無視覺相關損傷與障礙 | | 6/12<br>5/10(0.5)<br>20/40<br>0.3 |
| 1. 輕度視覺障礙 | 6/12<br>5/10(0.5)<br>20/40<br>0.3 | 6/18<br>3/10(0.3)<br>20/70<br>0.5 |

| 分類 | 最佳矯正視力值 | |
|---|---|---|
| | 未達下列標準 | 等於或優於下列標準 |
| 2. 中度視覺障礙 | 6/18<br>3/10(0.3)<br>20/70<br>0.5 | 6/60<br>1/10(0.1)<br>20/200<br>1.0 |
| 3. 重度視覺障礙 | 6/60<br>1/10(0.1)<br>20/200<br>1.0 | 3/60<br>1/20(0.05)<br>20/400<br>1.3 |
| 4. 盲 | 3/60<br>1/20(0.05)<br>20/400<br>1.3 | 1/60 or counts fingers (CF)<br>at 1 metre<br>1/50(0.02)<br>20/1200 or counts fingers (CF)<br>at 1 metre<br>1.8 |
| 5. 盲 | 1/60<br>1/50(0.02)<br>5/300(20/1200)<br>1.8 | 有光覺 |
| 6. 盲 | 無光覺 | |
| 9 | 未能確定 | |
| 近距離視覺障礙 | N6 or M 0.8 at 40cms | |

## 二、視覺功能缺損的常見疾病及其生活品質研究

世界衛生組織將生活品質（Quality of Life, QOL）定義爲「個人在所生活文化價值體系中的感受程度，這種感受與個人的目標、期望、標準、關心等方面有關。包括一個人在生理健康、心理

狀態、獨立程度、社會關係、個人信念以及環境六大方面」（The World Health Organization Quality of Life Assessment (WHOQOL), 1995）。生活品質經常被當作評量病患的健康情況及治療成效的指標，是現今研究及專業人員極爲重視的項目（Aran, et al., 2007; Naess, et al., 2006）；而生活品質又可分爲一般生活品質（Global QOL）（Hyland & Sodergren, 1996）與健康相關的生活品質（IIealth-Related QOL）（The World Health Organization Quality of Life Assessment (WHOQOL), 1998）兩大類，可藉由主觀判斷及客觀測量來評量（姚開屏，2000）；兩種方法綜合研判是臨床實務專家公認最妥善的方法。

一般而言，病患在視覺功能缺損後，慢慢的才會達到低視力的鑑定標準，而在漸近退化的過程，病患的生活品質已經開始受到影響。導致視覺功能缺損的原因繁多，常見疾病中如：色素性視網膜病變、黃斑部病變、白內障、青光眼、視網膜剝離、腦瘤、腦膜炎、糖尿病視網膜病變等；而因外傷性導致的視覺功能缺損如：車禍、撞擊、燒、燙傷及化學性灼傷、甲荃中毒等意外；依視覺功能缺損的臨床症狀，可整合歸納爲下列六大類型（衛服部，2016），詳細說明可參閱本書第三章。

1. 畏光型或眩光型。
2. 明暗適應困難型。
3. 眼球震顫型。
4. 視野縮限型。
5. 漸近惡化型。
6. 視覺辨識困難型。

根據文獻，以黃斑部病變、糖尿病視網膜病變、青光眼與色素性視網膜病變四項疾病，最經常與生活品質的研究進行相關的分析。如：黃斑部病變患者除中心視力受損，造成行動不便，使跌倒、骨折等意外風險增加外，工作及維持家事活動，以及病患的獨立性都明顯受到威脅（Park, 1999）。此外，近距離的視野盲點、模糊範圍增加，對低照度及顏色強度敏感性下降等，都明顯的影響到患者的近距離閱讀、夜間駕駛與辨識物件等生活功能（Goodman, Parmet, Lynm, & Livingston, 2012; Mangione, C.M. et al., 2001; Owsley, Stalvey, Wells, Sloane, & McGwin Jr., 2001; Scilley et al., 2002）。以下整理文獻中經常被國內外學者用來探討生活品質的四種眼睛疾病，其他眼球疾病的詳細內容，請參考本書第二章。

### （一）黃斑部病變

黃斑部病變（Macular Degeneration, MD）是已開發國家老年人失明的重要原因之一（Klein, Klein, & Linton, 1992），同時也是臺灣成年人口在眼科常見的疾病。黃斑部病變是一種因老化、疾病或遺傳所產生的中心視網膜退化疾病，分爲乾性與濕性兩種；目前造成此疾病的原因尚不明確，但已知幾項因素可能與黃斑部病變的發生有密切關聯，如：年齡和抽菸（Chakravarthy et al., 2010; Gautam, Shrestha, & Joshi, 2009；劉玉晴、陳玉美、賴永融、李建瑩，2009）、家族病史與遺傳基因（Chakravarthy et al., 2010; Fritsche et al., 2013）、高度近視與白內障手術（Chakravarthy et al., 2010）、心血管疾病（Gautam et al., 2009; Wong, 2009）、高血壓及久坐不動（Gautam et al., 2009）等。

黃斑部病變的產生會造成中心視力的減損（黃正賢，2013）、對比敏感度下降（Bansback et al., 2007）、視野改變（吳文權，1992）、色覺異常（吳文權，1992；Nowak, 2006）以及面部辨識困難（Barnes, De L'Aune, & Schuchard, 2011）；整體而言，黃斑部病變患者的主訴通常是中心視野的精細敏銳度下降（Park, 1999）。患有黃斑部病變的老年人常因中心視力受損，造成行動不便，使跌倒、骨折等意外風險增加；成人黃斑部病變患者則有工作及維持家事活動的困難，如做飯或打掃，病患獨立性明顯受到威脅（Park, 1999）。而近距離的視野盲點、模糊範圍增加，對低照度及顏色強度敏感性下降（Goodman, Parmet, Lynm, & Livingston, 2012），都將影響病患的近距離閱讀工作。此外，對比敏感度降低以及視野缺損，也對病患的生活有明顯的影響（Mangione et al., 2001; Owsley, Stalvey, Wells, Sloane, & McGwin Jr., 2001），例如：夜間駕駛或辨識物件的困難等（Scilley et al., 2002）。

### （二）糖尿病視網膜病變

據估計，全球糖尿病病患人口，將從 2013 年的 3.82 億人口增加至 2035 年 5.92 億的人口（International Diabetes, 2013），是一種致盲率極高的疾病（Resnikoff et al., 2008）。糖尿病患者失明的機率相較於未罹患糖尿病的人高出 10 至 20 倍（World Health Organization, 2012）。糖尿病可能造成的眼部病變，包括：糖尿病視網膜病變、白內障、屈光度改變、青光眼與眼肌麻痺等等。糖尿病視網膜病變也是臺灣中老年人失明主要的原因之一，不論是第一型或第二型糖尿病的患者，都會有罹患糖尿病視網膜病變的風險（張嘉仁，2010）。

糖尿病視網膜病變患者視力不良，可能是因爲受到視神經盤或視網膜血液灌流的影響，但構造上並不會有明顯的變化，然由糖尿病視網膜病變所併發的黃斑部水腫、玻璃體出血、視網膜剝離或新生血管性青光眼，都有可能造成視力的喪失。初期的糖尿病視網膜病變並沒有特殊的症狀，需經醫師檢查後才能及早發現；疾病程度加重後常見的症狀有：視力模糊減退、眼前視野出現會浮動的黑點，甚至視力突然變壞或者幾乎失明（張嘉仁，2010）。而在糖尿病視網膜病變患者中，又以黃斑部水腫所為造成的視力減退為主要原因（Keenan et al., 2013），因此雙眼視力值是判斷糖尿病黃斑部水腫的一個重要指標（Scanlon, Loftus, Starita, & Stratton, 2015）。

糖尿病黃斑部水腫，或視網膜病變嚴重惡化產生新生血管的患者，在生活中常會有用眼方面的限制，在光照條件不好的狀態下視力變化尤其明顯；而除了視力之外，生活上的不便還有駕駛上的限制、眩光的不適、社交生活與人際關係的影響，以及降低工作效能和生活獨立性等（Fenwick et al., 2012）。

### （三）青光眼

青光眼是指一種因為眼壓過高造成視神經盤塌陷或視神經萎縮，導致視野缺損，甚至最終失明的眼科疾病。初始人們認為眼壓高就是併發青光眼疾患的主因，後來發現即使是眼壓正常者也可能會有青光眼的症狀，如：低血壓的患者；青光眼的共同特徵是視神經萎縮和視野缺損，病理性的眼壓升高是重要的危險因素之一。研究指出，青光眼的風險增加指數與年齡有很大關係，特別是 40 歲以上的成人（Gothwal et al., 2014）。其他研究中顯示，原發性隅角開放型青光眼、正常眼壓性青光眼及隅角閉鎖型組群（包括原發性隅角閉鎖、青光眼急性發作及原發性隅角閉鎖型青光眼）所占的比例分別爲 33.8%、15.3% 以及 35.9%（李金蓉、藍郁文、謝瑞玟，2009）；據估計亞洲人，包括印度人，占全世界青光眼人口的 47%。

青光眼的危險因素歸類有：

1. 解剖因素：如前房淺、眼軸短、晶體較厚、角膜直徑短或房水排出障礙。
2. 年齡與性別：如開放性隅角型多發於 30 歲左右，無明顯性別差異；而閉鎖性隅角型，45 歲以上患者占青光眼病人 68.2%～76.8%，女性多於男性。
3. 遺傳與種族因素：青光眼屬多基因遺傳性病變，有家族史者，發病率高於無家族史的 6 倍，占總發病人數的 13%～47%，患者親屬發病率爲 3.5%～16%。
4. 屈光因素：屈光不正患者（近視、遠視、老花）發病率較高。
5. 不良生活習慣：如吸菸嗜酒、起居無常、飲食不規律、喜怒無常、習慣性便秘、頑固性失眠。
6. 眼部其他疾病：例如青光眼患者中有 23.1% 的人患有顯著的白內障（Skalicky et al., 2015）。
7. 用藥不當。

在青光患者中，視野缺失和對視力下降對生活質量的影響很大（Hirasawa, Murata, Mayama, Araie, & Asaoka, 2014），包括視覺功能下降、害怕失明的心理因素、手術或藥物治療產生的副作用、返診治療的經濟負擔（Zhou, Qian, Wu, & Qiu, 2014）等等；因此生理與疾病本身或治療有關的心理及社會問題，現今被視爲評估青光眼病患治療或是預後的重要部分（林人傑、尤之浩，2008）。青光眼患者表現出的最大困難爲畏光和眩光，其次是中心和近用視力，以及周邊視覺與戶外活動的功能減退（Zhou et al., 2014）；此外，視野損害對病患的生活亦造成一定程度的影響，如：手眼協調能力下降、經常碰撞，甚至容易造成交通事故等意外（Gothwal et al., 2014; Hirasawa et al., 2014）。

### （四）色素性視網膜病變

色素性視網膜病變（Retinitis Pigmentosa, RP）是一種遺傳退化性的眼部疾病（Hartong, Berson, & Dryja, 2006），會導致嚴重的視力障礙，甚至導致失明（Busskamp et al., 2010），眼部特點包括蒼白的視神經乳頭、變薄的視網膜血管層與黃斑部水腫等。色素性視網膜病變的進展並無一致性，大多數爲雙眼發病，某些人從嬰兒期就表現出症狀，有些人則很晚才有所察覺（Koenekoop et al., 2003），且一旦察覺症狀後通常會快速惡化。

色素性視網膜病變是因爲光感受器，桿狀和錐狀細胞異常，或視網膜上的視網膜色素上皮細胞（RPE）異常而導致視力逐漸喪失（Farrar, Kenna, & Humphries, 2002）。色素性視網膜病變的患者可能會遇到明暗適應的困難或夜盲症，抑或是周邊視野限縮（隧道型視野、又稱管狀視野），以及黃斑部功能的下降而造成視力值變差（Burstedt et al., 2001; Burstedt, Sandgren, Golovleva, & Wachtmeister, 2003, 2008）；這種疾病會逐步惡化，目前沒有已知的治療方法。後極性白內障是色素性視網膜病變常見的併發症，一般發生於晚期、晶體混濁，位於後囊下皮質內，進展緩慢，約有 1% 至 3% 的病例可能併發青光眼，且多爲開放性青光眼，少數爲閉鎖性青光眼。

色素性視網膜病變的病患，無論是黃斑部敏感度下降的患者或是周邊視野缺損的患者，都發現與其與視覺相關的生活品質有統計學上的顯著意義（Sugawara et al., 2010, 2011）。色素性視網膜病變患者可能會面臨以下幾種狀況：1. 夜盲症、2. 管狀視野、3. 視力模糊或僅存周邊視野（無中心視力）、4. 嚴重的眩光、5. 明暗適應困難、6. 辨色力下降與 7. 格子狀變性扭曲。而上述七種視覺狀況將導致病患在閱讀、行動、社交與光線適應上（Fenwick et al., 2012; Sugawara et al., 2010, 2011）的障礙。

## 三、臺灣視覺功能缺損病患生活品質

若不以疾病分類探討各種疾病的生活品質，根據國內連政炘（2016）的調查研究顯示，由視覺功能受損病患基本資料觀之，在臺灣有較高的比例因水晶體、糖尿病視網膜病變、黃斑部病變與老年性黃斑部病變、青光眼與其他網膜疾病而導致視覺功能受損；多數患者長期受到明暗適應困難、容易累或暈眩的困擾；且有一半以上的視覺功能受損病患有視野缺損的問題，值得注意的是屈光狀態完全正常的視覺功能受損病患僅有 4%，其餘 96% 皆有或多或少的屈光問題，且屈光矯正後視力可以改善的比例高達 72.8%，但仍有近三成左右的低視力病患對屈光矯正無正向反應。

### 1.視覺功能缺損病患之生活品質現況

連政炘（2016）的調查研究將臺灣視覺功能缺損病患之生活品質分為「家庭與社區」、「學校」及「就業」三個向度。視覺功能缺損病患的生活品質在「家庭與社區」向度中受到自主交通工具的使用、陌生環境的適應、生育子女的考量以及家庭整體收入等因素的影響，無論在身體狀況或心理壓力都有可能對視覺功能受損病患本身及家庭造成一定的影響。此與劉珍華、鄭靜瑩、賀夏梅（2012）的研究結論相同，顯見視覺功能缺損病患在日常生活中有開車與獨立行動的問題，而上述各項困難將對病患的日常生活造成嚴重的干擾，進而影響其生活品質。

在「學校」向度中，在就學期間就有視覺功能衰退現象的視覺功能受損病患，除了參與勞作與體能相關課程有較高比例因爲困難而放棄或需依靠他人協助外，在其他題項中，大多數視覺功能受損病患均表示沒有問題或能自行使用輔具來解決遇到的狀況。此與顏倩霞（2004）針對大學生視障者生活品質的調查結果相同且更爲深入，足見視障教育在視覺功能缺損病患就學階段的重要性，此外，輔具使用的能力與生活品質亦有極大的相關。

而在「就業」向度中，選擇無法回答或因困難而放棄就業的比例高達六至七成，顯示視覺功能缺損病患在視覺功能退化發生後放棄就業的意向，足見國家勞政對身心障礙者輔導就業的情況尚有努力的空間。而此一研究可延伸鄭靜瑩（1999）對視障者職業種類之研究結果，除視障者的職業刻版外，雇主的偏見與職種的變動不易，均造成視障者放棄就業比例偏高的現狀。

### 2.背景變項與視覺功能缺損病患生活品質的影響

在連政炘 2016 年的研究中，男性與女性在「家庭與社區」向度方面，男性在外出與交通工具的使用上，較女性來得獨立，女性則在自身安全有較多的考量；而在照顧嬰幼兒部分，男性表示需要協助的比例較女性顯著來得高。在「學校」向度方面，無論在靜態的課程或動態的課程，男性與女性並無顯著差異。在「就業」向度方面，僅女性在工作遇到挫折時所選擇的心理調適策略與男性有顯著的差異。在各向度的分析結果顯示，以性別爲主題，探討男性與女性的生活品質研究，由 1993 及 2004 年的研究以及臺灣本土的研究中可歸納出，性別變項在生理、心理與環境中，男性平均分數均顯著高於女性，而在社會關係中女性分數則高於男性（Neto, 1993; Skevington, Lotfy & O'Connel, 2004），顯見性別議題在一般人與視覺障礙者的共通性。

年齡差異在「家庭與社區」向度方面，年紀較輕在 40 歲以下者相較於其他年齡層，都有較高比率需要他人協助，且隨著年齡的增加需他人協助或因困難而放棄的比例增高。在「學校」向度方面，除了在書寫與閱讀板書，或者參與勞作或體能的課程上有年齡上的差異外，其他無論在靜態的課程或動態的課程並無顯著差異。在「就業」向度方面，隨著年齡的增長因困難而放棄的比率也增加。不同年齡的視覺功能缺損病患對生活品質在各向度的分析結果顯示，在家庭與社區、學校、就業中皆達顯著差異。普遍而言年輕人生活品質得分高於老年人（Skevington, Lotfy, & O'Connel, 2004）；在臺灣 2013 年的研究中亦發現，在生理範疇上，年紀較輕者生活品質高於年紀較長者（張千惠、鄭永福、金慧珍、李昕寧，2013）。與性別議題相同，年齡對應生活品質的共通性非僅止於視覺功能缺損的病患。同樣的，發病年齡變項在各向度上亦有發病年齡越晚，而遭遇更多困難的情況。

### 3.生理變項與視覺功能缺損病患生活品質的影響

慣用視力在「家庭與社區」、「學校」與「就業」三大向度都造成不同程度的影響，視覺障礙者因各種疾病所導致的視力不良，使得跌倒、碰撞與車禍的危險性增加、平日生活及工作的能力下降、對他人的依賴性增加等，上述都會降低病患的生活品質（林人傑、尤之浩，2008）；2015 年研究發現，經過治療後視力提升的患者生活品質得分也隨之升高（Turkoglu et al., 2015）。此外，視野缺損病患負面的選擇比例較高，再次驗證許多文獻提出視野在生活上的重要性之觀念，視野和社會功能、整體健康、一般遠景、駕駛等遠方活動、色覺和角色擔當都有相關，且中央視野缺損影響比周邊視野缺損更大（Orta, Ozturker, Erkul, Bayraktar, & Yilmaz, 2015; Yanagisawa, Kato, Kobayashi, Watanabe, & Ochiai, 2012）。

影響病患的眼睛疾病中，毋庸至疑的，各種疾病對視障者的生活品質造成很大的困擾，相關的研究指出，白內障患者與老年性黃斑部病變患者，對閱讀理解文句以及閱讀藥品上的標籤對是比較困難的（Ratanasukon, Tongsomboon, Bhurayanontachai, & Jirarattanasopa, 2016）；而糖尿病視網膜病變則影響到近距離的辨識，像是要找到貨架上的商品，因爲周邊視野的衰退而無法順利進行；或無法獨立開車（Wolfram, Lorenz, Breitscheidel, Verboven, & Pfeiffer, 2013）等等。同樣的，因疾病而產生的眼球症狀對生活品質的影響息息相關，其中又以明暗適應最爲嚴重。

## 本段小結

由上述文獻可以發現，視覺功能缺損所引起的視力退化與視野缺損，以及相關的生理症狀，如：畏光與明暗適應，是引發生活品質不佳的主因，主要的問題爲獨立行動、閱讀、工作選擇與適應、家庭庶務與安全等方面的考量，而年齡與性別的介入更在就業時造成非視覺因素的干擾。整體而言，提升低視力病患的視力與整體視覺的舒適度，並進一步以視覺輔具提升其學習與就業等生活視覺效能，應是眼科醫師與驗光師、特教老師與定向行動老師，甚至是心理師與職能治療師等專業人員的責任，以跨專業團隊合作的方式提供最完整的低視力服務。

## 參考文獻

王勤美（2005）。**眼視光特檢技術**。高等教育。

李金蓉、藍郁文、謝瑞玟（2009）。台灣一醫學中心青光眼門診病例型態及相關的眼球結構之分析。**中華民國眼科醫學會雜誌，48**（2），161-170。

林人傑、尤之浩（2008）。青光眼病人的生活品質測量。**中華民國眼科醫學會雜誌，47**（3），203-211。

林則豪（2016）。**臺灣中老年人視覺機能與生活視覺能力之現況暨濾光鏡片之改善成效**。中山醫學大學生物醫學科學研究所碩士論文，未出版。

林鋐宇、張文典、洪福源（2011）。注意力的神經生理機制。**身心障礙研究，9**，123-134。

姚開屏（2000）。簡介與評論常用的一般性健康相關生活質量表兼談對未來研究的建議。**測驗年刊，47**（2），111-138。

張千惠（1999）功能性視覺評估。**中華視障教育學會會刊，2**，9-12。

張千惠、鄭永福、金慧珍、李昕寧（2013）。臺灣簡明版世界衛生組織生活品質問卷（WHOQOL-BREF）應用於重度視障成人樣本之信、效度考驗研究。**教育心理學報，44**，521-536。
張嘉仁（2010）。糖尿病視網膜病變。**臺灣醫界，53**（6），8-12。
連政炘（2016）。**臺灣視覺功能缺損病患生活品質量表之編製暨視覺功能缺損病患生活品質調查研究**。中山醫學大學生物醫學科學研究所碩士論文，未出版。
陳振豪（2011）。**雙眼視機能異常——診斷與治療**（第二版）。新北市：合記。
曾善裕、鄭靜瑩、張洋馨（2010）。影響學童閱讀與學習的視覺機能問題。**特殊教育季刊，114**，10-15。
曾廣文、許淑芬、關宇翎、沈秉衡（2009）。**眼解剖生理學**。臺中：華格那。
黃正賢（2013）。年齡相關性黃斑部病變致病機轉與流行病學。**臺灣醫學，17**（3），260-266。
劉玉晴、陳玉美、賴永融、李建瑩（2009）。老年性黃斑部病變的認識與治療。**臨床藥學，25**（3），54-59。
劉秀雯、陳純貞（2001）。Contrast Sensitivity Changes in Amblyopia Patients[。**中華民國眼科醫學會雜誌，40**（2），112-118。
劉信雄（1989）。**國小視力低弱學生視覺功能、視動完形、與國字書寫能力關係之研究**。臺南：國立臺南師範學院視障師資訓練班。
劉珍華、黃國晏、鄭靜瑩（2013）。博碩課業之重度視障者使用輔助科技之經驗。**特殊教育與輔助科技，6**，45-65。
劉珍華、鄭靜瑩、賀夏梅（2012）。影響重度視覺障礙者使用輔助科技之因素——以博碩課業使用之輔助科技爲例。**特殊教育與復健學報，26**，21-44。

衛福部（2016）。**視覺輔具評估手冊**。臺北：衛生福利部。

鄭靜瑩（1999）。**高中職以上視障學生未來適性職類及其工作輔助之研究**。國立高雄師範大學特殊教育研究所碩士論文（未出版）。

鄭靜瑩（2008）。科技輔具與視多障學生學習成效研究。**師大學報：教育類，53**（1），107-130。

鄭靜瑩（2010）。輔助科技設備對低視力病患生活品質與獨立行動能力的影響。**特殊教育與復健學報，22**，43-64。

鄭靜瑩（2011）。肌力與肌耐力對國小視障學生行動體態之影響。**特殊教育與復健學報，25**，1-24。

鄭靜瑩、張千惠（2005）。改善重度弱視學生使用功能性視覺能力之研究。**特殊教育研究學刊，29**，275-294。

鄭靜瑩、張順展、陳經中、許淑貞、詹益智、謝錫寶、賴弘毅、許明木（2013）：臺灣視多重障礙學生屈光矯正之現況及成效分析。**特殊教育與復健學報，29**，1-16。

鄭靜瑩、蘇國禎、孫涵瑛、曾廣文、張集武（2009）。專業合作在低視力學生光學閱讀輔具配置及其閱讀表現之研究。**特殊教育與復健學報，21**，49-74。

顏美媛、侯罡、劉榮宏（1990）。Contrast Sensitivity in High Myopia。中華民國眼科醫學會雜誌，29（1），21-24。

顏倩霞（2004）。**大學視障學生生活品質之研究**。國立臺灣師範大學特殊教育研究所碩士論文（未出版）。

Aran, A., Shalev, R. S., Biran, G., & Gross-Tsur, V. (2007). Parenting style impacts on quality of life in children with cerebral palsy. *J Pediatr*, *151*(1), 56-60.

Bansback, N., Czoski-Murray, C., Carlton, J., Lewis, G., Hughes, L., Espallargues, M., Brazier, J. (2007). Determinants of health related quality of life and health state utility in patients with age related macular degeneration: the association of contrast sensitivity and visual acuity. *Qual Life Res, 16*(3), 533-543.

Barnes, C. S., De L'Aune, W., & Schuchard, R. A. (2011). A test of face discrimination ability in aging and vision loss. *Optom Vis Sci, 88*(2), 188-199.

Barraga, N. C. (1986). Sensory perceptual development. In G. Scholl (Ed.), *Foundations of education for blind and visually handicapped children and youth* (pp. 83-98). New York: American Foundation for the Blind.

Benjamin, W. J., & Borish, I. M. (2006). *Borish's Clinical Refraction (Second Edition)*. Elsevier.

Berntsen, D. A., Sinnott, L. T., Mutti, D. O., Zadnik, K.(2012). A randomized trial using progressive addition lenses to evaluate theories of myopia progression in children with a high lag of accommodation. *Invest Ophthalmol Vis Sci, 53*(2), 640-649.

Best, A. B., & Corn, A. L. (1993). The management of low vision in children: report of the 1992 World Health Organization consultation. Journal of Visually Impairment & Blindness, 87, 307-309.

Blanksby, D. C., & Langford, P. E. (1993). VAP-CAP: A Procedure to Assess the Visual Functioning of Youth Visually Impaired Children.

*Journal of Visually Impairment & Blindness, 87*, 46-49.

Bodis-Wollner, I. (1972). Visual acuity and contrast sensitivity in patients with cerebral lesions. *Science, 178*(4062), 769-771.

Bron, A. J., Tiffany, J. M., Gouveia, S. M., Yokoi, N., & Voon, L. W. (2004). Functional aspects of the tear film lipid layer. *Exp Eye Res, 78*(3), 347-360.

Burstedt, M. S., Forsman-Semb, K., Golovleva, I., Janunger, T., Wachtmeister, L., & Sandgren, O. (2001). Ocular phenotype of bothnia dystrophy, an autosomal recessive retinitis pigmentosa associated with an R234W mutation in the RLBP1 gene. *Arch Ophthalmol, 119*(2), 260-267.

Burstedt, M. S., Sandgren, O., Golovleva, I., & Wachtmeister, L. (2003). Retinal function in Bothnia dystrophy. An electrophysiological study. *Vision Res, 43*(24), 2559-2571.

Burstedt, M. S., Sandgren, O., Golovleva, I., & Wachtmeister, L. (2008). Effects of prolonged dark adaptation in patients with retinitis pigmentosa of Bothnia type: an electrophysiological study. *Doc Ophthalmol, 116*(3), 193-205.

Busskamp, V., Duebel, J., Balya, D., Fradot, M., Viney, T. J., Siegert, S., ... Roska, B. (2010). Genetic reactivation of cone photoreceptors restores visual responses in retinitis pigmentosa. *Science, 329*(5990), 413-417.

Chakravarthy, U., Wong, T. Y., Fletcher, A., Piault, E., Evans, C., Zlateva, G., ... Mitchell, P. (2010). Clinical risk factors for age-related macular degeneration: a systematic review and meta-analysis. *BMC*

*Ophthalmol, 10*, 31-33.

Chung, K. M., & Chong, E.(2000). Near esophoria is associated with high myopia. *Clin Exp Optom, 83*(2), 71-75.

Cole, R. G., & Rosenthal, B. P. (1996). *Remediation and management of low vision*. St. Louis, MO: Mosby.

Corn A. C., Bell, J. K., Andersen, E., Bachofer, C., Jose, R. T., & Perez, A. M. (2003). Providing Access to the visual environment: A model of low vision services for children. *Journal of Visual Impairment & Blindness, 97,* 261-272.

Corn, A. (1989). *Perspective on Low Vision*. New York: American Foundation for the Blind.

David, T., Smye, S., James, T., Dabbs, T. (1997). Time-dependent stress and displacement of the eye wall tissue of the human eye. *Med Eng Phys, 19*(2), 131-139.

Deeb, S. S., & Motulsky, A. G. (1993). Red-Green Color Vision Defects. In R. A. Pagon, M. P. Adam, H. H. Ardinger, S. E. Wallace, A. Amemiya, L. J. H. Bean, ... K. Stephens (Eds.), *GeneReviews,* Seattle (WA).

Diniz-Filho, A., Boer, E. R., Gracitelli, C. P., Abe, R. Y., van Driel, N., Yang, Z., & Medeiros, F. A.(2015). Evaluation of Postural Control in Patients with Glaucoma Using a Virtual Reality Environment. *Ophthalmology, 122*(6), 1131-1138.

Erin, J. (1996). Functional vision assessment and instruction of children and youths with multiple disabilities. In A. L. Corn, & A. J. Koenig (Eds.), *Foundations of low vision: Clinical and functional perspectives* (pp. 221-245). New York: American Foundation for the Blind.

Erin, J., & Paul, B. (1996). Functional vision of assessment and instruction of children and youth with low vision in academic programs. In A. Corn & A. Koenig (Eds.), *Function of low vision: functional and Clinical perspectives* (pp.185-120). New York: American Foundation for the Blind.

Farrar, G. J., Kenna, P. F., & Humphries, P. (2002). On the genetics of retinitis pigmentosa and on mutation-independent approaches to therapeutic intervention. *EMBO J, 21*(5), 857-864.

Fenwick, E. K., Pesudovs, K., Khadka, J., Dirani, M., Rees, G., Wong, T. Y., & Lamoureux, E. L. (2012). The impact of diabetic retinopathy on quality of life: qualitative findings from an item bank development project. *Qual Life Res, 21*(10), 1771-1782.

Fritsche, L. G., Chen, W., Schu, M., Yaspan, B. L., Yu, Y., Thorleifsson, G., ... & Consortium, A. M. D. G. (2013). Seven new loci associated with age-related macular degeneration. *Nat Genet, 45*(4), 433-439.

Gautam, P., Shrestha, J. K., & Joshi, S. N. (2009). The factors associated with age related macular degeneration and quality of life of the patients in a tertiary-level ophthalmic center in Kathmandu. *Nepal J Ophthalmol, 1*(2), 114-117.

Goodman, D. M., Parmet, S., Lynm, C., & Livingston, E. H. (2012). JAMA patient page. Age-related macular degeneration. *JAMA, 308*(16), 1702.

Gothwal, V. K., Bagga, D. K., Rao, H. L., Bharani, S., Sumalini, R.,

Garudadri, C. S., ... Mandal, A. K. (2014). Is utility-based quality of life in adults affected by glaucoma? *Invest Ophthalmol Vis Sci, 55*(3), 1361-1369.

Gresset, J., Vachon, N., Simonet, P., & Bolduc, M.(1993). Discrepancy in the evaluation of visual impairment of elderly low-vision patients by general eye care practitioners and by low-vision practitioners. *Optom Vis Sci, 70*(1), 39-44.

Grosvenor, T. (2007). *Primary Care Optometry*. Elsevier Health Sciences.

Gwiazda, J., Thorn, F., Bauer, J., & Held, R. (1993). Myopic children show insufficient accommodative response to blur. *Invest Ophthalmol Vis Sci, 34*(3), 690-694.

Hartong, D. T., Berson, E. L., & Dryja, T. P. (2006). Retinitis pigmentosa. *Lancet, 368*(9549), 1795-1809.

Haymes, S. A., Leblanc, .R. P., Nicolela, M. T., Chiasson, L. A., & Chauhan, B. C. (2007). Risk of falls and motor vehicle collisions in glaucoma. *Invest Ophthalmol Vis Sci, 48*(3), 1149-1155.

Hirasawa, H., Murata, H., Mayama, C., Araie, M., & Asaoka, R. (2014). Evaluation of various machine learning methods to predict vision-related quality of life from visual field data and visual acuity in patients with glaucoma. *Br J Ophthalmol, 98*(9), 1230-1235.

Howes, S. C., Caelli, T., & Mitchell, P. (1982). Contrast sensitivity in diabetics with retinopathy and cataract. *Aust J Ophthalmol, 10*(3), 173-178.

Hyland, M. E., & Sodergren, S. C. (1996). Development of a new type of global quality of life scale, and comparison of performance and preference for 12 global scales. *Qual Life Res*, *5*(5), 469-480.

International Diabetes, F. (2013). Five questions on the IDF Diabetes Atlas. *Diabetes Res Clin Pract, 102*(2), 147-148.

Jarvinen, P., & Hyvarinen, L. (1997). Contrast sensitivity measurement in evaluations of visual symptoms caused by exposure to triethylamine. *Occup Environ Med, 54*(7), 483-486.

Jay, W. M. (1981). Visual field defects. *American Family Physician, 24*(2), 138-142.

Keenan, T. D., Johnston, R. L., Donachie, P. H., Sparrow, J. M., Stratton, I. M., & Scanlon, P. (2013). United Kingdom National Ophthalmology Database Study: Diabetic Retinopathy; Report 1: prevalence of centre-involving diabetic macular oedema and other grades of maculopathy and retinopathy in hospital eye services. *Eye (Lond), 27*(12), 1397-1404.

Klein, R., Klein, B. E., & Linton, K. L. (1992). Prevalence of age-related maculopathy. The Beaver Dam Eye Study. *Ophthalmology, 99*(6), 933-943.

Koenekoop, R. K., Loyer, M., Hand, C. K., Al Mahdi, H., Dembinska, O., Beneish, R., ... & Rouleau, G. A. (2003). Novel RPGR mutations with distinct retinitis pigmentosa phenotypes in French-Canadian families. *Am J Ophthalmol, 136*(4), 678-687.

Levin, L. A., Nilsson, S. F. E., Hoeve, J. V., Wu, S., Kaufman, P. L., & Alm, Albert. (2011). *Adler's Physiology of the Eye* , 11th Eds. Saunders.

Mangione, C. M., Lee, P. P., Gutierrez, P. R., Spritzer, K., Berry, S., Hays, R. D., & National Eye Institute Visual Function Questionnaire Field Test, I. (2001). Development of the 25-item National Eye Institute Visual Function Questionnaire. *Arch Ophthalmol*, *119*(7), 1050-1058.

Marron, J. A., & Bailey, I. L. (1982). Visual factors and orientation-mobility performance. *Am J Optom Physiol Opt, 59*(5), 413-426.

Naess, H., Waje-Andreassen, U., Thomassen, L., Nyland, H., & Myhr, K. M. (2006). Health-related quality of life among young adults with ischemic stroke on long-term follow-up. *Stroke*, *37*(5), 1232-1236.

Neto, F. (1993). The satisfaction with Iife scale: Psychometrics properties in an adolescent sample. *Journal & Youth and Adolescence, 22*(2), 125-134.

Nowak, J. Z. (2006). Age-related macular degeneration (AMD): pathogenesis and therapy. *Pharmacol Rep, 58*(3), 353-363.

Orta, A. O., Ozturker, Z. K., Erkul, S. O., Bayraktar, S., & Yilmaz, O. F.(2015). The correlation between glaucomatous visual field loss and vision-related quality of life. J Glaucoma, 24(5), e121-7. doi: 10.1097/IJG.0000000000000225.

Otarola, F., Chen, A., Morales, E., Yu, F., Afifi, A., & Caprioli, J.(2016). Course of Glaucomatous Visual Field Loss Across the Entire Perimetric Range. JAMA Ophthalmol, 10. doi: 10.1001/jamaophthalmol.2016.0118.

Owsley, C., Stalvey, B. T., Wells, J., Sloane, M. E., & McGwin Jr., G. (2001). Visual risk factors for crash involvement in older drivers with cataract. *Arch Ophthalmol*, *119*(6), 881-887.

Park, W. (1999). Vision rehabilitation for age-related macular degeneration. *Int Ophthalmol Clin*, *39*(4), 143-162.

Ratanasukon, M., Tongsomboon, J., Bhurayanontachai, P., Jirarattanasopa, P. (2016). The Impact of Vision Impairment (IVI) Questionnaire; Validation of the Thai-Version and the Implementation on Vision-Related Quality of Life in Thai Rural Community. PLoS ONE, 11(5), e0155509.

Regan, D., Silver, R., & Murray, T. J. (1977). Visual acuity and contrast sensitivity in multiple sclerosis--hidden visual loss: an auxiliary diagnostic test. *Brain, 100*(3), 563-579.

Resnikoff, S., Pascolini, D., Mariotti, S. P., & Pokharel, G. P. (2008). Global magnitude of visual impairment caused by uncorrected refractive errors in 2004. *Bulletin of the World Health Organization, 86*, 63-70.

Rubin, G. S., Adamsons, I. A., & Stark, W. J. (1993). Comparison of acuity, contrast sensitivity, and disability glare before and after cataract surgery. *Arch Ophthalmol, 111*(1), 56-61.

Rutstein, R. P., Marsh-Tootle, W.(1998). Clinical course of accommodative esotropia. *Optom Vis Sci, 75*(2), 97-102.

Sample, P. A., Weinreb, R. N., & Boynton, R. M. (1986). Acquired dyschromatopsia in glaucoma. Surv *Ophthalmol, 31*(1), 54-64.

Scanlon, P. H., Loftus, J., Starita, C., & Stratton, I. M. (2015). The use of weighted health-related Quality of Life scores in people with diabetic macular oedema at baseline in a randomized clinical trial.

*Diabet Med, 32*(1), 97-101.

Scheiman, M., & Wick. B. (2008). *Clinical Management of Binocular Vision*. Softbound.

Scilley, K., Jackson, G. R., Cideciyan, A. V, Maguire, M. G., Jacobson, S. G., & Owsley, C. (2002). Early age-related maculopathy and self-reported visual difficulty in daily life. *Ophthalmology*, *109*(7), 1235-1242.

Simunovic, M. P. (2010). Colour vision deficiency. *Eye (Lond), 24*(5), 747-755.

Simunovic, M. P. (2016). Acquired color vision deficiency. *Surv Ophthalmol, 61*(2), 132-155.

Skalicky, S. E., Martin, K. R., Fenwick, E., Crowston, J. G., Goldberg, I., & McCluskey, P. (2015). Cataract and quality of life in patients with glaucoma. *Clin Experiment Ophthalmol, 43*(4), 335-341.

Skevington, S. M., Lotfy M., & O' Connell, K. A. (2004). The World Health Organization's WHOQOL-8REF quality of Iife assessment: Psychometric properties and results of the international field trial. A Report from the WHOQOL Group. *Quality of life research, 13*, 299-310.

Smythies, J. (1996). A note on the concept of the visual field in neurology, psychology, and visual neuroscience. *Perception, 25*(3), 369-371.

Sugawara, T., Hagiwara, A., Hiramatsu, A., Ogata, K., Mitamura, Y., & Yamamoto, S. (2010). Relationship between peripheral visual field loss and vision-related quality of life in patients with retinitis pigmentosa. *Eye (Lond), 24*(4), 535-539.

Sugawara, T., Sato, E., Baba, T., Hagiwara, A., Tawada, A., & Yamamoto, S. (2011). Relationship between vision-related quality of life and microperimetry-determined macular sensitivity in patients with retinitis pigmentosa. *Jpn J Ophthalmol, 55*(6), 643-646.

Tan, X., Aoki, A., & Yanagi, Y. (2013). Color vision abnormality as an initial presentation of the complete type of congenital stationary night blindness. *Clin Ophthalmol, 7*, 1587-1590.

The World Health Organization Quality of Life assessment (WHOQOL): position paper from the World Health Organization. (1995). *Soc Sci Med*, *41*(10), 1403-1409.

Timmis, M. A., Scarfe, d A. C., & Pardhan, S.(2016). How does the extent of central visual field loss affect adaptive gait? Gait Posture, 44, 55-60.

Turkoglu, T., Baysal, E., & Toker, H. (2015). The effects of natural weathering on color stability of impregnated and varnished wood materials. *Advances in Materials Science and Engineering*, doi:10.1155/2015/526570.

West, S. K., Rubin, G. S., Broman, A. T., Munoz, B., Bandeen-Roche, K., & Turano, K. (2002). How does visual impairment affect performance on tasks of everyday life? The SEE Project. Salisbury Eye Evaluation. *Arch Ophthalmol, 120*(6), 774-780.

Whittaker, S. G., & Lovie-Kitchin, J. (1993). Visual requirements for reading. *Optom Vis Sci, 70*(1), 54-65.

Wolfram, C., Lorenz, K., Breitscheidel, L., Verboven, Y., Pfeiffer,

N.(2013). Health- and vision-related quality of life in patients with ocular hypertension or primary open-angle glaucoma. *Ophthalmologica, 229*(4), 227-234.

Wong, T. Y. (2009). Age-related macular degeneration is linked to cardiovascular disease. *J R Coll Physicians Edinb, 39*(4), 329-330.

Wood, J. M. (1999). How do visual status and age impact on driving performance as measured on a closed circuit driving track? *Ophthalmic Physiol Opt, 19*(1), 34-40.

Yanagisawa, M., Kato, S., Kobayashi, M., Watanabe, M., Ochiai, M. (2012). Relationship between vision-related quality of life and different types of existing visual fields in Japanese patients. *Int Ophthalmol, 32*(6), 523-529.

Zhou, C., Qian, S., Wu, P., & Qiu, C. (2014). Quality of life of glaucoma patients in China: sociodemographic, clinical, and psychological correlates-a cross-sectional study. *Qual Life Res, 23*(3), 999-1008.

# 第2章 臺灣低視力患者常見的疾病

許明木、謝錫寶

根據世界衛生組織（World Health Organization, WHO）2010年的資料顯示，全球視覺障礙者總數估計爲2.85億，其中約2.46億人爲低視力患者，其中大約有3900萬爲全盲。而全球導致患者成爲視覺障礙者的主要原因，未矯正的屈光不正居然高達42%，且以中度與重度低視力患者居多，顯見低視力患者的屈光矯正觀念並未被落實；此外，未手術之白內障患者約占33%、青光眼患者約占2%；其中致「盲」的疾病當中以白內障（51%）的比例最高，且50歲以上的患者因白內障致盲的比例占其中的82%。

在全世界愈來愈多的老年化人口中，50歲以上的人約占65%,，慢性眼疾與老化過程中，視力損害已經是一個重大的全球性公共衛生問題，儘管在很多國家，眼科手術的設備與技術方面有相當程度的進展，但是正視視覺損傷對視覺障礙者生活品質的影響是刻不容緩的議題。

2010年WHO所做的全球視覺障礙（包含全盲者）流行病調查中，主要有白內障（Cataract）、視網膜剝離（Retinal Detachment, RD）、屈光不正（Refractive Error, RE）、青光眼（Glaucoma）、老年性黃斑部病變（Age-Related Macular Degeneration, AMD）、角膜混濁（Corneal Opacity, CO）、糖尿病視網膜病變（Diabetic Retinopathy, DR）、兒童或先天疾病（Childhood）等問題（如圖2-1）。

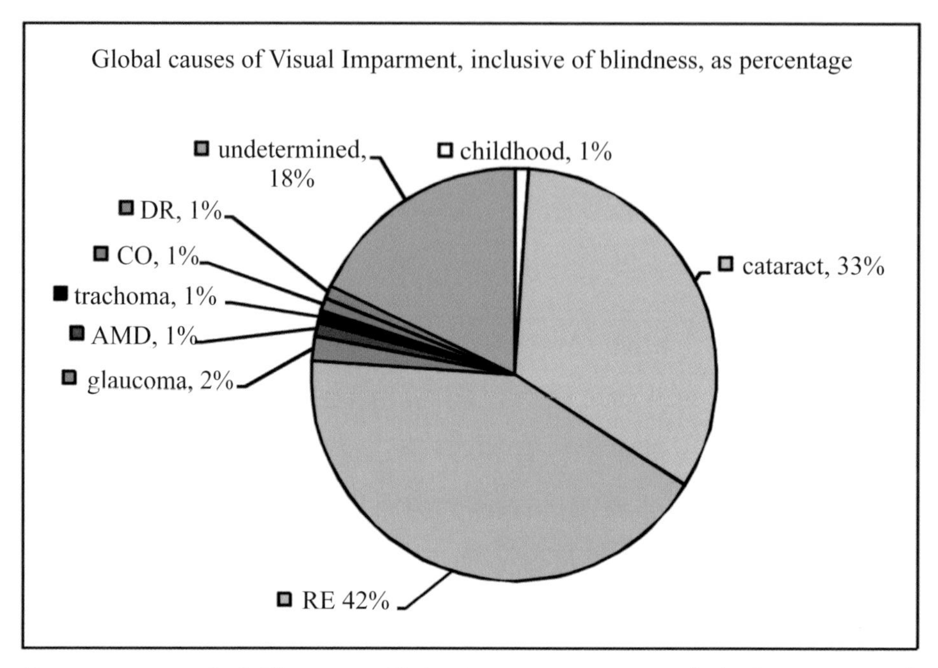


註：Cataract：白內障。RE：屈光不正。Glaucoma：青光眼。AMD：老年性黃斑部病變。Trachoma：沙眼。CO：角膜混濁。DR：糖尿病視網膜病變。Undetermined：未確定。Childhood：幼童。

圖 2-1　全球視覺障礙成因（含盲）比例圖

資料來源：WHO (2010), global data on visual impairments. http://www.who.int/blindness/GLOBALDATAFINALforweb.pdf?ua=1

在臺灣，臺北榮民總醫院眼科曾在臺北石牌地區以 65 歲以上的老年人爲對象，根據 1999 年戶籍登記爲基礎進行橫斷式的研究，檢查中發現石牌地區 65 歲以上老年人不可矯治的視力損傷（視力≦ 20/60）的比率爲 2.94%，優眼最佳矯正視力低於 20/400 者占了 0.59%，其中視覺障礙主要原因爲白內障、近視性黃斑部退化及老年性黃斑部病變。接者，國內繼有學者分析國民健康局 2002 年共計 3160 筆 65 歲以上老年人的資料，資料顯示臺灣老年人的眼睛疾病的盛行率依序爲：白內障（60.2%）、近視或糖尿病視網膜病變（7.5%）、角膜疾病（6.3%）、老年性黃斑部病變（2.9%）、青光眼（2.1%）與外傷疾病（0.9%）。値得注意的是，此一研究指出：老年人視力低於 0.5 的有 17.7%，其中有 17.1% 伴隨視覺障礙，其餘的 0.6% 爲全盲（Tsai et al, 2005）；顯示有二成左右的老年人，視力值均未達正常人的水準。

2003 年，以臺北市與馬祖 65 歲（含）以上爲對象，進行老年人視力障礙之盛行率及原因之調查研究，結果發現白內障及相關疾病是老年人視力障礙最常見的原因，其次是視網膜及其相關疾病，且視網膜及其他疾病與老年人的視力障礙有極明顯的相關（蔡景耀，2003）。2004 年，以臺北市的大同區與中山區 65 歲（含）以上老年人爲篩檢對象進行視力相關的檢查，在 367 位受測者中當，初步篩檢雙眼表現視力均低於 0.5 的比例爲 7.9%，老年人視力障礙最常見的原因爲白內障及其相關疾病（51.3%），其次是視網膜及相關疾病（33.3%），其中視網膜及相關疾病與老年人視力障礙亦達極顯著的相關；在鑑定上，視網膜疾病是全臺請領第二類視覺功能缺損之身心障礙證明的最大宗。

另外，在臺灣東部阿美族的研究調查中，2316 名接受檢查的受試者，平均年齡爲 71.65 歲，鑑定出 94 名受試者爲低視力，19 名爲失明者。低視力的患病率爲 4.06%；失明爲 0.82%。白內障（47.79%）是眼睛疾患的主要原因，其次是老年性黃斑部病變（15.93%）、角膜混濁（7.96%）、視神經病變（7.96%）、糖尿病視網膜病變（5.31%）和色素性視網膜炎（2.65%）。研究結果發現，可治療的疾病，如：白內障與翳狀贅片，是阿美族部落中最常見的疾病，研究者認爲此與原住民戶外活動及東部地區紫外線量偏高有關，而青光眼的發生率較低，可能因原住民族群的遺傳背景有關；在視力障礙的患病率和特異性原因方面沒有顯著的性別差異（Chen, Huang, Tsai, & Sheu, 2012）。

由上述的文獻資料中可以得知，視覺障礙在臺灣主要的相關疾病與大致上與 WHO 之調查雷同，但是因爲地區、族群、生活習慣、環境與基因等差異，疾病的發生率稍有不同，以下將針對臺灣低視力患者常見的疾病分別說明。

## 壹、白內障

人類的水晶體的構造可以分爲：囊、皮質與核三個部分，每個人都可能會罹患白內障，因爲隨著年齡的增長水晶體也會跟著老化；此外，眼外傷、藥物等也有可能讓水晶體變得混濁不透明，進而影響視覺的品質；白內障（Cataract）對視覺造成的影響包括視力變差、對比敏感度下降、眩光不適等症狀。

白內障可因其發生的部位分爲核性白內障（Nuclear Cataract）、皮質白內障（Cortical Cataract）與囊性白內障（Subcapsular Cataracts）三種類型（圖 2-2），以下分別說明：

### 一、核性白內障

是最常見的老年性白內障類型，其混濁的區域在視軸區，當核的密度增大，屈光度數會有所變化，通常有近視增加或是老花度數減少的臨床症狀，如果在光線較暗的環境底下，瞳孔會隨著光線的轉暗而變大，此時會有比較好的視力，相反的如果在戶外的強光下瞳孔會縮小，此時的視力就會感覺較不清楚。

## 二、皮質型白內障

包含前後與赤道的皮質，通常開始於水晶體纖維內的小泡和裂縫，慢慢的演變成周邊冠狀輻射的的混濁。當患者有此一類型白內障時，會因進入眼睛的光線擴散而導致眼睛的眩光不適反應，對患者的日常生活造成很大的影響，例如：駕駛和閱讀。

## 三、囊性白內障

囊性白內障有前囊下（上皮細胞）與後囊下（基底膜）的區分，此類型白內障與水晶體前面的上皮細胞纖維化有關，而後囊下白內障會導致水晶體混濁，這類型的患者對對向車道的來車燈光及明亮的日光會特別敏感，且看近的視力會較早喪失。

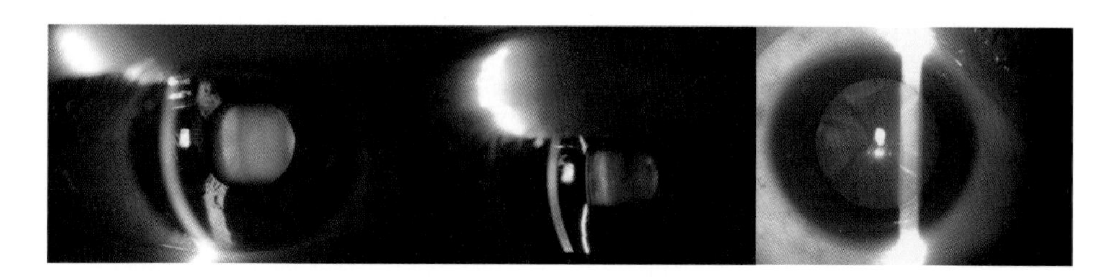

圖 2-2　（左）核性白內障（中）皮質白內障（右）囊性白內障

白內障亦可依發生的年齡與成因分爲：老年性白內障（Age Related Cataracts）、先天性白內障（Congenital Cataracts）、早發性白內障（Presenile Cataracts）、外傷性白內障（Traumatic

Cataracts）、有關新陳代謝的全身性疾病引起的併發性白內障（Complicated Cataracts）、藥毒性白內障（Toxic Cataracts），其中以老年性白內障的發生率爲最高。

## 一、老年性白內障

因著年齡的增長，水晶體纖維不斷的新生使水晶體核體積增大並出現硬化的現象，通俗的概念就是水晶體老化致使彈性降低；老年性白內障多發病始於五十歲以上的中老年人，六十歲以上的老年人有 80% 會罹患白內障；老年性白內障常爲雙側發病，可先後或同時發生，從發病到完全混濁白化可歷時數月至數年。老年性白內障發生原因是隨著年齡增加致使血液中的穀胱甘肽、維生素 $B_1$、$B_2$、C、E 等減少，微量元素（如：硒）的比例失調、血液含氧量下降等，使水晶體的局部產生新陳代謝障礙，或是長期接觸紫外線等輻射線，造成晶體蛋白變性，引起混濁。

老年性白內障的治療方式判斷，乃依據病人的生活用眼需求爲主，經屈光矯正後未影響日常生活功能前，可以藥物治療減緩白內障進程；若已經影響生活視力需求則以手術摘除白內障並置換人工水晶體。目前在臺灣超音波晶體乳化術已經非常純熟，切口小，可不用縫合或只縫 1 至 2 針即可完成。截至今日雖然有藥物聲稱能夠治療白內障，但最普遍的方式仍然以人工水晶體的置換爲主。因此平時配戴抗紫外線鏡片的眼鏡或太陽眼鏡，避免紫外線過度曝曬，或是多吃含有抗氧化成分之深綠色及深黃色蔬果來補充維他命 A、C、E，是目前常見的生活保健建議。

## 二、先天性白內障

先天性白內障是指出生後第一年內發生的水晶體部分或完全混濁，是嬰幼兒低視力較爲常見的眼科疾病之一，造成先天性白內障的原因可分爲三類：

1. 遺傳因素：父母雙方皆有先天性白內障，則其子女罹患先天性白內障機率超過 50%，若有遺傳性代謝疾病也容易併發先天性白內障，最常見的是類胱胺酸尿症、半乳糖血症。
2. 先天性發育障礙：最常見的是胎兒最後 3 個月的發育障礙，典型症狀爲早產兒體重過輕、缺氧或中樞神經系統損害。
3. 懷孕期間的感染或藥物影響：例如懷孕期間服用磺胺類與類固醇、抗生素、賀爾蒙、避孕藥等藥物，或懷孕期間抽菸、酗酒、吸毒、營養不良，以及懷孕期間罹患德國痲疹等因素，都可能造成胎兒分娩後的先天性白內障。

由於先天性白內障在早期即可能引發剝奪性弱視，所以在發現後兩個月內應儘早治療，否則會產生不可逆的眼球震顫與視力問題。先天性白內障的治療，除了雙側不完全性的白內障能透過清澈的周邊部分看見眼底，可先不必進行手術之外，其餘都需以手術爲主要的治療方法。

## 三、併發性白內障

併發性白內障（Complicated Cataract）是指眼局部病變造成水晶體局部上皮或內部新陳代謝異常，或是局部病變產生的炎症和變性產物，對水晶體侵犯而造成水晶體混濁。凡是由全身或眼局部病變引起的白內障，都屬於併發性白內障的範疇。併發性白內障水晶體混濁的形態特點與原發疾病有關，併發症白內障的病因包含眼局部炎症如：慢性葡萄膜炎、異色性虹膜睫狀體炎以及青少年類風濕性關節炎併發的葡萄膜炎等；病變疾病主要包括視網膜剝離，視網膜色素病變、高度近視、慢性青光眼等。另一種情況則是眼內腫瘤、缺血以及眼底血管性疾病引起的白內障。而內眼手術後，如青光眼、視網膜剝離手術後併發的白內障，臨床上並不少見，然玻璃體切除手術後合併眼內充填物的水晶體混濁則更爲常見。

併發性白內障預防和治療方法主要就是積極控制全身及眼部原發疾病。其臨床表現有幾個特點：

1. 有原發病的特點：病變多爲單眼，偶爲雙眼。
2. 眼前段病變導致的表現爲局部性囊下混濁的白內障。
3. 眼後段疾病導致的表現爲水晶體後極部囊膜與後囊下皮質一層顆粒狀灰黃色混濁，並出現少數水泡，一開始通常出現在軸心部，再逐漸向周圍擴張，最終形成放射狀菊花樣混濁。
4. 隨著混濁加重可出現水晶體鈣化，水晶體囊膜變厚有白色沉澱。
5. 高度近視和視網膜剝離所致者，多爲核性白內障。

而併發症白內障的診斷可根據晶狀體混濁的兩個特徵：

1. 早期混濁有彩色反光。
2. 混濁與周圍皮層界限不清楚。譬如：多年的葡萄膜炎、角膜病變等。

在臺灣雖然白內障手術已經非常的先進與普及，但是由於偏鄉衛教不易且術前檢查與術後回診，舟車勞頓無家人陪伴，加上老年人通常害怕動手術等情況，常見延誤醫治或是不願意動手術的案例發生，導致併發各種症狀，因療程拖延而成爲視覺障礙，甚至致盲情形亦時有所聞。

## 貳、屈光不正

根據 WHO 估計全球有 1.2 億人的視力損害中，未矯正的屈光不正（Refractive Error），占有極高的比例。眼睛在休息狀態下，平行光線經過眼屈光系統的屈光作用，在視網膜上形成焦點，可稱爲正視眼（Emmetropia），而眼睛在休息狀態下，平行光線不能聚焦在視網膜上的，則稱爲非正視眼（Ametropia）或屈光不正，屈光不正通常指的就是有近視、遠視、散光等情形。嚴重的屈光不正可能導致弱視，或因爲高度的屈光異常而產生各種併發症，致使病患成爲低視力病患，近視超過 600 度、遠視超過 500 度，或是散光超過 300 度。

當視覺系統發育過程中，若出現各種不良的條件，如斜視（Strabismus）、不等視（Anisometropia）、高度屈光不正等，都會造成弱視的情形，其中高度屈光不正約占七成以上，約兩成左右爲雙眼不等視，一成以下是斜視所造成的弱視。而弱視的治療先要依患者的需要及早給予屈光矯正，配戴眼鏡、隱形眼鏡、視力訓練或是開刀治療，因個案狀況處置各有不同。臺灣部分家長非常排斥讓自己的小孩戴上矯正視力的眼鏡，這是錯誤的觀念，其實有很多到眼科就診的病人其中約有六成以上並不是眞正的眼疾，而僅是屈光不正未做好妥善的矯治而已。通常這種狀況多發生在未開發國家中，因爲屈光不正的問題，未經過良好的矯正而成爲視覺障礙。試想：如果國小一年級已經近視 100 度，隨著生理性的自然發育，每年可能近視增加 75～100 度左右，若沒有受到良好的控制，到了國小畢業時，度數有可能突破近視 600 度；因此，國小一年級近視 100 度之學童即是未來的高度近視危險群。要防止高度近視的發生，應該積極的去面對屈光不正的問題，及早讓學童在眼科醫師與驗光師的建議下進行處方矯正，盡早處置屈光問題，讓眼睛擁有清晰且舒適的視覺。在近視控制的處理上，目前以配戴眼鏡與隱形眼鏡、長效散瞳劑（阿托品 Atropine）、夜戴型硬式隱形眼鏡（角膜塑型片）與近視手術（LASIK）爲主要的治療方法，近幾年來雷射屈光手術的發展以 LASIK（層狀雷射角膜重塑術）爲主流，LASIK 的基本原理是先利用角膜層狀塑型儀製作角膜皮瓣，避開無法精確估算具再生能力的角膜表皮組織，再將其掀開，並使用雷射照射角膜的基質層，氣化部分組織進而改變角膜弧度，達成屈光矯正的目的。

長效性的散瞳劑（阿托品）濃度分三種：0.1%、0.25%、0.5%。一般醫生會因應不同的年齡及近視程度而給予不同的散瞳劑，如果選擇使用長效散瞳劑應有配套措施，因爲長效散瞳劑會產生的副作用，如：畏光及近距離視力模糊，建議應配戴多焦點變色鏡片，戶外活動應戴帽或是配戴包覆式太陽眼鏡，避免在散瞳的情況下遭受紫外線的傷害。2016 年美國眼科醫學會推薦使用低濃度 0.01% 的阿托品，會使近視度數增加的幅度緩慢下來，具良好效果，也讓使用長效散瞳劑導致畏光的比例低於 5%，目前已經是眼科醫師處方時的主要考量方向。

通常近視超過 600 度以上稱爲高度近視，近視使眼軸拉長，同時視網膜週邊的厚度隨之變薄（Song et al., 2014），變薄的視網膜更加脆弱，罹患視網膜疾病的風險增加，如：視網膜剝離的機率頗高；研究指出：近視 100 度至 300 度的人罹患視網膜剝離的機率是正視眼的 4 倍，300 度以上是正視眼的 10 倍，且高度近視也增加罹患青光眼和白內障的可能性（Saw, Gazzard, Shih-Yen, & Chua, 2005; Xu, Wang, Wang, Wang, & Jonas, 2007）。

高度近視屬病理性的近視爲臺灣特有的現象，其危害除了遠距離視力模糊之外，其實最主要在於併發症的問題相對的嚴重。近視屈光度隨年齡增長而逐漸加深加重，從而導致更多視覺功能的退化。引起併發症的病理學基礎主要爲：眼軸增長、血液循環出現障礙、營養不良及特異性的組織變性等。常見併發症包括：

## 一、因眼結構異常、營養障礙引起的玻璃體的變性

高度近視亦有玻璃體變化的可能。由於眼軸延長，玻璃體腔增大，致使玻璃體發生漸進性變性，從而相繼發生薄紗樣的纖維支架不完整組織，時有點狀、條狀、塊狀或膜狀混濁飄浮物的視覺干擾出現。眼球運動時，這些游離物飄動更爲明顯，眼前似有蚊蠅飛動的現象。隨著眼軸的不斷伸長，玻璃體與視網膜之間可出現一些空隙；空隙爲淋巴液填充，形成玻璃體液化脫離。玻璃體脫離加上已變性和收縮的玻璃體對視網膜的牽引，容易引發視網膜剝離情形。

## 二、因眼軸延長、鞏膜伸長，所致的黃斑變性萎縮及後極部葡萄膜變性

病理性高度近視由於眼球過度延伸，後鞏膜明顯變薄，在眼內壓的作用下，變薄的鞏膜與深層的葡萄膜向外擴張，形成後鞏膜葡萄腫，會出現葡萄膜顏色而成藍黑色。其發生與屈光度的高低及眼

軸的長短明顯相關；研究指出在眼軸長爲 26.5～27.4mm 者中，後鞏膜葡萄腫發生率約 4%，而眼軸長在 33.5～36.6mm 者中，可高達 71.4%。按不同形態可將葡萄腫分爲複合型五種及原發型五種，如：後極Ｉ型、黃斑部II型、視盤周III型、視盤鼻側IV型及視盤下方V型等。眼底檢查可見後極部脈絡膜與視網膜大範圍的邊界不規則、變薄與萎縮，多發生於黃斑與視盤之間，在黃斑部附近。其透光性強，血管清晰，會出現黃斑裂孔、出血，或是視盤的位置也會有顯著改變。後突的葡萄腫延長了眼軸，其底部比邊緣的視網膜屈光度要大，即近視較深，亦可據以診斷後葡萄腫。葡萄腫可使視覺功能更差且預後不佳，約有 1/3 的患者矯正視力小於 0.1，致盲率甚高，多見於高度近視，常伴有後部脈絡膜萎縮。

## 三、水晶體功能退化

由於近視眼的眼內血液循環障礙及組織變性等異常，連帶的可能也使水晶體混濁變性。混濁可能變爲後極型，或核性的白內障，色棕黃、病程進展較慢。核性白內障者，因水晶體屈光力增加，會使近視度數快速加深，因此除白內障外，近視眼亦有可能引發水晶體脫位。

## 四、視神經盤變化

高度近視眼的視盤凹陷通常比一般人大一些，容易誤認爲青光眼性視盤凹陷，部分患者因脈絡膜變性萎縮也可能致使視野缺損而更易誤診，還有一些高度近視的患者由於視盤有斜度，視杯呈斜坡狀，因此合併青光眼時，雖視杯擴大但卻不易辨認因而疏忽，所以應仔細檢查視網膜中脈絡膜萎縮的部位與視盤凹陷的形態，並與視野缺損相互對照比較。

## 五、視網膜的變化

視網膜的變化包括豹紋狀的眼底（如圖 2-3）格子狀退化（Lattice Degeneration）與視網膜剝離，當出現色素病變，由於看起來像格子，稱之爲格子狀退化。此時的視網膜變得較脆弱容易因一些外在的因素而產生裂孔，並衍生爲對視力嚴重威脅的視網膜剝離。

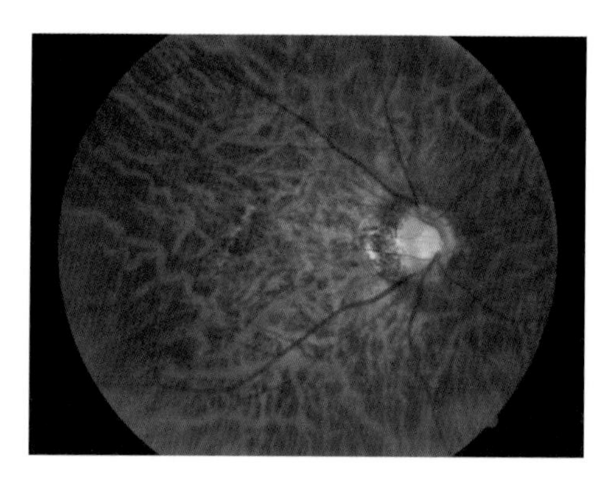
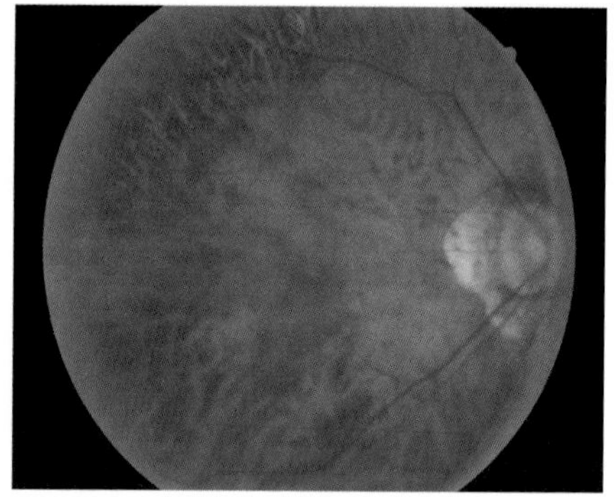

圖 2-3　高度近視眼底（左：格子狀退化。右：高度近視）

## 六、高度近視性黃斑病變

臺灣占有不少比例的近視眼併發黃斑部病變（High Myopic Macular Degeneration），多見於 60 歲以後，由於供給營養給黃斑的脈絡膜微血管層消失，或因黃斑部發生脈絡膜血管閉塞，引起黃斑部神經上皮細胞的萎縮而終致病變（包括囊樣變性及盤狀變性等），可能單獨發生，亦可看作爲整個近視性脈絡膜—視網膜病變的一部分。

常見黃斑出血（Macular Hemorrhage）於近視屈光度大於 8D 的個案。出血日久或反覆出血者，可能會引起增生性變化及色素病變，嚴重影響視覺功能，有預後差、視力明顯下降、中心暗點等問題。出血不在中心凹時，視力雖可輕微降低，但時有相對暗點的視覺現象。中心凹出血者視力多明顯下降，出血吸收後視力可緩慢回升，但難恢復原狀。出血來自脈絡膜微血管，爲眼球向後極伸長對脈絡膜微血管過度牽引所致，通常吸收需時 2～3 個月，不會留痕跡；不過少數可能因色素上皮萎縮而留下點狀或線狀缺損，反覆出血者可引發漆裂紋樣病變。發現出血時同時提示近視可能正在持續發展，需提醒病患多多注意。

黃斑出血可看做是色素沉著呈圓形黑色斑（Fuchs 斑）的病變之一，即 Fuchs 斑是因出血所致，與漆裂紋樣病變之間可能存在有因果關係；黃斑出血者的 97% 可能有漆裂紋病變漆裂紋樣病變，出血吸收後漆裂紋可增寬，且數量會增多。

## 參、老年性黃斑部病變

黃斑部（Macular）位於眼球後極的正中央位置，主要因富含黃斑色素（Macular Pigment），即葉黃素和玉米黃素，在視網膜中央呈暗黃色斑塊的部位。黃斑部是視力敏銳度最高的區域，但是它的面積並不大，直徑約 0.55cm，而黃斑部正中央，其色素上皮層又高又密集；中央有一直徑 0.35 毫米的微細構造，稱爲中心凹（Fovea），完全無血管分布，組織上連微血管都沒有，其中的細胞層只有感光細胞層存在，這是黃斑部感光細胞接受影像最敏感的區域。如果我們直視前方，視角 20° 內都是由黃斑部負責，也就是說，當我們直視電腦的中央點，以此爲圓心 15 公分直徑螢幕所見，都是黃斑部負責的「視力範圍」。因爲遺傳體質或環境變化，再加上光線照射日久，自然光中的高能量紫外線與可見光中的藍光，都會讓黃斑部中心凹黑色素層下的布魯氏膜（Bruch's Membrane）雜質沉積形成隱結（Drusens）。

在 2010 年全球有兩千三百萬的人有老年性黃斑部病變（Velez-Montoya, 2014），在 2013 年，中度到重度的病患有 1340 萬人，且繼白內障、早產及青光眼之後，造成失明的第四常見的主要因素。在臺灣 65 歲到 69 歲老年人有 5% 患有早期老年性黃斑部病變，1% 患有晚期老年性黃斑部病變（Chen et al., 2008）。這個疾病會對視網膜造成不可逆的損傷，使患者中心視力的減損（黃正賢，2013）、對比敏感度下降、視野改變與色覺異常等（Bansback et al., 2007）。老年性黃斑部病變其致病機轉是因老化、日照的紫外線等影響產生中心視網膜退化的疾病，是一種漸進性的視網膜色素上皮細胞與布魯氏膜及脈絡膜微血管層的退性變化，隨著年齡的增長，逐漸出現在視網膜中央黃斑部位的退化，進而影響中央視覺，造成視野上漸次出現視物變形、扭曲，變大或變小，最終造成視力喪失。

老年性黃斑部病變發生的原因，是因爲眼睛的脈絡膜產生不正常的新生血管，長到黃斑部下方；這些新生血管很脆弱，容易反覆出血及滲水，破壞了黃斑部的感光細胞，造成視力急速的減退。此一疾病通常是兩側性發作，而影響的程度不一致，可分爲乾性

（Dry）與濕性（Wet）兩種型態，其中乾性老年性黃斑部病變約占 90%，東方人是以乾性發病爲主，而隱結是老年性黃斑部病變臨床上最早可以觀察到的特徵之一，主要是膠原纖維與磷脂類物質推積在色素上皮與布魯氏膜的內膠質層之間，或布魯氏膜破裂長新生血管，因尚未形成脈絡膜新生血管，通常對視力影響較小，絕大多數的老年性黃斑部病變屬於此類，疾病進程緩慢通常雙眼病程相同。特點爲進行性色素上皮萎縮，在發病早期，中心視力可能有輕度損害，或甚至很長時間保持正常或接近正常，在視野檢查可能發現兩側各 5～10° 處視覺敏感度下降。到了晚期，中心視力嚴重受損，眼底檢查可發現有密集或融合的玻璃膜疣及大片淺灰色萎縮區。萎縮區域邊界清楚，其內散布有椒鹽樣斑點，亦可見到金屬樣反光（Beaten Bronze Appearance），可參考圖 2-4。

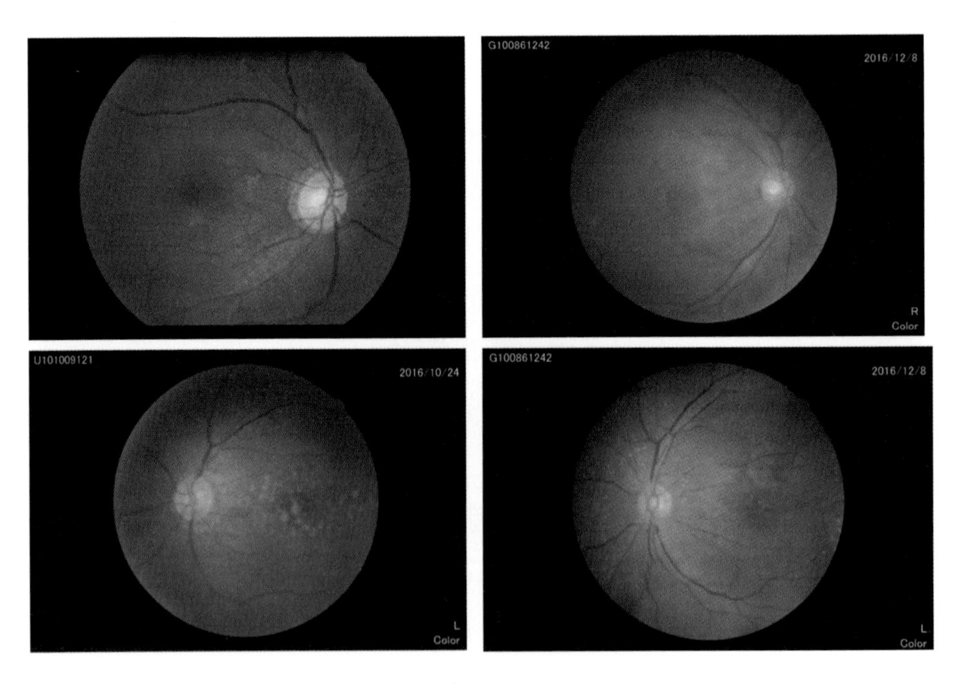


圖 2-4　乾性黃斑部病變眼底

濕性老年性黃斑部病變約占整體患者的 10%，會造成急速嚴重的中心視力喪失，也會引發網膜色素上皮剝離（Detachment of PRE）與脈絡膜新生血管（Choroidal Neovascularization, CNV）。其特徵具有活躍的脈絡膜新生血管，可能造成產生黃斑部水腫、出血等現象，臨床上按疾病進程分早、中、晚三期（圖 2-5）。

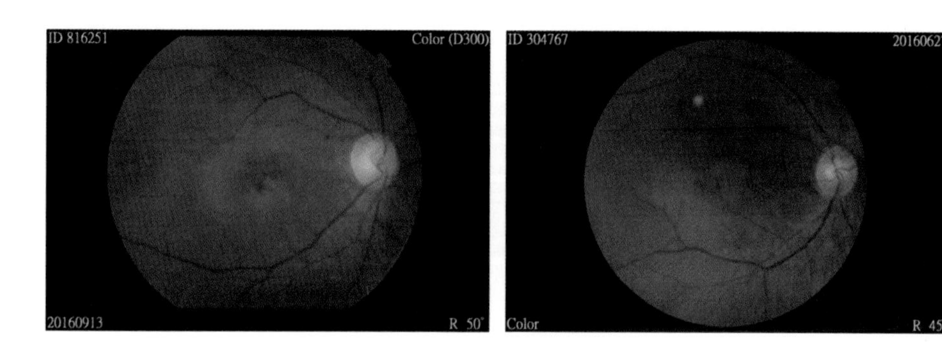


圖 2-5　濕性黃斑部病變眼底

## 一、早期（Predisciform Stage）

中心視力明顯下降，影響程度可觀察中心窩損傷而定。眼底鏡檢查可發現黃斑部有密集的、大小不一的玻璃膜疣，以軟性爲主並相互融合。同時不定期可見到色素斑和脫色斑，有的色素斑環繞於玻璃膜疣周圍呈輪暈狀，中心窩反光暗淡或消失。有些病例，在背景螢光消失後仍留有強螢光斑點，這可分爲兩種情況：⑴ 玻璃膜疣著色；⑵ 色素上皮層下存在新生血管。兩者的區分爲：前者在整個過程中螢光斑擴大，後者則相反之。

## 二、中期（Evolutionary Stage）

此一階段黃斑部由於新生血管滲漏，形成色素上皮層或神經上皮層漿液和出血性脫離，視力急劇下降。眼底鏡檢查可發現除前述早期的改變外，加上範圍較爲廣泛、色澤暗汙的圓形或類圓形病灶，並微微隆起，使整個病變區呈灰暗的斑駁狀；有的病例還摻雜有暗紅色出血斑。裂隙燈加前置鏡光切片檢查，可見色素上的皮層下和神經上皮層下的漿液性滲出，出血位置亦同。病變進一步發展，在視網膜深層出現黃白色滲出；出血嚴重時，可導致色素上皮下或神經上皮暗紅色，乃至灰褐色血腫。有時波及神經纖維層而見有火焰狀出血斑，亦可能進入玻璃體，形成玻璃體積血。

## 三、晚期（Reparative Stage）

晚期滲出和出血逐漸收斂並爲瘢痕組織所替代，此時視力喪失嚴重，眼底檢查見有略隆起的團塊狀，或形成不規則的白色斑塊（血腫吸收過程中呈紅黃色）。在瘢痕邊緣處出現新的新生血管，再度經歷滲出、出血、吸收、瘢痕的過程。如此反覆出現，使瘢痕進一步擴大，因此，這類患者的長期追蹤觀察是十分必要的。預防的方向可從飲食與生活型態的改變著手，譬如：補充抗氧化劑維生素、不吸菸與血壓控制。

有關上述的黃斑部相關疾病的疾病治療方面，最近幾年，由於光熱雷射、光動力雷射等醫療技術的進展，黃斑部病變的治療有了嶄新的出路，各種治療方式不斷更新，也有不同藥物的發明、不一樣的理論機轉的研究，目前成了眼科熱門的議題。黃斑部病變脈絡膜新生血管的形成，形成的原因是相當複雜的，脈絡膜的新生血管可能是眼底傷口復原時的後遺症；黃斑部受光成像，光線在黃斑部上會造成光動力的步驟，這個步驟會形成自由基（Free Radical）；自由基是指化合物的分子在光熱等外界條件下，共價鍵發生均裂而形成具有不成對電子的原子或基團，自由基會破壞周邊的正常組織，造成視網膜傷害進而產生發炎反應，而發炎其實是身體的一種保護機制，通常抵抗力強的人發炎反應迅速而有效，藉著發炎反應而使傷口復原的過程中，傷口附近的血管通透性變高，可使白血球及抗體滲透到傷口血管壁，如此才能殺菌及產生傷口修補的作用。而使血管通透性增加的生長因子（Growth Factor, GF）就是VEGF（Vascular Endothelial Growth Factor, VEGF），亦稱作血管通透因子（Vascular Permeability Factor, VPF），血管內皮細胞具有特異性的肝素結合生長因子（Heparin-Binding Growth Factor），可誘導體內的血管新生。VEGF 幫助白血球抗體迅速到達傷口，此時由於血管通透性增加，過多的物質溢出造成傷口的水腫，當傷口慢慢恢復，發炎反應也就慢慢消退。VEGF 可以使正常組織內促使血管內皮細胞的生長因子，和抗血管內皮細胞的生長因子，同時存在且保持相對的平衡，使得人體的脈管可以正常地生成和分化。有研究報告指出，VEGF 在體內的主要作用有二：⑴ 增加血管的通透性；⑵ 促進新生血管生成。眼睛色素上皮細胞也能夠產生 VEGF，當視網膜細胞受傷，視網膜受到慢性刺激時，色素性上皮細胞會分泌VEGF 來促進視網膜的復原。但是如果 VEGF 就會過度分泌，此時VEGF 除了造成血管通透性增加的慢性發炎反應之外，也會使脈絡膜新生血管逐漸形成。因此如何有效降低黃斑部的光氧化壓力，避免受到自由基的損害，是防止黃斑部病變的主要方向。

目前眼科抗氧化劑分爲兩大系統：

1. 抗氧化指標（Antioxidant Index）例如：維他命C、E；維他命前驅物，如β胡蘿蔔素；輔酵素，如鋅微量元素等。
2. 黃斑部色素（Macular Pigment），如：葉黃素、玉米黃素等。

第一類抗氧化劑僅在過氧化作用發生後，以消極方式處理，訴求「減緩」化學反應對黃斑部的傷害。第二類黃斑部色素因本身爲視覺組織中既存的組成元素，可以主動增強黃斑部功能，預防傷害的發生。

## 肆、黃斑裂孔

黃斑裂孔（Macula Hole）就是黃斑部有了破洞，黃斑部因長期營養障礙等病理改變，加上視網膜前膜的牽引，在原有的變性或瘢痕，以及視網膜與玻璃體黏連的基礎上發生裂孔，進而引發視網膜剝離。黃斑裂孔好發於健康停經後的女性以及老年人居多，高度近視合併後葡萄膜腫（Posterior Staphyloma）患者，亦可能導致黃斑裂孔的現象；此外，還有因玻璃體牽引或視網膜震傷而導致黃斑部水腫與視網膜破洞的外傷。如果沒有發生視網膜剝離的危險時，是以比較保守性的治療爲主，一旦有產生視網膜剝離的情形，就必須馬上施行手術。

# 伍、視網膜剝離

視網膜剝離是近視眼常見的併發症，發生率約爲正視眼的 8～10 倍；依剝離的原因可分爲裂孔性（Rhegmatogenous）、牽引性（Tractional）、滲出性（Exudative）三種視網膜剝離（圖 2-6）。

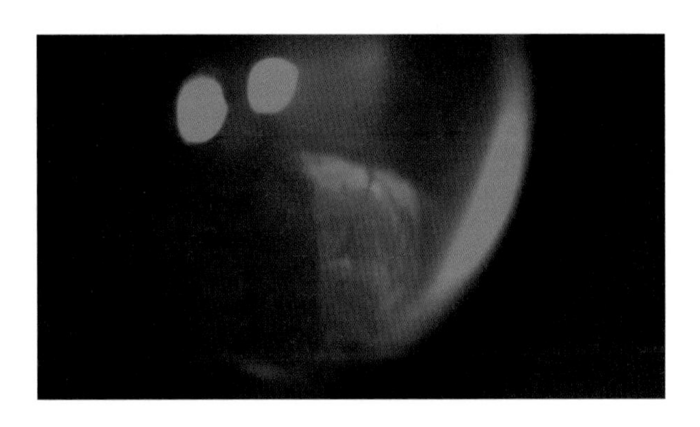

圖 2-6　視網膜剝離

## 一、裂孔性視網膜剝離

通常裂孔性視網膜剝離的原因乃因爲急性後玻璃體剝離（Acute Posterior Vitreous Detachment, PVD），或是周邊視網膜退化合併的裂孔；在近視患者中，視網膜常見格子狀退化（Lattice Degeneration），且多位於眼球赤道與玻璃體基部。視網膜裂孔是引起視網膜剝離的病理基礎，由於變性的玻璃體與退行性或囊樣變性的視網膜相連，在玻璃體長期不斷的牽引下（包括外力作用下），一些部位的變性視網膜被拉出裂孔或撕裂。液化的玻璃體可從此裂口處流入視網膜下，從而使視網膜隆起而脫離。視網膜病變多發生於眼球赤道部及周邊部，故裂孔亦多見於相應部位，尤爲顳上象限（囊樣變性即多見於此）。裂孔以馬蹄形（其上可有玻璃體蓋）爲主，但亦有呈圓形或橢圓形；早期由於變性玻璃體對視網膜牽引，可引起一些刺激徵象，如：閃光幻視感（Phoptopsia）及飛蚊症（Vitreous Floaters）等，繼而發生視野缺損及中心視力下降。視網膜剝離若未治療會產生續發性白內障、慢性葡萄膜炎，眼壓過低致使眼球萎縮，極少數患者可以臥床休養而自癒，應及早治療避免快速惡化。

## 二、牽引性視網膜剝離

牽引性視網膜剝離通常沒有閃光幻視及飛蚊症的現象，而是視力逐漸地降低。也沒有網膜破孔且呈固定狀的凹面，且很少會延伸到鋸齒部（Ora Serrata）。

## 三、滲出性視網膜剝離

滲出性視網膜剝離也不會出現閃光幻視，沒有裂孔，是視網膜成平滑的凸面狀，並隨著網膜下的液體重力改變位置。

視網膜剝離的治療有雷射光凝固療法、或是利用注射具有膨脹特性的氣體到玻璃體內的氣體網膜固定術（Pneumatic Retinopexy），還有鞏膜扣環術（Scleral Buckle）、扁平部玻璃體切除術（Pars Plana Vitrectomy），並可合併使用眼球內注射具有低比重高表面張力的矽油（Silicone Oil），可提供術後長期密封裂孔的功能，但可能會引起白內障、角膜病變、青光眼，所以術前術後都必須謹慎評估與追蹤。

## 陸、糖尿病視網膜病變

糖尿病視網膜病變（Diabetic Retinopathy, DRP）依其名稱，與糖尿病必有絕對的相關。據統計全球糖尿病病患人口，將從2013 年的 3.82 億人口增加至 2035 年 5.92 億的人口（International Diabetes, 2013），是一種致盲率極高的疾病。糖尿病患者失明的機率相較於未罹患糖尿病的人高出 10 至 20 倍（World Health Organization, 2012）。不論是第一型或第二型糖尿病的患者，都會有罹患糖尿病視網膜病變的風險（張嘉仁，2010）；只要罹患糖尿病且病史達 20 年以上的患者有 90 至 95% 比例會罹患糖尿病視網膜病變，同時也併發許多眼睛相關的病變，譬如：青光眼、白內障、視神經病變等。糖尿病視網膜病變可分爲增殖性（PDR）和非增殖性（NPDR）兩種（圖 2-7），糖尿病網膜病變的病理機轉是因爲微小血管病變，影響到小動、靜脈與微細血管，由於長期的高血糖水平導致血小板凝集力上升，微細血管受損進而引起微細血管局部膨大，造成滲漏、出血、阻塞等現象。

### 一、非增殖性糖尿病視網膜病變（Nonproliferative Diabetic Retinopathy, NPDR）

非增殖性糖尿病視網膜病變通常有微血管瘤（Microaneurysm）與斑狀出血點（Dot-Shaped）；此出血點位於外網狀層（Outer

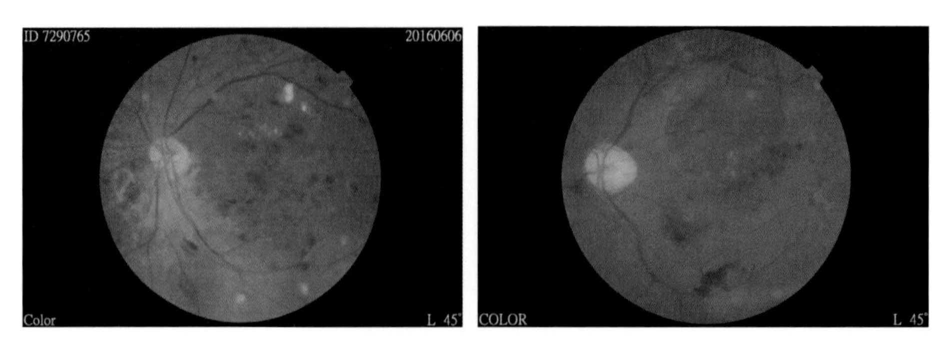


圖 2-7　左：非增殖型糖尿病視網膜病變；右：增殖型糖尿病視網膜病變

Plexiform Layer），如果是火焰狀出血（Flame-Shaped）則沿著神經纖維層，出血位於表淺的血管。部分患者會有動脈狹窄甚至封閉的情形，或見硬式滲出物（Hard Excudate）、黃斑部水腫、棉絮狀斑點（Cotton Wool Spots）、網膜內微血管異常等情形。非增殖性視網膜病變屬於較早期，占糖尿病視網膜病變的大多數，眼底檢查可發現視網膜毛細血管發生破裂和滲漏，在每一膨大的毛細血管破裂之處，形成一有血蛋白沉澱的小囊。主要造成視力下降的原因是黃斑部水腫及缺氧，若視網膜上小片的出血會引起局部視野缺失，但如果出血在黃斑部，則視力將明顯下降。

初期的糖尿病視網膜病變並不會有明顯的症狀，然而糖尿病視網膜病變所併發的黃斑部水腫、玻璃體出血、視網膜剝離或新生血管性青光眼都有極高可能造成視力的喪失，其中又以黃斑部水腫所爲主要原因（Keenan et al., 2013）。平常需持續注意糖尿病史、類型、病情控制情況和血糖值、系統性併發症才能及早發現，眼科醫師可經由眼底檢查，結合螢光血管造影評估，判斷病變的進展程度，而雙眼視力值則是判斷糖尿病黃斑部水腫的一個重要指標（Scanlon, Loftus, Starita & Stratton, 2015）。

## 二、增殖性糖尿病視網膜病變（Proliferative Diabetic Retinopathy, PDR）

增殖性糖尿病視網膜病變約占 5 至 10%，是較嚴重的糖尿病視網膜病變，由於視網膜損害刺激新生血管生長，但新生血管脆弱而不穩定，新生血管也可能會沿著玻璃體空隙生長，增加引起玻璃體出血的風險，也可能引起纖維增生，甚至有併發視網膜剝離的風險，而玻璃體分離是造成增殖性視網膜病變惡化的主要因素。增殖性糖尿病視網膜病變亦可能引發玻璃體出血（Hemorrhage）、玻璃體下出血，也就是網膜前出血。與非增殖性視網膜病變相比，增殖性視網膜病變對視力的危害性更大，可能導致嚴重視力下降甚至完全失明。

糖尿病黃斑部水腫或視網膜併發症，隨著疾病程度加重後才開始伴隨有視力模糊減退、眼前視野出現會浮動的黑點、甚至視力突然變壞，或者幾乎失明等症狀的發生，患者在日常生活中視覺品質受到顯著的影響，尤其在光照條件不好的狀態下，視力下降特別明顯。視力的下降，會造成生活上的不便及駕駛上的限制，同時可能會產生眩光，在社交生活與人際關係方面也會造成負面的影響，工作效能和生活獨立性也跟著降低（Fenwick et al., 2012）。糖尿病性視網膜病變治療方法平時以控制血糖、血壓、血脂爲主，以視網膜雷射治療，破壞新生血管和封閉滲漏的血管作爲積極治療手段；預防糖尿病性視網膜病變最根本的方法，是持續穩定地控制糖尿病。

# 柒、青光眼

青光眼（Glaucoma）是因爲眼壓升高，超過眼睛可以負荷的程度，壓迫視神經使其部分壞死，合併視野缺損，有致盲風險。據估計，亞洲人（包括印度人）占全世界青光眼人口的47%，尤其是在印度有明顯增加的現象。

青光眼多發生在40歲以上的成人身上（Gothwal et al., 2014），其致病機轉主要由於過高的眼壓壓迫視網膜細胞，造成視網膜細胞的死亡、視乳頭凹陷，而眼壓升高是因爲房水循環失衡；但眼壓多少才算過高並沒有絕對的標準，正常眼壓性青光眼的視神經損害發生，是由於篩板上下兩區域結構薄弱，以致不能承受正常水平的眼壓，導致發生軸漿傳輸阻滯，進而引起腦源性神經營養因子剝奪，啓動上下弓形區內節細胞的凋亡；因此就算眼壓在正常範圍內（約爲10～20mmHg），但實際上需要視個人的耐受眼壓來判定眼壓是否過高。

青光眼共同特徵是視神經萎縮和視野缺損，也是目前臨床上確認是否罹患青光眼的依據，而病理性的眼壓升高則是重要的危險因素之一。臨床上使用前房角鏡檢查房水排水通道是否通暢，光學連貫性斷層掃描（Optical Coherence Tomography, OCT）檢查網膜神經纖維層厚度值了解生理結構上的損害情況，以及視野計檢查患者視野功能上的影響。

總觀來說，導致青光眼的危險因素歸類爲：

## 一、眼球的結構因素

如：前房淺、眼軸短、晶體厚、角膜直徑短或房水排出障礙。如果眼球結構出現不正常的變化，譬如：晶體變厚時會把虹膜向前推進，使得眼前房角變小或房水排出產生障礙，眼壓會因而急劇上升，且通常爲急性。另外還有視神經盤（Optic Disc）的變化，視神經盤乃視神經與血管的匯集所在，面積約爲 1.6mm$^2$，可藉出視杯大小、外觀、深度、位置、雙眼的差異性、視神經盤時程的變化等條件來觀察。通常視神經盤出血（Disc Hemorrhages）遺留的痕跡不明顯，臨床上很難判定，但可視爲視力受損的前徵。而視神經纖維層其厚度變化（Nerve Fiber Layer Change）亦是眼球結構中可以觀察青光眼的重要指標，如果視神經纖維層厚度變薄，表示是視力受損退化的前兆。

## 二、遺傳因素

青光眼屬多基因遺傳性病變，有家族史者，發病率高於無家族史的 6～7 倍，占總發病人數的 13%～47%，患者親屬發病率爲 3.5%～16%，臺灣原住民罹患青光眼比例較低，可能與南島語系的基因有關。

## 三、使用類固醇容易引發青光眼

類固醇（Steroid），俗稱美國仙丹。具有許多藥理作用，也會誘導抗發炎蛋白的產生，具有很強的抗發炎、止痛消腫的功能，廣泛的應用在各種疾病的治療處方中，如痛風、氣喘、自體免疫性疾病、敗血性休克等。目前市面上有許多不同類型的類固醇藥品，如口服、吸入型、外用及注射劑型的類固醇，種類琳琅滿目，長期使用含類固醇藥物，不論是眼藥水、皮膚外用藥膏、鼻噴劑、吸入劑、口服或是注射的藥品，都有可能引發青光眼。因爲類固醇會造成房水排出管道的小梁網阻力增加，進而誘發眼壓上升，若未即時控制眼壓，將會造成視神經受損，產生視野缺損。但並非使用類固醇藥物的患者都會造成眼壓上升，臨床上僅有少部分長期使用類固醇的病人會有眼壓明顯上升的情況，類固醇導致青光眼，可能發生在長期使用類固醇的任何時間，因此若有長期使用類固醇藥物的病人，宜定期追蹤眼壓與視神經的健康狀態。

## 四、性別方面

女性高於男性約 1.51 倍。臺灣舊資料顯示開放性隅角型多發於 30 歲左右，無明顯性別差異；而閉鎖性隅角型 45 歲以上患者占青光眼病人 68.2%～76.8%，且女性多於男性。但是臺灣近年此種現象已不服復存在，因爲臺灣的近視人口比例大幅增加，而閉鎖性青光眼是因爲隅角狹窄問題所造成的，因眼軸拉長的緣故，閉鎖性青光眼的可能也隨之減弱。白種人開放性青光眼比例高於閉鎖性青光眼，但是在東方人則是閉鎖性青光眼高於開放性青光眼。

## 五、近視因素

在臺灣因近視併發青光眼的罹患率遠比歐美國家高出許多，尤其臺灣的高度近視患者比例甚高，而因近視罹患開放性青光眼的風險爲一般人的 6～8 倍，其中正常眼壓性青光眼因屈光異常也比正視眼罹患率高；在開放性青光眼患者中，通常多見於 40 歲以下及眼軸超過 26.5mm 者，其中近視眼高達 46.9%。患者生理盲點較正視眼大、顏色對比不明顯、視盤邊界顯得模糊、血管彎曲的現象不明顯等現象。當病理性近視眼併發有高眼壓狀況時，在視野改變及視盤凹陷變大之前，會出現視盤邊緣的陡峭程度會變得更大。起初的異常症狀常被近視眼的表現所混淆掩蓋（把青光眼視盤凹陷當作近視眼眼底現象）這是因爲病程進行緩慢的緣故，因爲青光眼的徵兆不甚明顯，所以病理性近視眼併發的青光眼常常被忽略。如果高度近視的患者出現難以解釋的視力下降及度數突然迅速增加的情況，應立即進一步檢查有無青光眼的可能。另外，青光眼會使近視眼的病理過程加重且惡化速度變快，因而衍發其他器質性與功能性的損傷。在青光眼與病理性近視相互影響的惡性循環下，眼壓變高會使眼軸長度增長；且因眼軸增長，致使脈絡膜視網膜變得更薄，微血管循環與血液供應都將受到影響，因此視覺功能更容易受到高眼壓的損傷。對於眼壓，除了升高的眼壓數值超過正常數值的評估外，也要考慮在眼壓雖屬正常甚至低下的情況中，因承受眼壓的組織變得薄弱，或是抵抗力低下，同樣會引發病理性的改變。

近視眼的視盤凹陷通常比一般人大些，容易誤認爲青光眼性視盤凹陷，部分患者因脈絡膜變性萎縮也可能致使視野缺損而更易誤診，還有一些高度近視的患者由於視盤有斜度，視杯呈斜坡狀，因此合併青光眼時，雖視杯擴大但卻不易辨認因而疏忽，所以應仔細檢查視網膜中脈絡膜萎縮的部位與視盤凹陷的形態，並與視野缺損相互對照比較。需要仔細評估視野缺損的狀況，必要時需近一步檢查再進行確診，因近視眼的視杯視盤的凹陷不會有正常眼壓性青光眼患者的視杯盤的絕對性凹陷形狀，若一時無法排除，應請患者多次回診觀察視杯盤和視野的連續動態變化，因爲一般近視眼的視杯盤凹陷不會隨著時間而有持續且漸進的擴大趨勢。

## 六、不良生活習慣

不良的生活習慣也有引發青光眼的可能，如：吸菸、嗜酒、起居無常、飲食不規律、焦慮、習慣性便秘、頑固性失眠；眼部其他外疾病：例如：青光眼患者中有 23.1% 的人患有顯著的白內障（Skalicky et al., 2015）；藥物因素，如用藥不當等（Skalicky et al., 2015）。

## 七、年齡

青光眼的好發年齡在 40 歲時約占 3%，隨著年齡的增長，到 60 歲時即達 7～8%，且隨著年齡的增加而成正比。

青光眼分類方式，也可以依照其發生的原因分爲原發性（Primary）青光眼、續發性（Secondary）青光眼、以及因胚胎發育異常的先天性（Developmental）青光眼。

原發性青光眼依其隅角型態又可分爲：隅角開放性青光眼（Open Angle）與隅角閉鎖性（Angle Closure）。隅角開放型和隅角閉鎖型，又按發病速度分爲急性和慢性，急性青光眼患者會突發眼痛和眼紅的現象，視物模糊且有光暈，也會伴隨噁心想吐或頭痛的症狀；而慢性青光眼患者不會感受到任何不適的症狀，只是視力會漸漸衰退，且周邊視野漸漸喪失，患者往往因爲常莫名撞到東西，甚至某天起床一隻眼睛看不見，才發現自己患有慢性青光眼，故慢性青光眼又稱爲「視力的小偷」。

過去都認爲眼壓高於 20mmHg 就懷疑是青光眼，但是現在觀念是小於 20mmHg 眼壓也會有青光眼性視神經萎縮，我們稱爲正常眼壓性青光眼，正常眼壓性青光眼（Normal Tension Glaucoma）發病較隅角開放性青光眼晚，長好發在 60 歲以後且無性別的明顯差異性。雖然病人的眼壓雖然處於正常範圍，臨床上不同患者眼壓水平大約接近正常範圍上下界邊緣，平均來說恰是正常群體眼壓範圍的均值。從生理學角度上來看，眼壓是否正常，除絕對値外，還體現在晝夜曲線的波動幅度和雙眼對稱性等方面。正常眼壓性青光眼中眼壓的各種表現與一般人正常眼壓的生理狀態完全一致，在疾病過程中保持正常和穩定。關於眼壓高峰值，多數認爲出現於夜間，原因在於睡眠狀態的體位的緣故，致使鞏膜上靜脈壓升高，從有限的臨床資料上看，患者晝夜眼壓的分布雙眼對稱，波動形態呈單峰式曲線，最高値與最低値相差約 4mmHg。眼底改變爲結構性改變，包括視盤改變、視神經及網膜之神經纖維層（RNFL）的改變，正常眼壓性青光眼中，視盤損害會使視盤沿縮窄與脈絡膜視網膜萎縮（PPCA）並會有盤沿出血的現象，從臨床上看，盤沿出血在正常眼壓性青光眼視盤損害中相對常見，有時是最早可見的徵兆，多見於視盤的顳下或顳上盤沿區域，呈條片或火焰狀於盤緣上，有研究將視盤表現把正常眼壓性青光眼視爲老年硬化型，主要見於伴有血管疾病的老年患者，盤沿呈蒼白淺斜坡狀；局灶缺血型，盤沿有局灶性深切跡，位於上極或下極。

正常眼壓性青光眼使眼壓升高與視神經損害的傳統理論之因果關係受到挑戰，從而被視爲血管或缺血學說的支持者，但缺血學說自身在病理生理學上對視神經的特徵性損害，也不能給出合理的解釋，或許血管性病變的作用僅僅在於降低了視神經對壓力性損害的抵抗能力。

近年的基礎研究表明，視神經損害的病理改變實質上爲視網膜節細胞凋亡，而臨床研究中，正常眼壓性青光眼中視神經損害也是與眼壓有關聯，分析迄今的多種研究成果。有研究者認爲視盤篩板的組織學差異及其發育性缺陷，和退行性改變與眼壓間關係的失衡，可能是正常眼壓性青光眼視神經損害發生的起始因素，即：篩板上下兩區域結構薄弱，以致不能承受正常水平的眼壓，導致此處發生軸漿傳輸阻滯，進而引起腦源性神經營養因子剝奪，結果啓動上下弓形區內節細胞的凋亡，在眼底的解剖形態學上呈現爲上下弓形區內神經纖維層缺損，以及視盤上下盤沿的縮窄和視杯縱向的擴大加深，而在功能上呈現爲相應部位和形態的視野缺損。青光眼治療仍以降低眼壓爲主，一般認爲眼壓降低至 15mmhg 以下，視野損害進展速度可明顯不同。可選用降眼壓藥物、雷射及手術等處置降低眼壓。此病具體發病機制尚不明確，透過降低眼壓僅能延緩疾病進展，目前醫療尚未有能完全控制疾病進展的方法。

另外，任何外傷都有可能造成續發性青光眼，眼部的創傷可能是因爲挫傷、穿刺傷或是化學傷害。最常見的是來自運動傷害，例如：各種球賽或拳擊，棒球、籃球、羽毛球是最常見的。而在東部常見原住民在戶外農作或是割草時受傷；工作場所中不小心的各種輕重撞擊，和綑綁東西用的皮帶彈傷，也會造成嚴重傷害；飛來尖刺物品、化學性的灼傷、放射線治療、電擊的傷害、炸開的汽車安全氣囊等等也都是常見的原因。外傷性青光眼通常因爲眼球遭撞擊後，眼球整個形狀受到擠壓變型，角膜、鞏膜極度往後擠壓。眼球中間的赤道區，會因此補償性的往外擴張，有些組織因此會遭受拉傷斷裂，眼壓的升高和這些都有關係。沒有合併出血的急性青光眼，是因爲受傷造成眼內許多色素顆粒的釋出與發炎細胞的產生，造成房水流出受到阻礙；分泌房水的睫狀體也有可能受創，引起出血，使病況進一步惡化。眼睛內部出血，流出血漿和其他血液成分，會使房水流出系統阻塞更加惡化，眼壓隨之更高，進一步傷害視神經。一般來說，挫傷遲發效應的青光眼表現與慢性隅角開放青光眼非常相似，患者通常沒有症狀。

先天性青光眼是在嬰兒發育過程中，前房角組織發育異常而引起的青光眼。因爲眼壓升高，嬰兒正處於生長發育中，當眼球前段增長時角膜會隨之增長，眼球變大前房會加深，通常正常嬰兒角膜直徑爲 9.5～10.5mm，此時患兒的角膜直徑可達 12～18mm，因此被稱牛眼（圖 2-8）。在高眼壓作用下，角膜後彈力層擴張破裂，房水滲入角膜基質層，引起角膜水腫霧狀混濁，鞏膜前部會明顯變薄略呈淡藍色環狀；且在眼球膨脹過程中，角膜感覺神經受刺激引發神經反射性眼瞼痙攣。

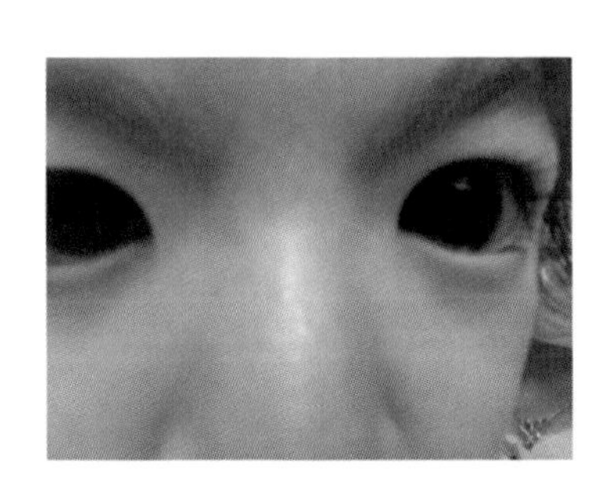

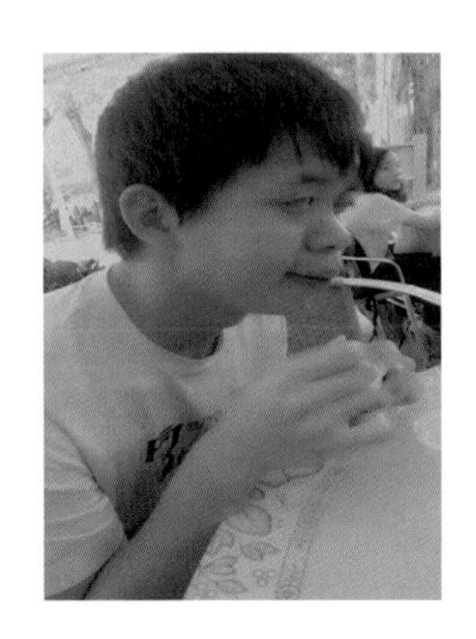

圖 2-8　先天性青光眼

此病約有 75% 以上常見於嬰兒一歲以內出現。通常出生數月會出現眼瞼痙攣、溢淚、畏光等症狀，這是先天性青光眼臨床上的三大特徵，約有七成是雙眼發病。需施行麻醉做檢查，眼壓約高達 40～60mmHg，眼底會有視神經萎縮、視乳頭蒼白凹陷的問題。先天性青光眼 25% 有家族遺傳因素，大多數爲染色體隱性遺傳。

青光眼造成的視野缺損和視力下降對患者生活質量的影響很大（Hirasawa, Murata, Mayama, Araie, & Asaoka, 2014），包括視覺功能下降、害怕失明的心理因素、手術或藥物治療產生的副作用、持續回診治療的經濟負擔等等（Zhou, Qian, Wu, & Qiu, 2014）；青光眼不僅僅只是視野的損害，同時也會因爲手眼協調能力下降造成交通事故等（Gothwal et al., 2014; Hirasawa et al., 2014）。患者通常表現出最大的困難在於眩光和暗適應的活動，其次是近用中心視力，然後是周邊視覺，還有戶外行動能力（Zhou et al., 2014）。青光眼的治療目的是透過藥物或手術方法減少房水生成，增加房水排出，進而降低眼壓，使其進程及對視神經的損害延緩，而續發性青光眼則給予病因治療。

青光眼疾病治療首要選擇爲藥物治療，通常使用下列四種藥物：

1. 類前列腺素製劑：減少防水產生及促進房水液排出。
2. 甲型交感神經受體促進劑：減少房水產生及促進防水液排出。
3. 乙型交感神經受體阻斷劑：抑制房水分泌。
4. 口服碳酸酐酶抑制劑：減少防水產生。

而慢性青光眼之治療除以點用藥物來控制眼壓外，也可以使用口服的或靜脈注射高滲透壓藥物治療，其點用藥物的機轉可分爲：

抑制防水產生與促進房水排出的速率增強兩種。而抑制房水產生的藥物，如：Timolol、Levobunolol、Metipranolol、Betaxolol 等。但是會產生全身性的副作用。所以有氣喘（Asthma）、心臟傳導阻礙等問題的患者，應在就醫時主動告知醫師。如果藥物控制不佳時，或是眼壓已經控制但是視神經仍持續惡化，就會進一步地採取手術治療。青光眼是種漸進式的眼睛疾病，必須要特別重視且要注意患者因爲逐漸視力喪失所產生的心理問題之照顧。有時會因患者過度擔憂眼壓的數值，甚至會導致憂鬱症，亦會有畏光、視力不穩定、視野缺損等問題逐漸產生。

對於先天性青光眼，唯一有效的治療方法就是手術，藥物是無效的。由於眼球結構精細，手術需在全身麻醉狀態下，在顯微鏡下進行。以前採用的手術方法是前房角鏡下房角切開術，效果較差，併發症亦多。現階段採用的是較爲先進的手術方法：顯微小梁希氏管切開術，或顯微小梁希氏管切開聯合小梁切除術，以重建眼房水流出通路。先天性青光眼患者手術後還需長期回診治療，觀察眼壓控制情況，以維持良好的遠期療效，否則將導致完全失明。

總而言之，至今尙未有根本治癒青光眼的方法，故早期治療與定期檢查，控制病情顯得格外重要，如果藥物都無法壓制疾病的進行，可加上雷射手術治療，如果都無效則必須開刀治療。

## 捌、角膜相關疾病

### 一、角膜白斑

任何傷害角膜組織造成發炎或受傷及角膜潰瘍，都會造成角膜組織的傷害，有疤痕的角膜位置，就會形成角膜白斑。假使病灶位於在光學區一定會影響視力，如果病灶不是在光學區也會造成不規則散光而影響視力，甚至要考慮是否需要角膜移植。

## 二、角膜病變

角膜病變（Corneal Degenerations）常見的有大泡性角膜病變（Bullous Keratopathy, BK）與帶狀角膜病變（Band Keratopathy），大泡性角膜病變又可分爲有晶體、無晶體及假性，各種原因引起的角膜內皮細胞損害，導致產生角膜基質水腫、上皮下水腫，最終形成的大泡性角膜病變，是爲常見的致盲性角膜病變，實際上它並不是一種炎症，而是變性退化（Degeneration），如果角膜組織退化性病變使其功能減弱，因爲內皮層的異常，而致水分貯存在上皮層的結果，由角膜內皮細胞的異常或破壞所引起。白內障手術後、眼外傷、青光眼晚期、嚴重的色素膜炎、Fuch 氏角膜營養不良、角膜移植失敗等均可能引起角膜內皮細胞破壞和減少，導致大泡性角膜病變。其他還有角膜白斑，有時白內障術後引起的併發症，若長期的發炎也會造成角膜白斑，如果白班在光學區中，就會影響視力。

晶體大泡性角膜病變如：青光眼絕對期、Fuchs 角膜內皮營養不良、角膜移植術後併發虹膜前沾黏等。無晶體大泡性角膜病變（Aphalric Bullous Keratopathy, ABK），例如：手術中機械性損傷，化學性損傷等。假性大泡性角膜病變（Pseudophakic Bullous Keratopathy, PBK），大泡性角膜病變患者角膜上皮水腫，失去光澤，其中有一個或數個大泡隆起，泡內充滿略顯混濁的液體導致視力模糊，輕症者晨起最重，午後可有改善；重症者因角膜神經暴露刺激症狀明顯，疼痛流淚，難以睜眼，特別是在角膜上皮水泡破裂時最為明顯。有不同程度的混合性充血，裂隙燈檢查可以發現角膜基質增厚水腫，上皮呈氣霧狀，或有大小不等的水泡，角膜後層切面不清或皺褶渾濁。若持續沒有良好的治療則角膜基質新生血管形成，基質層渾濁，視力會明顯減退。

而帶狀角膜病變（Band Keratopathy）是由於鈣鹽沉積在上皮下空間和前部 Bowman 氏層所造成。最常見於慢性葡萄膜炎、高鈣血症，如甲狀旁腺功能亢進，血磷增高而血鈣正常，如慢性腎功能衰竭等疾病。其他外傷者如：常見於工作時沒有做好應有的保護措施造成的眼球外傷、受汞等化學物質刺激所引起，也可能與長期接觸蒸氣和煙霧等有關。還有非典型的角膜帶狀病變可見於長期使用縮瞳劑的青光眼患者。帶狀角膜病變早期無症狀，當渾濁帶越過瞳孔時，視力下降。上皮隆起或破損，可能有刺激症狀和異物感。病變起始於瞼裂區角膜邊緣部，在前彈力層出現細點狀灰白色鈣質沉著。病變外側與角膜緣之間有透明的角膜分隔，內側呈火焰狀逐漸向中央靠攏，慢慢會形成帶狀渾濁，橫過角膜的瞼裂區，最終變成白色斑片狀，常高出於角膜上皮表面，可引起角膜上皮缺損，有時伴有新生血管。組織學特徵為上皮細胞基底膜、前基底膜和淺層的基底膜有嗜鹼性，初期眼瞼間有周邊角膜鈣化的現象，鈣化會往中間延伸並形成透明小孔或是裂縫，最後可能會變成外凸的結節狀，此時會產生角膜混濁的情形會嚴重的影響視力。治療的方式會先把固體的鈣化區刮除，再進行藥物治療。

## 三、角膜失養症

角膜失養症（Corneal Dystrophies）通常是雙眼，多數有遺傳性的非發炎性的角膜混濁，且會反覆性的角膜糜爛使視力逐漸喪失。依發病部位可分爲：

1. 前角膜失養症（Anterior Corneal Dystrophies）：發病部位在角膜上皮至 Bowman's Membrane 之間。
2. 基質失養症（Stromal Corneal Dystrophies）：發病部位在角膜間質。
3. 後角膜失養症（Posterior Corneal ystrophies）：發病部位在角膜內皮至 Descemets Membrane 之間。

## 四、圓錐角膜

圓錐角膜（Keratoconus）是一種常見的角膜疾病（圖 2-9），角膜因病而變成不規則的圓錐狀，其特徵是中央或是靠近中央旁邊的基質變薄，頂點會外凸，出現不規則的散光，多數病例雙眼都會受到影響。以下的疾病有較高的機率伴隨圓錐角膜的問題，如唐氏症、馬凡氏症候群（Marfan Syndrome）、異位體質（Atopy）、季節性角膜結膜炎、雷伯氏先天性黑矇症（Leber Congenital Amaurosis）、色素性視網膜炎、無虹膜症與晶體異位症（Ectopia Lentis）。在臨床的表現上通常爲單眼的進行性近視與散光所造成的視力困擾，早期不易察覺，可以使用檢影鏡檢查法，可見剪刀狀反射光（Scissor Reflex）的影像。

其他角膜病變的問題，早期眼科常見因外傷潰爛的角膜損害，因醫學的發達已漸漸減少，值得注意的是，近年來在臺灣，因取得

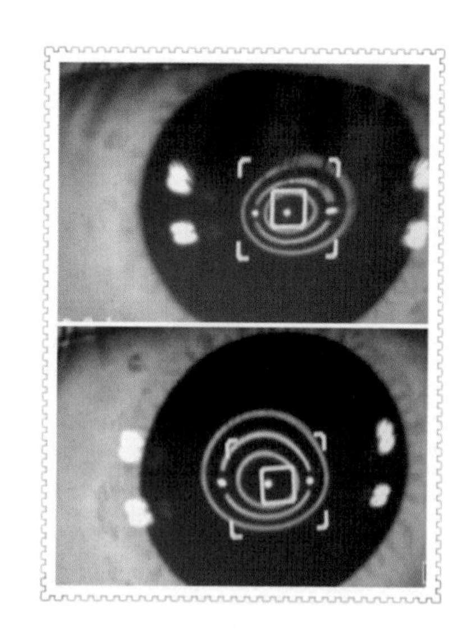

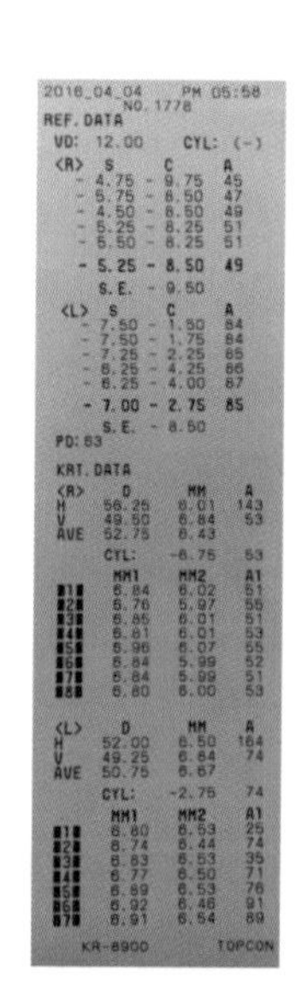


圖2-9　圓錐角膜（左：電腦驗光機影像。右：度數與弧度參數）

隱形眼鏡容易，甚至可直接在網路上購買或在自動販賣機取得，在沒有專業驗光師評估、驗配與衛教的觀念下，因沒有正確配戴或沒有良好的清潔習慣而造成的角膜病變隨之增加。

## 玖、視神經萎縮

視神經乳頭是視網膜神經纖維出處的所在，視神經萎縮（Optic Atrophy）不是一個疾病的名稱，而是指任何疾病引起視網膜神經節細胞和其軸突發生病變，爲病理學通用的名詞，指視神經纖維在各種病因影響下發生變性退化和傳導功能的障礙，進而產生以下的臨床徵候：

1. 遠近距離的視力下降。

2. 傳入性瞳孔傳導缺失。

3. 色覺受損（Dyschromatopsia）：主要是紅綠色覺受損。

4. 光亮度敏感性降低。

5. 對比敏感度降低。

6. 視野缺損。

其實視神經盤的外觀與視覺功能間並沒有直接的關聯性，但後天性的視神經疾病會使視神經盤的外觀改變。譬如：視神經盤膨脹、視神經萎縮等。視神經萎縮是重要的徵候，可分爲原發性與續發性，原發性視神經萎縮通常是因球後神經炎，腫瘤或是動脈瘤或是遺傳性的視神經病變，毒性或是營養性的視神經病變。而續發性的視神經萎縮，通常是視乳突水腫或發炎與局部缺血性視神經病變。一般眼科檢查多根據病患視乳頭有無發炎的痕跡及眼底有無改變來確定診斷，常見有缺血、炎症、壓迫、外傷和脫髓鞘疾病等如下：

1. 視網膜病變，如：視神經本身的動脈硬化，血管性包含視網膜中央動脈或靜脈阻塞，正常營養血管紊亂、出血、發炎、青光眼、色素性視網膜病變。
2. 顱內高壓致續發性視神經萎縮。
3. 壓迫性所致：如腫瘤，包括顱咽管瘤、腦膜瘤、垂體腺瘤、動脈瘤；骨骼疾病：包括畸形性骨炎、Paget 病、顱骨狹窄病等。
4. 顱內炎癥：結核性腦膜炎或視交叉蛛網膜炎。
5. 視神經炎和視神經病變：血管性，如缺血性視神經病變、維生素缺乏、脫髓鞘病、由於鉛或帶狀疱疹、其他金屬類等中毒、梅毒性。

6. 營養性視神經萎縮等。

7. 代謝性疾病：如：糖尿病等。

8. 遺傳性疾病：如：Leber 病、周圍神經病變。

9. 外傷。

在兒童也有以下的疾病會引起視神經萎縮的現象：

1. 遺傳性視網膜色素病變。

2. 性疾病：如：Tay-sachs 病，Sandhoffs 病。

3. 染色體異常：如：第 18 對染色體長臂部分缺失。

4. 礦物代謝缺陷及其代謝：如：幼年性糖尿病，胰腺囊性纖維病變、Zellwage 氏病。

5. 黏多糖病：如：Hurlers 黏多醣病。

6. 灰質病：如：嬰兒神經軸索營養不良症。

7. 遺傳性運動或感覺性多神經病變：橄欖體 - 橋腦小腦變性。

8. 脫髓鞘疾病：如：腎上腺白質變性，多發性硬化症。

9. 原發性白質病變：如：異常性腦白質變性，海綿質白質變性（Canaran）。

10. 顱內壓增高：如：導水管阻塞腦積水。

11. 家族性視神經萎縮。

主要表現爲視力減退和視盤呈灰白色或蒼白。正常視盤色調是有多種因素決定的。正常情況下，視盤顳側顏色大多數較其鼻側爲淡，而顳側色淡的程度又與生理杯的大小有關。嬰兒視盤顏色較淡，檢查時壓迫眼球也可能引起視盤缺血影響視盤顏色，因此不能僅憑視盤的結構和顏色是否正常診斷視神經萎縮，必須觀察視網膜血管和視盤周圍神經纖維層有無改變，特別是視野、色覺等檢查後再進行綜合分析。

視盤周圍神經纖維層受損時會出現裂隙狀或楔形缺損，前者變成較黑色，為視網膜色素層暴露；後者呈較紅色，為脈絡膜暴露。如果損害發生於視盤上下緣區，則更易識別，因該區神經纖維層特別厚，如果病損遠離視盤區，這些區域神經纖維導變薄，則不易發現。視盤周圍伴有局部性萎縮常表示神經纖維層有病變，是神經纖維層在該區變薄所致。常用眼底鏡檢查即可發現，但用眼底攝影較容易檢查出來。

視神經萎縮通常分為原發性和續發性二種：前者視盤界限清晰，生理凹陷及篩板可見；後者邊緣界限模糊，生理凹陷及篩板不可見。視野檢查可見中心暗點、鼻側缺損、顳側島狀視野、向心性視野縮小至管狀視野雙顳側偏盲等。

色覺障礙多為後天性發生，紅綠色盲障礙較多見，使用 D-15 色覺檢查優於一般檢查法。視覺電生理檢測包括視網膜電圖（ERG）、眼電圖（EOG）和視誘發電位（VEP）等對診斷病情及預後等有輔助意義。在臺灣的東部，視神經萎縮並不少見，可能與酗酒習慣也有關聯性，有待學者做進一步的研究。

## 拾、色素性視網膜病變

色素性視網膜病變（Retinitis Pigmentosa, RP）是一種遺傳性（Hartong, Berson, & Dryja, 2006）、退化性的眼部疾病（圖 2-10），以突然發病的偶發型最多見。其他則包含體染色體隱形遺傳，體染色體顯性遺傳，X 性聯染色體遺傳及多重基因異常等。臺灣近期無統計數字，民國 90 年曾針對視網膜病變盛行率統計（分

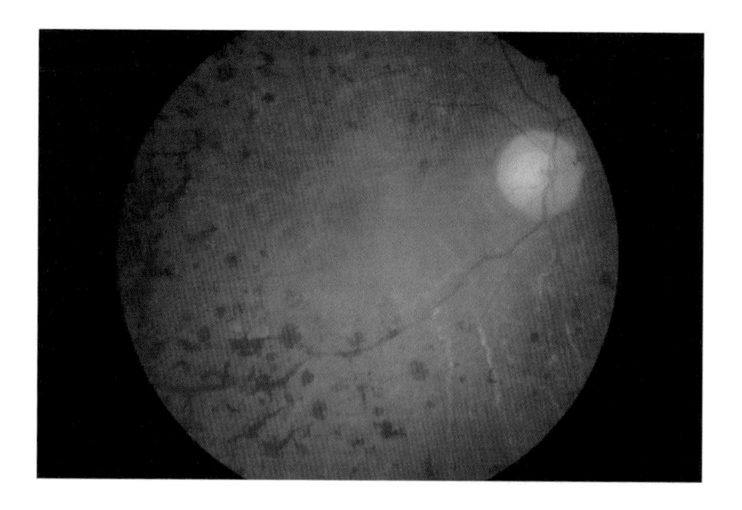

圖 2-10　色素性視網膜病變

類爲：老年黃斑退化病變、糖尿病視網膜病變、視網膜玻璃、其他視網膜病變），在其他視網膜病變部分盛行率爲 2.16/10,000。此疾病會導致嚴重的視力障礙，甚至導致失明，按各種不同表型及遺傳方式可分爲 4 種：

1. 散發型：雙基因遺傳（Digenic Retinitis Pigmentosa, DRP）和粒線體遺傳模式（Mitochondrial, Retinitis Pigmentosa, MRP）占 40%～50%。
2. 體染色體顯性遺傳（Autosomal Dominant Retinitis Pigmentosa, ADRP）占 15%～25%。
3. 體染色體隱性遺傳（Autosomal Recessive Retinitis Pigmentosa, ARRP）占 5%～25%。
4. 性聯隱性遺傳（X-Linked Retinitis Pigmentosa, XLRP）占 5%～15%。

眼部特點包括蒼白的視神經乳頭、變薄的視網膜血管層與黃斑部水腫等。色素性視網膜病變的進展並無一致性，大多數爲雙眼發病，某些人從嬰兒期就表現出症狀，有些人則很晚才有所察覺（Koenekoop et al., 2003），且一旦察覺症狀後通常會快速惡化。色素性視網膜病變是因爲光感受器，桿狀和錐狀細胞異常，或視網膜上的視網膜色素上皮細胞（RPE）異常而導致視力逐漸喪失（Farrar, Kenna, & Umphries, 2002）。由於各種類型的 RP 存在很大差異，有些較容易診斷，有些卻較困難。目前能夠最有效地驗出 RP 的方法主要有：

1. 用視野測驗去量度周邊視覺和視野範圍，可以知道視網膜的精確功能，會呈現視野狹窄、環狀盲點等現象。
2. 視網膜電流圖 ERG（Electroretinogram，一種用電流測試視網膜細胞反應的方法）。這種方法可以在出現明顯臨床症狀之前，得知視錐細胞和視幹細胞的病變。
3. 螢光眼底血管攝影檢查：可見瀰漫性點狀螢光斑、細小動膜變細、脈絡膜背景螢光明顯、色素斑明顯、視神經盤較淡。
4. 暗適應檢查：呈暗適應檢查異常達 100%。

色素性視網膜病變的患者可能會遇到明暗適應的困難或夜盲症，抑或是周邊視野限縮（隧道型視野，又稱管狀視野），以及黃斑部功能的下降而造成視力值變差（Burstedt et al., 2001; Burstedt, Sandgren, Golovleva, & Wachtmeister, 2003, 2008）。這種疾病會逐步惡化，目前沒有已知的治療方法；後極性白內障是色素性視網膜病變常見的併發症，一般發生於晚期、晶體混濁，位於後囊下皮質內，進展緩慢，約 1%～3% 病例併發青光眼，多爲開放性青光眼，少數爲閉鎖性青光眼。色素性視網膜病變的病患，無論是黃斑部敏感度下降的患者或是周邊視野缺損的患者，都發現與其與視覺相關的生活品質有統計學上的顯著意義（Sugawaraet al., 2010, 2011）。色素性視網膜病變患者可能會面臨以下幾種狀況：⑴ 夜盲症，⑵ 管狀視野，⑶ 視力模糊或僅存周邊視野（無中心視力），⑷ 嚴重的眩光，⑸ 明暗適應困難，⑹ 辨色力下降，⑺ 格子狀變性。而上述七種視覺狀況將導致病患在閱讀、行動、社交、與光線適應上（Fenwick et al., 2012; Sugawara et al., 2010, 2011）的障礙。有一小部分罹患 RP 者還會伴隨著聽力障礙的發生（Usher's Syndrome 尤塞氏綜合症），且患者視力會隨著年齡而逐漸退化，有些人會面臨失明，有些人則可持續保留視力。

夜盲、視力模糊、色弱、畏光、對光敏感、對比度下降、暗適應不佳或視野縮減，是視網膜色素病變患者常會感覺到的視覺影響，但不一定會同時發生，每一位患者的症狀不同、程度也不一。大部分的 RP 患者會有畏光的症狀出現，可以給予處方濾光鏡片，因濾光鏡片具有遮斷此型波長的作用，同時可以阻斷傷害視網膜的紫外線，故應鼓勵患者外出需配戴包覆型濾光眼鏡。目前尚未有能有效制止視網膜退化的方法，已知約有超過 100 多個基因缺陷被認爲與此症有關，但要將這 100 多個基因給予治療，就目前而言仍有其困難性。各種維他命療法，皆未直接證實有療效，高單位維生素 A 口服 15000 單位可延緩視網膜電圖的變化。平時配戴可吸收所有藍、紫和紫外光輻射的太陽眼鏡減少對視網膜的光損害，近年來科學家研發視網膜晶片是一種未來治療此病症的的發展可能。

RP 發生部位是眼睛的視網膜，因此患者的眼睛在外觀看不出異常；加上白天行動正常，只有夜間行動困難、閱讀較爲辛苦，因此常遭旁人誤會不是視覺障礙患者，而造成誤解的歧視現象。

# 拾壹、白化症

白化症（Albinism）是人類一種先天的缺陷，被認爲是一種遺傳的疾病，白化病屬於家族性染色體隱性遺傳性疾病，常發生於近親結婚的族群中；特徵是完全或是部分的皮膚、頭髮或眼睛黑色素形成（Melanin Pigment）缺乏所引起的疾病，不同類型的白化病，臨床表現不同，也有人種的差異，但共同的特點是黑色素細胞的酪氨酸酶缺乏，使黑色素小體內酪氨酸不能轉化爲黑色素，造成毛髮、皮膚、眼的顏色變淺，酪氨酸酶缺乏，同時也會造成其他代謝的改變。

黑色素細胞內有酪氨酸酶，是黑色素進行的同化反應途徑中的關鍵酶，其活性缺乏或降低會導致皮膚色素減少或缺失。因爲酪氨酸酶的作用，可將成熟的黑色素小體內的酪氨酸氧化形成黑色素，而黑色素的多寡是決定皮膚顏色的因素之一。白化症與黑色素的運輸缺陷有所關聯，也就是先天性黑色素合成發生障礙所導致的遺傳性白斑症。白化症病人通常是全身皮膚、毛髮、眼睛缺乏黑色素，表徵即爲眼睛視網膜無色素、虹膜和瞳孔呈現淡粉色，皮膚、眉毛、頭髮及其他體毛都呈白色或白裡帶黃（圖 2-11）。眼睛的症狀如畏光、視力減退、視網膜中心窩發育不全、視網膜色素上皮與虹膜色素上皮減少、遠距離較近距離差、眼球震顫、雙眼視覺功能不佳、高度屈光不正與內斜視（Esptropia）等等（彭楷瑜，2001）。

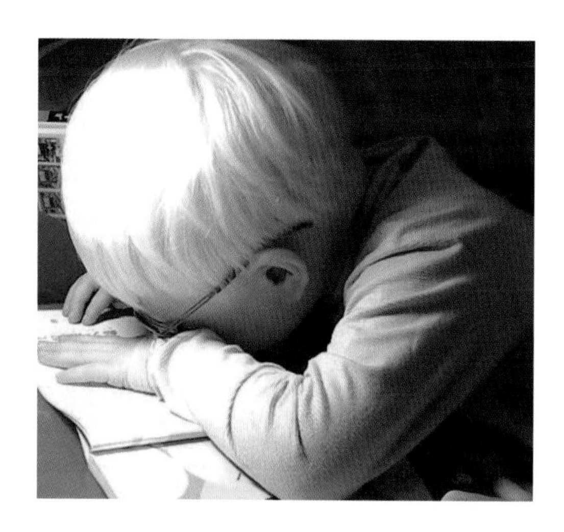

圖 2-11　白化症

白化病的診斷主要依據眼部的症狀來判別，各類亞型的鑑別診斷很關鍵。酪氨酸酶活性測定有助於其分類診斷。白化病依據臨床特徵可分爲三大類別：

1. 眼白化病（Ocular Albinism, OA）：原先正常中心窩位置被血管所占據，但沒有中心窩凹陷，病人僅有眼睛色素減少或缺乏，具有不同程度的視力低下，畏光等症狀。
2. 眼皮膚白化病（Oculocutaneous Albinism, OCA）：原先正常中心窩位置被血管所占據，但沒有中心窩凹陷，除眼睛色素缺乏和視力低下、畏光等症狀外，病人皮膚和毛髮均有明顯色素缺乏。
3. 白化症相關症候群：病人除具有一定程度的眼皮膚白化病表現外，還有其他特定異常，如同時具有免疫功能低下的 Chediak-Higashi 症候群和 Hermansky-Pudlak 症候群，這類疾病較爲罕見。

由於缺乏黑色素的保護，患者皮膚對光線高度敏感，日曬後易發生曬斑和各種光感性皮膚炎而皮膚曬後不變黑。也常發生毛細血管擴張，有的發生日光性皮膚角質化，也有可能病發基底細胞惡性腫瘤（Basal Cell Carcinoma）或鱗狀細胞癌，白化症易產生的病發症有：皮膚疾病包括黑色素瘤、慢性感染包括肺炎、凝血異常（Hermansky-Pudlak 症候群患者）。而眼部由於黑色素缺乏，虹膜常粉紅或淡藍色，常有畏光、流淚、眼球震顫及散光等症狀。

目前白化症藥物治療無效，僅能通過物理方法，如太陽眼鏡或帽子等遮光以減輕患者畏光的不適應症狀。還可以通過使用光敏性藥物、激素等治療後使白斑減弱甚至消失。此外，白化症的衛教應以預防爲主，即透過遺傳諮詢與禁止近親結婚的方式，同時產前基因診斷也是預防此病患兒出生的重要保障措施。白化病人應注意以下幾方面：

1. 避免強烈的日光照射：可以戴遮陽帽、穿長袖衣褲，減少強光下的戶外活動，由此降低發生日光性皮膚炎甚至皮膚癌的可能性。
2. 注意保護眼睛：可以配戴太陽眼鏡與帽子或是包覆式濾光眼鏡，避免長時間用眼並定期進行視力檢查。

## 拾貳、結語

與低視力病患常見的眼睛疾病除上述的疾病外，還有其他，如：無虹膜症、脈絡膜缺損、視覺皮質損傷、先天性雷伯氏黑矇症、視網膜母細胞瘤、早產兒視網膜病變、腦中風、靜脈阻塞（含中央視網膜與靜脈分支阻塞，圖 2-12）等疾病，不論是罹患何種疾病，如果可以早期發現與早期治療，部分病症可以得到有效的控制，而少數疾病或許視力狀況仍會持續惡化，但仍能給予病患在病程中得到比較妥適的醫療照護與治療的對應方式。另外，也要注意若患者的眼疾是在單眼損壞的狀況，雖然在視力方面較無顯著的困難，但是仍會對精細動作或是行走、立體知覺產生一定的困難。而在診療與評估的過程中，除了細心的觀察疾病的特徵與衛教外，仍要先顧及到患者的心理照顧，與注意患者在生活上的不便性，適時的給予適切的科技輔具，以利病患在日常生活的功能達到完善與妥適的安排。

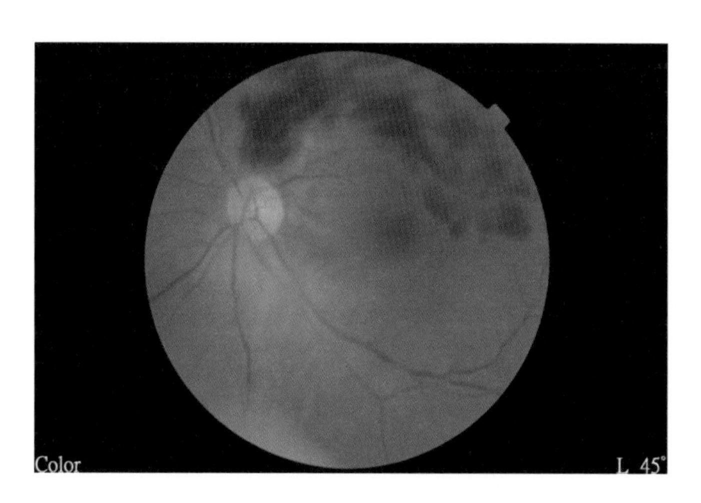


圖 2-12　視網膜靜脈分支阻塞

## 參考文獻

徐國興、關宇翔編修（2008）。**眼科學基礎**。新文京出版股份有限公司。

張嘉仁（2010）。糖尿病視網膜病變。**臺灣醫界，53**（6），282-286。

彭楷瑜編譯（2001）。**眼科學診斷與治療**。合記圖書出版社。

蔡景耀、楊昌叔、董道興、周碧瑟、郭麗琳、蔡宜倫、翁林仲（2003）。台北市與馬祖地區老人視力障礙盛行率與原因的社區性研究。**中眼醫誌，42**（3），178-186。

Bansback, N., Czoski-Murray, C., Carlton, J., Lewis, G., Hughes, L., Espallargues, M., et al. (2007). Determinants of health related quality of life and health state utility in patients with age related macular degeneration: the association of contrast sensitivity and visual acuity. Quality of Life Research, 16(3), 533-543.

Burstedt, M. S., Forsman-Semb, K., Golovleva, I., Janunger, T., Wachtmeister, L., & Sandgren, O. (2001). Ocular phenotype of bothnia dystrophy, an autosomal recessive retinitis pigmentosa associated with an R234W mutation in the RLBP1 gene. Arch Ophthalmol, 119(2),260-267.

Burstedt, M. S., Sandgren, O., Golovleva, I., & Wachtmeister, L. (2003). Retinal function in Bothnia dystrophy. An electrophysiological study. Vision Res, 43(24), 2559-2571.

Burstedt, M. S., Sandgren, O., Golovleva, I., & Wachtmeister, L.

(2008). Effects of prolonged dark adaptation in patients with retinitis pigmentosa of Bothnia type: an electrophysiological study. Doc Ophthalmol, 116(3), 193-205.

Chen, S. J., Cheng, C. Y., Peng, K. L., Li, A. F., Hsu, W. M., Liu, J. H., et al. (2008). Prevalence and associated risk factors of age-related macular degeneration in an elderly Chinese population in Taiwan: the Shihpai Eye Study. *Investigative ophthalmology & visual science, 49*(7), 3126-3133.

Farrar, G. J., Kenna, P. F., & Humphries, P. (2002). On the genetics of retinitis pigmentosa and on mutation-independent approaches to therapeutic intervention. EMBO J, 21(5), 857-864.

Fenwick, E. K., Pesudovs, K., Khadka, J., Dirani, M., Rees, G., Wong, T. Y., & Lamoureux, E. L.(2012). The impact of diabetic retinopathy on quality of life: qualitative findings from an item bank development project. Qual Life Res, 21(10), 1771-1782.

Global Burden of Disease Study (2013). Collaborators. Global, regional, and national incidence, prevalence, and years lived with disability for 301 acute and chronic diseases and injuries in 188 countries, 1990-2013: a systematic analysis for the Global Burden of Disease Study 2013.. Lancet (London, England). 22 August 2015, 386 (9995): 743-800. PMID 26063472)

Global data on vision impairments (2010). world health organization, WHO/NMH/P5-p6

Gothwal, V. K., Bagga, D. K., Rao, H. L., Bharani, S., Sumalini, R., Garudadri, C. S., ... Mandal, A. K.(2014). Is utility-based quality of life in adults affected by glaucoma? Invest Ophthalmol Vis Sci, 55(3), 1361-1369.

Hartong, D. T., Berson, E. L., & Dryja, T. P. (2006). Retinitis pigmentosa. Lancet, 368(9549),1795-1809.

Hirasawa, H., Murata, H., Mayama, C., Araie, M., & Asaoka, R. (2014). Evaluation of various machine learning methods to predict vision-related quality of life from visual field data and visual acuity in patients with glaucoma. Br J Ophthalmol, 98(9), 1230-1235. http://doi.org/10.1136/bjophthalmol-2013-304319

International Diabetes, F. (2013). Five questions on the IDF Diabetes Atlas. Diabetes Res Clin Pract, 102(2), 147-148.

*Japanese Journal of Ophthalmology*, November 2012, Volume 56, Issue 6, pp 624-630.

Keenan, T. D., Johnston, R. L., Donachie, P. H., Sparrow, J. M., Stratton, I. M., & Scanlon, P.(2013). United Kingdom National Ophthalmology Database Study: Diabetic Retinopathy;Report 1: prevalence of centre-involving diabetic macular oedema and other grades of maculopathy and retinopathy in hospital eye services. Eye (Lond), 27(12), 1397-1404.

Koenekoop, R. K., Loyer, M., Hand, C. K., Al Mahdi, H., Dembinska, O., Beneish, R., ... Rouleau, G. A. (2003). Novel RPGR mutations with distinct retinitis pigmentosa phenotypes in French-Canadian families. Am J Ophthalmol, 136(4), 678-687.

Nancy Chen, Tzu-Lun Huang, Rong-Kung Tsai, Min-Muh Sheu(2012). Prevalence and causes of visual impairment in elderly Amis aborigines in eastern Taiwan (the Amis Eye Study).

Saw, S. M., Gazzard, G., Shih　Yen, E. C., & Chua, W. H. (2005). Myopia and associated pathological complications. *Ophthalmic and Physiological Optics, 25*(5), 381-391.

Scanlon, P. H., Loftus, J., Starita, C., & Stratton, I. M. (2015). The use of weighted health-related Quality of Life scores in people with diabetic macular oedema at baseline in a randomized clinical trial. Diabet Med, 32(1), 97-101.

Skalicky, S. E., Martin, K. R., Fenwick, E., Crowston, J. G., Goldberg, I., & McCluskey, P. (2015).Cataract and quality of life in patients with glaucoma. Clin Experiment Ophthalmol, 43(4),335-341.

Song, A. P., Wu, X. Y., Wang, J. R., Liu, W., Sun, Y., & Yu, T. (2014). Measurement of retinal thickness in macular region of high myopic eyes using spectral domain OCT. *Int J Ophthalmol, 7*(1), 122-127.

Sugawara, T., Hagiwara, A., Hiramatsu, A., Ogata, K., Mitamura, Y., & Yamamoto, S. (2010).Relationship between peripheral visual field loss and vision-related quality of life in patients with retinitis pigmentosa. Eye (Lond), 24(4), 535-539.

Sugawara, T., Sato, E., Baba, T., Hagiwara, A., Tawada, A., & Yamamoto, S. (2011). Relationship between vision-related quality of life and microperimetry-determined macular sensitivity in patients with retinitis pigmentosa. Jpn J Ophthalmol, 55(6), 643-646.

The Eye Disease Case-Control Study Group (1993). “Risk factors for idiopathic rhegmatogenous retinal detachment.

Tsai, C. Y., Tung, T. H., Chou, P., Yzp, K. K., Yang, C. S., Kuo, L. L.,

Tsai, I. L., Woung, L. C. (2004). Prevalence and Associated Factors of Visual Impairment Among Elderly Community Residents. Taipei City Medical Journal, 1(3).

Tzu-Lun Huang, Sheng-Yao Hsu, Rong-Kung Tsai, and Min-Muh Sheu(2012). Etiology of Ocular Diseases in Elderly Amis Aborigines in Eastern Taiwan (The Amis Eye Study), Jpn J Ophthalmol 2010; 54: 266-271.

Velez-Montoya, R; Oliver, SC; Olson, JL; Fine, SL; Quiroz-Mercado, H; Mandava, N. Current knowledge and trends in age-related macular degeneration: genetics, epidemiology, and prevention.. Retina (Philadelphia, Pa.). March 2014, 34 (3): 423-41. PMID 24285245.

World Health Organization. (2012). Visual Impairment and Blindness 2010. Retrieved from http://www.who.int/blindness/data_maps/VIFACTSHEETGLODAT2010full.pdf?ua=1

Xu, L., Wang, Y., Wang, S., Wang, Y., & Jonas, J. B. (2007). High myopia and glaucoma susceptibility: the Beijing Eye Study. *Ophthalmology, 114*(2), 216-220.

Zhou, C., Qian, S., Wu, P., & Qiu, C. (2014). Quality of life of glaucoma patients in China:sociodemographic, clinical, and psychological correlates-a cross-sectional stuSugawara, T., Hagiwara, A., Hiramatsu, A., Ogata, K., Mitamura, Y., & Yamamoto, S. (2010).

# 第3章 低視力患者眼球基本生理功能及臨床症狀

鄭靜瑩

低視力患者廣義的定義泛指視覺功能缺損的病患，而狹義的定義指的是持有鑑定通過的身心障礙證明的病患；根據世界衛生組織（World Health Organization, WHO）的統計，2010 年時全球視力受損人數約有 2.85 億人，其中 3900 萬人爲全盲，2.46 億人爲低視力患者（World Health Organization, 2012）；在臺灣，不分年齡領有身心障礙證明的視覺障礙者約有 5.7 萬人（衛福部統計處，2016）；而依教育部特殊教育統計年報 106 年 5 月 31 日統計的結果，全臺灣視覺障礙學生依教育階段的人數分布，加上視多重障礙學生與疑似尚未鑑定爲視覺障礙之學生，初估全臺約有一千位視覺障礙學生（教育部，2017）；且隨著年齡的增加，低視力的人口比例亦逐年上升（衛福部統計處，2016），加上臺灣老年人口增加，即將由老化社會（Aging Society）邁入老年社會（Aged Society）（Nations United, 2002; 內政部統計處，2016），有越來越多的人將會面臨眼部慢性疾病和衰老過程所造成的視力受損，WHO（2012）指出，65% 的視力受損者年齡在 50 歲以上，而 50 歲以上的人口約占世界人口的 20%，亦即全球有高達 13% 的視力受損比例。同時，臺灣的資料也顯示，老年人口三大嚴重的問題爲失智、視覺與聽覺的損失，其中有 53% 的老年人面臨視覺功能的退化與喪失。

表 3-1　2005～2016 年全國視障人口與其占身障人口數比例統計表

| 年度 | 身障總人數 | 視障人數 | 視障人數占身障人口數百分比 | 每年視障增加人數百分比 |
|---|---|---|---|---|
| 2011 | 1,100,436 | 56,373 | 5.12% | 770 |
| 2012 | 1,117,518 | 56,582 | 5.06% | 209 |
| 2013 | 1,125,113 | 56,840 | 5.05% | 258 |
| 2014 | 1,141,677 | 57,102 | 5.00% | 262 |
| 2015 | 1,155,650 | 57,319 | 4.96% | 217 |
| 2016 第一季 | 1,157,731 | 57,251 | 4.95% | -68 |
| 2016 第二季 | 1,159,740 | 57,118 | 4.93% | -133 |
| 2016 第三季 | 1,161,815 | 57,085 | 4.91% | -33 |

資料來源：內政部統計處內政統計通報（2016）

## 壹、低視力鑑定

就視障族群而言，全盲者其實只占了其中的 3%，大部分視障者的視力是可以改善的（Seligmann, 1990）；造成視覺功能不佳的因素，如：高度近視、散光、眼球肌肉不協調、兩眼視差過大、眼軸長度問題、聚焦困難、視野狹小、視網膜成像問題或其他相關的眼睛疾病。國內依身心障礙鑑定類別、鑑定向度、程度分級（衛福部，2012）和身心障礙及資賦優異學生鑑定辦法（教育部，2013）所頒訂的視覺障礙或視覺功能缺損患者鑑定標準，主要都以視力與視野爲主要判定的依據。研究指出，提升視障者的視力值或可辨識的視覺功能，對其學習、定向行動（Orientation and Mobility）與整體的生活品質（Quality of Life）都有正向的影響（鄭靜瑩，2010；

鄭靜瑩、蘇國禎、孫涵瑛、曾廣文、張集武，2009；Maberley et al., 2006, Xu et al., 2006; You, Xu, Yang, Wang, & Jonas, 2011）；因此探討低視力診療與低視力服務的成效多以生活品質爲主要的指標。

依據身心障礙及資賦優異學生鑑定辦法（教育部，2024 年 6 月預計公告版本）對視覺障礙學生的定義第四條本法第三條第二款所稱視覺障礙，指由於先天或後天，因病理或發展之原因導致視覺器官之構造缺損，或視覺機能發生部分或全部之障礙，經矯正後其視覺辨認仍有困難者。

前項所定視覺障礙，其鑑定基準依下列各款規定：

1. 遠距離或近距離視力經最佳矯正後，優眼視力未達 0.4 者。
2. 兩眼視野各爲 20 度以內者。
3. 視力或視野無法以一般標準化工具測定時，以其他醫學專業採認之檢查方式綜合研判之。

此外，在 2007 年起將身心障礙者保護法修正爲「身心障礙者權益保障法」，採納 ICF 之八大身心功能障礙類別爲判別依據，並自 2012 年起開始實施以 ICF 編碼方式取得身心障礙證明。「國際健康功能與身心障礙分類」依衛福部（2012）所制定的視覺功能分級及鑑定標準如下表 3-2 所示。顯示教育與衛生兩大領域對視覺功能鑑定的認知，視力值大約都是以「最佳矯正」優眼 0.4 爲切截點。

在視野方面，視野乃依據眼睛所在的位置來決定，以角度爲單位來表示大小；人類的視野是臉面向正前方而眼球可自主轉動時，鼻側 60 度、顳側 100 度，左右共約 180 度（正常眼球不轉動時的左右視野約爲 150 度），上視野 60 度、下視野 75 度（Jay, 1981; Smythies, 1996）整體視野範圍可參考第一章的視野範圍圖（圖

1-2）。視野的缺損狀況有很多種，在眼科醫師判斷病患有視野缺損時，通常會先以自動視野計量測病患的視野缺損位置及缺損的程度（如圖 3-1）。視野缺損的位置及程度不同，在學習及行動上就會有所不同（鄭靜瑩，2011）；較常見的視野缺損有：周邊視野缺損、偏盲、下視野缺損、中心視野缺損或有偏好視野的現象（沈姵妤，2001；Macnaughton, 2005）。

表 3-2　視覺功能分級及鑑定標準

| | | | |
|---|---|---|---|
| 眼、耳及相關構造與感官功能及疼痛 | 視覺功能 | 0 | 未達下列基準。 |
| | | 1 | 1. 兩眼視力均看不到 0.3，或優眼視力爲 0.3，另眼視力小於 0.1（不含）時，或優眼視力 0.4，另眼視力小於 0.05（不含）者。<br>2. 兩眼視野各爲 20 度以內者。<br>3. 優眼自動視野計中心 30 度程式檢查，平均缺損大於 10dB（不含）者。 |
| | | 2 | 1. 兩眼視力均看不到 0.1 時，或優眼視力爲 0.1，另眼視力小於 0.05（不含）者。<br>2. 優眼自動視野計中心 30 度程式檢查，平均缺損大於 15dB（不含）者。 |
| | | 3 | 1. 兩眼視力均看不到 0.01（或小於 50 公分辨指數）者。<br>2. 優眼自動視野計中心 30 度程式檢查，平均缺損大於 20dB（不含）者。 |

註：dB 爲自動視野計上，視網膜對光的敏感度之量測單位。

整體而言，視力與視野是判定視覺障礙的兩個重要標準，任一或兩者同時缺損的患者，在規範的範圍內，均可提出身心障礙之鑑定。然因「鑑定」資格與政府的補助條件有關，而在低視力服務的過程中又經常發現鑑定與低視力評估兩者之間的落差，歸納其主要原因有：

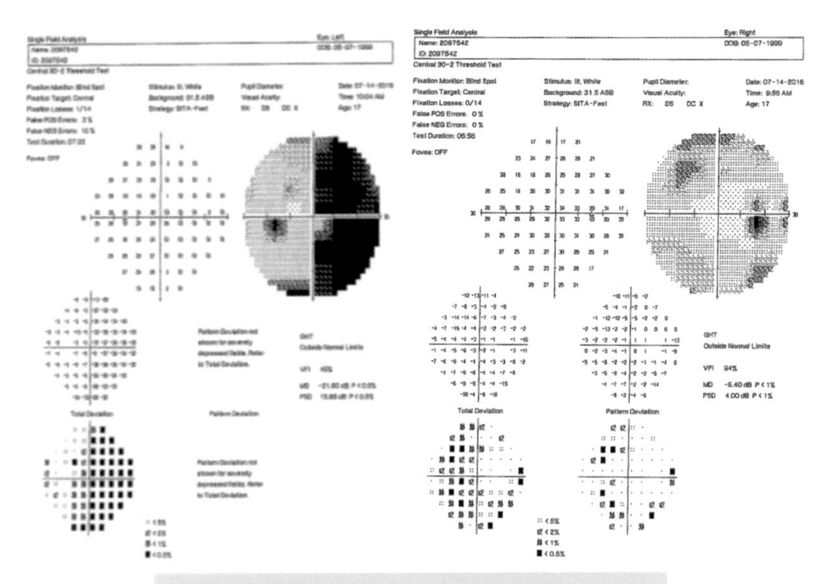


右眼 VF MD:-21.5dB　左眼 VF MD:-5.4dB

右眼 BCVA: 0.5　左眼 BCVA: 0.6

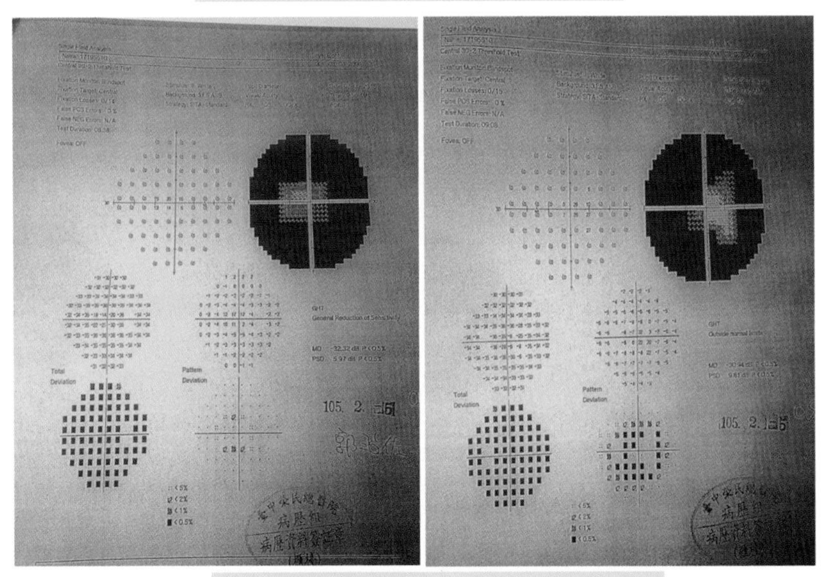

右眼 BCVA: 0.05　左眼 BCVA: 0.5

右眼 VF MD:-32.5dB　左眼 VF MD:-30.5dB

圖 3-1　自動視野計檢查圖

1. 病患眼睛狀況的改變，此爲最常見也最合理的原因，也就是病患的病情惡化或好轉，視覺功能的各項檢查結果就會有所改變。
2. 病患反應誤差，如詐盲或因身體、心理狀況不同，視力因而有所不同。

**104 年 3 月臺南教育單位轉介個案**

邱同學，先天性白內障已置換人工水晶體，國小一年級只有 80 公分 8 公斤，左眼最佳矯正視力為 0.08、右眼最佳矯正視力可達 0.4～0.5，未能申請視障相關鑑定與證明，由鑑輔會老師轉介評估。評估結果邱同學視神經盤暗沉且未有縮瞳反應，雖右眼最佳矯正可達 0.4～0.5，矯正至視力最佳狀態時，病患出現暈眩與頭痛的抱怨，將最佳矯正視力調降至 0.1，病患頭痛與暈眩的抱怨消失，顯示其生活可用視力僅 0.1；此外，視神經盤暗沉、縮瞳以及生理發展的問題則建議到大醫院進行相關腦部與生理發展檢查。（該個案已於 104 年底因腦癌過逝）

3. 低視力病患必須接受屈光檢查的觀念未被完善的落實，許多人的觀念甚至認爲低視力患者，無法藉由屈光矯正的方式提升其視力值或視覺能力。再者，最佳矯正度數與最佳矯正視力並非由眼科醫師親自量測，或非由專精於矯正低視力患者屈光之驗光師執行。近期已有文獻指出，低視力患者中，仍存在有很大的比例同時具備有形成弱視（Amblyopia）的可能因子，如高度散光或高度遠視，處理目前醫學可處方治療的問題，應是病患進入低視力服務之前的首要工作。

**104 年 2 月雲林勞政單位轉介個案**

林小姐，27 歲，先天性白內障個案已置換人工水晶體，領有視覺障礙重度手冊，同時合併聽語障礙，從小使用大字書與遠用擴視機看黑板。經評估後裸視左右眼視力 0.1，有近視與散光問題，處理後最佳矯正視力可達 0.7。

**104 年 8 月苗栗社政單位轉介個案**

王先生，54 歲，40 歲時由工地鷹架上跌落腦傷導致視神經受損，整體視力值與視野均不佳，病患主訴有閱讀的需求，矯正後再處理其調節退化的問題，遠距可達 0.4 左右，近距離視力可達 0.5～0.6。

4. 視力值與視野值以外的雙眼視覺功能未受重視，如，雙眼融像能力、雙眼調節能力、輻輳能力、與眼球肌肉協調能力。

**104 年 6 月高雄教育單位轉介個案**

曾同學，11 歲，左右眼視力均為 1.0，但雙眼同視的情況下視力僅有 0.1，用眼容易有複視、疲倦與頭痛的現象，因為在醫療與教育上無法得到任何協助而中輟在家。

104 年 4 月屏東教育單位轉介個案

高同學，國小四年級，後天腦傷，領有視覺障礙輕度手冊，經評估，雙眼遠距視力 1.2，近距離視力因腦神經受損而導致眼球肌肉協調障礙，嚴重內聚不足（Convergence Insufficiency）的情況下，高同學在 30 公分內無法測得視力值，輔具評估時卻提出完全不適當的放大鏡申請。

5. 嬰幼兒或合併認知功能障礙的患者無法量測視力值，雖然在教育現場的視覺問題非常明顯，但因爲無法順利量測視力值，因而無法得到相關的鑑定資格，即無法獲得完整的早期療育介入。
6. 另一個值得思考的問題是，在教育領域中，視覺障礙學生的定義乃指：「由於先天或後天原因，導致視覺器官之構造缺損，或機能發生部分或全部之障礙，經矯正後對事物之視覺辨認仍有困難者……」，其中所指視覺辨識仍有困難者，除視力或視野的問題之外，應包含視覺皮質損傷而導致視而不見的狀況，在教育鑑定上可透過鑑輔會的方式提供在學學生適當的教育介入，然而在醫療上，有關視覺皮質損傷的鑑定，則無確切的鑑定方法與鑑定標準。

**104 年律師轉介個案**

林君車禍後視力嚴重減退，向保險公司請領保險金，然保險公司發現林君部分的視覺反應不錯，如可接住對向傳來的球，因而控告林君詐欺。然林君在低對比敏感度與視覺誘發電位檢查中，均顯示其視力僅約 0.001 以下，但相關資料並未被法院採用，僅採用醫學相關的生理檢查結果。

## 貳、視覺結構與視覺系統的功能

視覺包括單眼成像到雙眼融像，進而形成立體感與深度知覺，並獲得與學習息息相關的整體視覺感受與視覺認知，此外，廣義的視覺亦包括身體平衡與協調能力，以及生理睡眠時間的調整等。整體的視覺結構與系統提供人類下列六項重要的功能（Leat & Lovie-Kitchin, 2008）：

1. 感光（Light Reception）與單眼（Monocular）成像的功能。
2. 雙眼融像（Fusion），同時發展立體視覺（Stereopsis）與深度知覺（Deep Perception）。
3. 物體辨識（Identification）與視覺類化（Categorization）。
4. 空間、距離與動體速度之判斷。
5. 眼動與身體平衡（Eye and Body Movements）、手眼協調（Eye-hand Coordination）。
6. 瞳孔反應（Pupillary Response）與生理時鐘（Circadian Rhythms）的調控。

若以嚴格的角度審視衛福部與教育部對視覺功能缺損的標準，兩者都只觸及整體視覺功能的第一項「單眼成像」，並無論及人類生活眞正體現的自覺式雙眼視覺與其他相關的視覺知覺。

視覺結構與視覺系統非常複雜，欲了解低視力患者的視覺狀況，可以簡單的由眼球各個生理結構的功能入手。眼球前端主要的構造包括瞳孔（Pupil）、角膜（Cornea）、虹膜（Iris）、水晶體（Crystalline Lens）、玻璃體（Vitreous Humor）、視網膜（Retina）和黃斑部（Macular），而其他視覺知覺前端相關的構造尚有結膜（Conjunctiva）、鞏膜（Sclera）、脈胳膜（Choroid）、前房（Anterior Chamber）與睫狀肌（Ciliary Muscle）等。視覺系統後端則有視神經（Optic Nerve）、視交叉（Optic Chiasm）、外側膝狀體（Lateral Geniculate Nucleus）、視覺皮質（Visual Cortex），以及控制眼球六條肌肉的三對腦神經，分別爲動眼神經（Oculomotor）、滑車神經（Trochlear）及外旋神經（Abduces）。每一構造各司其職，但又與其他構造息息相關（Jackson & Wolffsohn, 2007; Jane, 2005）（圖 3-2 及圖 3-3）。

基本上，整個視覺結構與視覺系統，以「低視力評估、輔具教導與使用」的角度來看，可以簡單的分成視覺成像、光線調控、屈光功能、視覺訊息傳導與視覺辨識等五大功能。以下分別說明：

## 一、視覺成像

就光學的角度來說，光線經人類瞳孔調控進入眼睛的光線量後，在眼睛完全放鬆無任何調節作用的狀況下，光線由遠方無限遠的位置投射進入，經過角膜、水晶體與玻璃體等介質抵達視網膜神

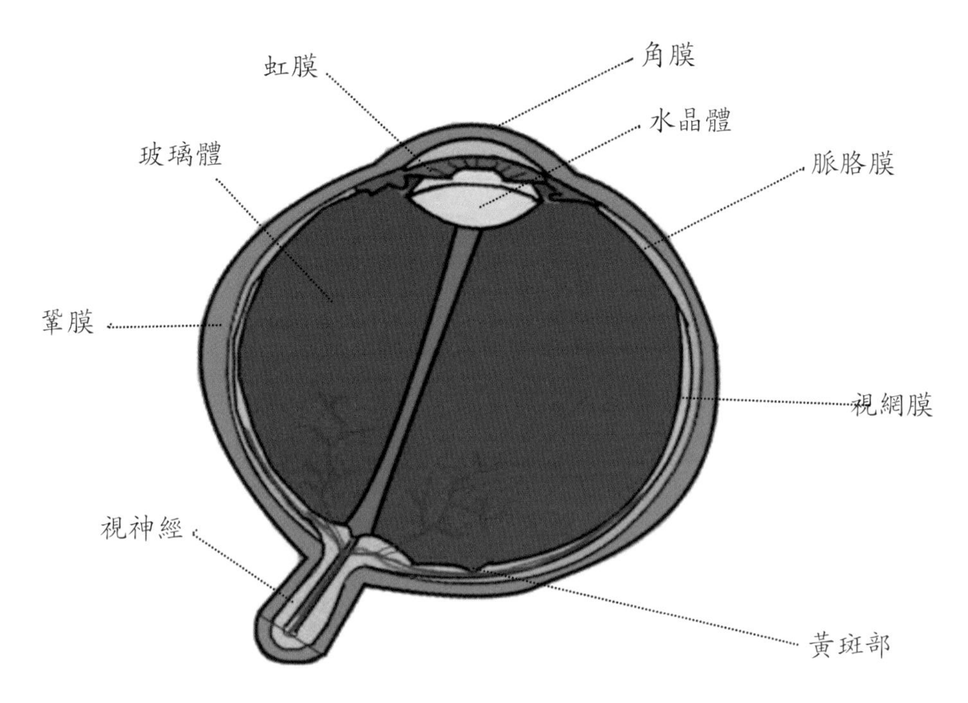


圖 3-2　眼球解剖圖

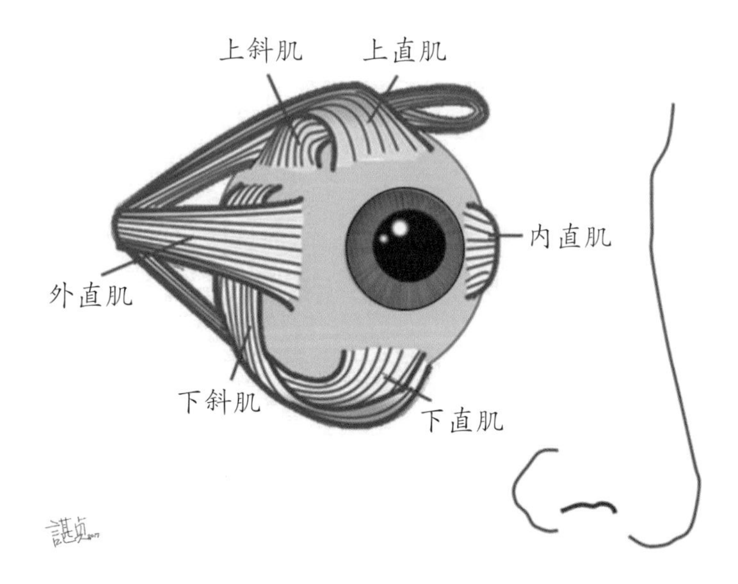


圖 3-3　眼外肌

經上形成一倒立的影像，而其主要聚焦成像的位置若剛好完整的落在視網膜，則稱之爲正視眼（如圖 3-4），倘若光線由遠方無限遠投射進入眼睛後未完成聚焦、或未正確抵達視網膜即形成聚焦、或經過視網膜神經後才形成聚焦，諸如上述的狀況在學理上稱爲屈光不正（Refraction Error），也就是常聽聞的近視（Myopia）、遠視（Hyperopia）、散光（Astigmatism）等問題（Cline et al, 1997）。

視覺的成像在光線傳導到視網膜的過程中，若眼睛傳導的介質有問題、雙眼成像不對等或視網膜成像功能變異等，都可能產生影像模糊、視線不完全清澈與複視等問題；嚴重者甚至有對焦與注視困難、距離感與立體感偏差、暈眩頭痛以及眼球震顫等臨床的症狀。大部分的低視力患者都會有視覺成像方面的問題，因爲光線傳導過程的阻礙，以及視網膜功能病變或退化等因素，臨床上最明顯立即的症狀即爲視力值不佳，較常見的疾病，如：白內障或無晶體症、晶體異位、角膜霧化、飛蚊症、黃斑部病變、糖尿病視網膜病變、早產兒視網膜病變與色素性視網網膜病變等。

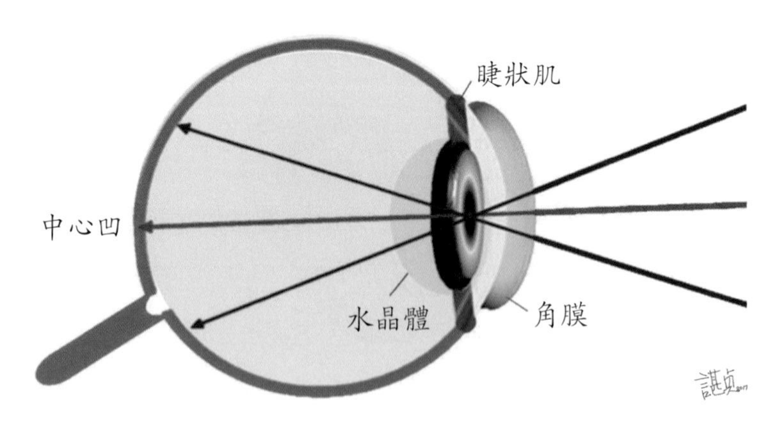


圖 3-4 眼球屈光結構

## 二、光線調控

眼球對入光量的調控最主要的構造是瞳孔，瞳孔大小可控制光線進入眼球的量，眼睛遇到強光時，虹膜括約肌（Iris Sphincter Muscle），或稱環狀肌收縮，使瞳孔縮小同時保護眼球內部的構造，反之在昏暗的空間中瞳孔則會擴大，這是經由一組彼此拮抗的虹膜肌肉完成的。簡單來講，瞳孔收放與虹膜及動眼神經上端的縮瞳核有很大的關係（Burde, 1983; Parelman, Fay, & Burde, 1985）；此外，交感神經興奮時，虹膜之輻射肌收縮使瞳孔放大，腎上腺髓質激素分泌增多時也有瞳孔放大的症狀產生（如表 3-3）；而因爲這個過程受腦幹支配，因而醫學上用失去瞳孔反射來判定死亡。縮瞳能力不佳亦可能是感光細胞已有初級損傷，使得縮瞳調控神經回路受到抑制，這是可以進一步探討問題。

表 3-3　光線與瞳孔反應

| 光線 | 不足 | 強烈 |
|---|---|---|
| 括約肌 | 放鬆 | 收縮 |
| 輻射肌 | 收縮 | 放鬆 |
| 瞳孔 | 放大 | 縮小 |

光線調節的機制可以控制光線進入眼睛內部的多寡，同時也控制視網膜上感光細胞對光線的可負荷量，當外界光線較強時，則反射性的引起瞳孔縮小。一般而言，光線進入眼睛引起瞳孔縮小，稱光反射；光反射又分直接光反射與間接光反射兩種，以光照一眼，引起被照眼瞳孔縮小稱爲直接光反射；光照一眼，引起另一眼瞳孔同時縮小稱爲間接光反射，瞳孔的光反射收縮經常被臨床用來進行

初步的問題推估，例如單一側瞳孔擴大可能爲動眼神經痲痺或交感神經受刺激、眼睛疾患或腦幹損傷等所致。在縮瞳能力異常的情況下，病患除了自覺畏光（Photophobia）外，因過量的光線進入眼球到達視網膜，破壞了錐狀細胞和桿狀細胞的活化平衡，可能導致視網膜內側抑制作用，壓低了影像輸出的品質，進而導致病患自覺視力值的下降。爲了防止過多的光線進入眼睛而產生的不舒適感，病患通常會有瞇眼與閉眼的臨床反應，專業人員可降低光進入瞳孔的量，補償縮瞳的生理失調，讓視覺知覺影像最佳化。

## 三、屈光功能

屈光度（Diopter）是量度透鏡屈光能力的單位；眼球構造中，角膜與水晶體負責所有的屈光功能，角膜占整體的屈光度數的三分之二，水晶體則占三分之一；因此以直接眼底鏡檢查視網膜的狀態，角膜和水晶體就提供了 54～60 Diopter 的放大功率。如同前述，光線由遠方無限遠的位置投射進入，經過角膜與水晶體的折射後，在視網膜神經上形成一倒立的影像，因此角膜和水晶體的病變將導致眼睛屈光度的改變（圖 3-5）。

You 等人（2011）針對中國北京地區的視障者所做的調查研究指出，15% 左右的視障者可以透過屈光矯正的方式提升其視力值，但是卻因爲年齡、教育程度、性別、城鄉與職業等因素而未接受屈光矯正治療，且其中未完全矯正屈光差（Under Correction）的人亦占所有視障者的五成以上，You 等人的研究結果指出，最簡單且有效的視力改善方式仍以配戴眼鏡爲主要的方法；而其中屈光矯正成效又以白內障和角膜疾病爲最佳。相同的研究結果亦同時出現在

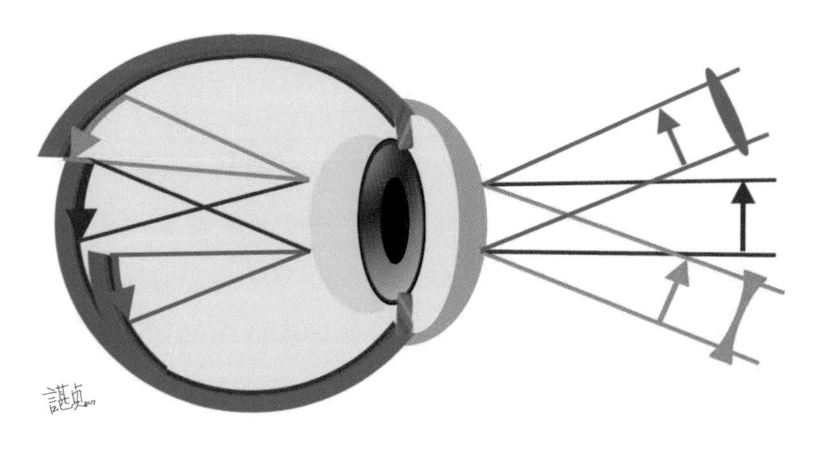

圖 3-5　眼球屈光成像位置

美國（Varma et al., 2010）、日本（Iwase et al., 2006）與臺灣（Tsai et al., 2005; Cheng, Huang, et al., 2012；Cheng, Sun, et al., 2012）；甚至聯合國衛生組織亦提出相同的警告（Resnikoff, Pascolini, Mariotti, & Pokharel, 2008）；顯見視障者接受屈光矯正的概念與必要性仍有待加強與宣導（請參考圖 8-2 屈光矯正的意義）。

此外，角膜和水晶體也扮演阻抗或吸收紫外線功能，角膜可阻擋大部分 UVB 光線進到眼球內部，且可以吸收將近全部的紫外線 UVA，但是對於較長波長的紫外線光波，穿透性將會急速增加；而水晶體則可以進一步吸收大部分進入眼內的紫外線。然而過度或長時間的紫外線接觸，可能導致的角膜與水晶體的受損，進而導致功能退化或變異，如乾眼症（Dry Eye）、角膜炎（Photo-Keratitis）、眼裂斑（Pinguecula）、角膜翼狀贅片（Pterygium）與白內障（Cataract）等等（Cline, Hofstetter, & Griffin, 1997）；因此角膜和水晶體的病變亦將導致眼睛對光線敏感度的變異。

## 四、視覺訊息傳導

光進入瞳孔之後，會先被視網膜上面的光感受體（Photoreceptor）所吸收，接著驅動一連串化學反應而轉化成神經電訊號開始往後傳遞，視網膜的光刺激轉換成神經訊號之後，會延著視神經往後傳遞，左右眼睛的視神經分別會有部分先交叉，接著進入外側膝狀體（Lateral Geniculate Nucleus, LGN）傳達到枕葉的初級視覺皮質，此一路徑自視網膜節細胞到枕葉皮質，負責傳遞「視野」與「資訊」等兩項極重要的視覺與知覺訊息。

除了視野之外，與知覺相關的外側膝狀體相當於視網膜到初級視覺皮質的中繼站。外側膝狀體有負責注意力以及與大腦區域回饋訊號的調節（如圖 3-6）；外側膝狀體通常初步的、主要的區分爲兩個路徑，通常稱爲 M Pathway 和 P Pathway，分別是和「移動和深度」及「形狀色彩」訊號有關的路徑，而這兩種訊號在最後也會分別傳到不同的皮質區域，此外內在的光敏感以及眼球運動也被證實與外側膝狀體有關。因此視覺訊息傳導除了傳遞不同視野區域所得到的不同訊息外，同時與視覺知覺、視覺認知或視覺心理學等專業領域有很大的相關。

## 五、視覺辨識（或稱視覺認知）

視覺皮質（Visual Cortex）位於大腦枕葉皮質，是大腦皮質中最薄的區域，負責視網膜所傳遞出來的視覺訊息；視覺訊息包含形狀、顏色、大小、方向、空間對等關係與動態速度（Dubner & Zeki, 1971），各項訊息由不同的視覺皮質層所負責，同時以平行處理（Self & Zeki, 2005）的方式進行解讀，在傳遞與回饋的整合之下，最後得到一個訊息統整後的視覺辨識（Self & Zeki, 2005），而因爲與認知有關，因此又稱爲視覺認知。

基本上，人類爲了適當處理輸入的視覺訊息，在枕葉的初級視覺區接收刺激之後，會將訊息依特性傳送到兩條獨立的功能性皮質處理路徑，也就是視覺雙路徑：一條傳往下顳葉（腹側枕—顳路徑），負責處理物體知覺和辨認等物體視覺（Object Vision），一般稱爲腹側流（Ventral Stream）；腹側流起始於 V1，依次通過 V2 與 V4 區，進入下顳葉（Inferior Temporal Lobe），此一通路常被稱爲「內容通路」（What Pathway），參與物體識別，例如顏色與人臉識別；且該通路亦與人類的長期記憶有關，如：形狀恆常、視覺完形、背景形狀辨識等要素。而視覺訊息傳導的另一條路徑則傳往後頂葉上部（背側枕—頂路徑），負責處理空間位置、深度知覺、地理空間定向等空間視覺（Spetital Vision），一般稱爲背側流（Dorsal Stream），背側流起始於 V1，通過 V2 後，進入背內側區和中顳區（MT，亦稱 V5），然後抵達頂下小葉。背側流常被稱爲「空間通路」（Where Pathway），參與處理物體的空間位置訊息以及相關的運動控制等，例如躍視（Saccade）和伸取（Reaching）（Mahon, Milleville, Negri, Rumiati, Caramazza, & Martin, 2007）。王方伶、孟令夫、杜婉茹（2008）簡單的將枕葉訊息處理路徑與視知覺功能整理如表 3-4。

表 3-4 枕葉訊息處理路徑

| 資訊類型 | 視覺路徑 | 相關腦區 | 相關視知覺要素 |
|---|---|---|---|
| 物體視覺 | 腹側流 | 枕葉視覺皮質區中的V1、V2、V4 | 視覺區辨、形狀恆常、視覺完形、背景形狀、顏色及人、物體區辨 |
| 空間視覺 | 背側流 | 枕葉視覺皮質區中的V1、V2、V3<br>後頂葉、及中顳葉區（MT、MST） | 空間位置、深度知覺、地理空間定向 |

## 本節小結

綜合上述，整個視覺結構與視覺系統擔負著視覺成像、光線調控、屈光功能、視覺訊息傳導與視覺辨識等五大責任，在五大工作系統彼此相互合作的情況下才可能有完整的視覺品質。例如：腦傷病人除了常見的視力與視野缺損外，其對焦與注視的能力亦會有所影響；此與眼動的功能退化，而導致病人的調節（Accommodation）內聚（Convergence）躍視（Saccades）與追視（Pursuits）等雙眼視覺功能缺損有極大的相關，評估人員應以全人、全環境的評估來審視整個視覺結構與視覺系統與在臨床檢查項目的關聯。

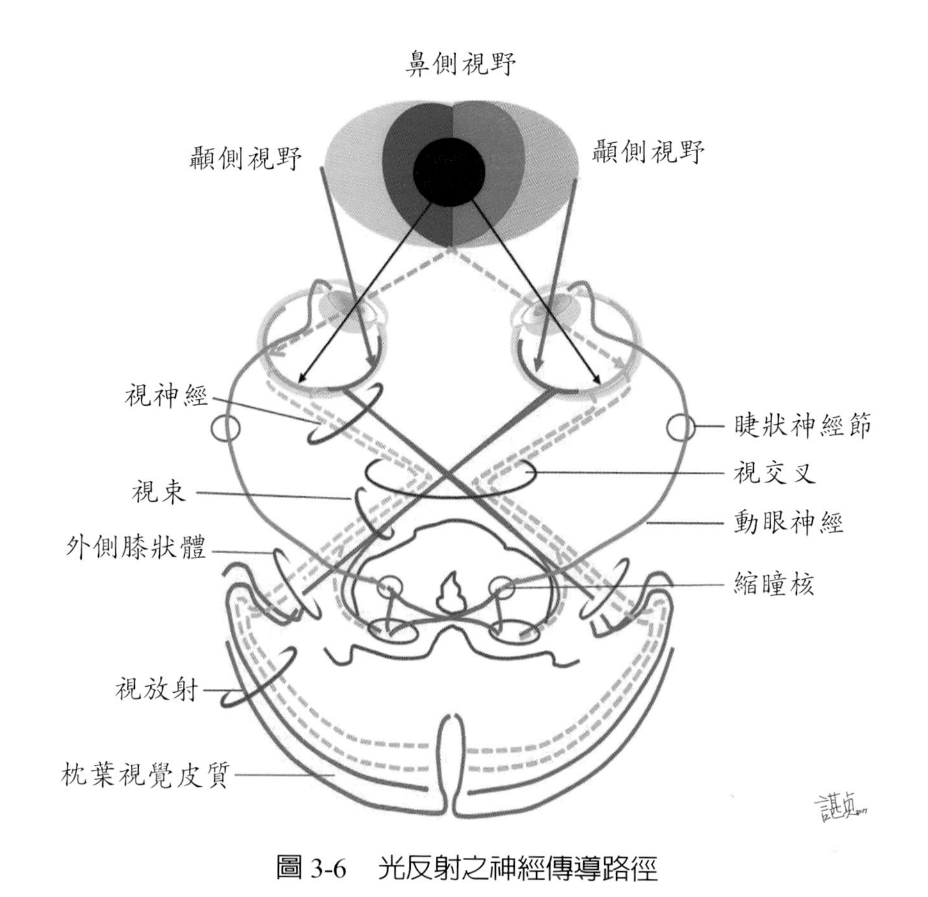


圖 3-6　光反射之神經傳導路徑

# 參、低視力患者的臨床症狀及其需求

本段依據上述視覺結構與視覺系統延伸而來，依其視覺功能缺損的部位，可將其臨床的症狀分為畏光型或眩光型、明暗適應困難型、眼球震顫型、視野縮限型、漸近惡化型與視覺認知困難型等六大項，分別說明如下：

## 一、畏光型或眩光型

與光線調控、光線折射或吸收紫外線有關的視覺構造有：瞳孔、動眼神經上的縮瞳核、虹膜、角膜與水晶體，當上述任一組織構造受損、不全或是病變，必定造成病患畏光或眩光的症狀。此外，眩光又分爲不適眩光（Discomfort Glare）與失能眩光（Disability Glare），在視障者身上所產生的眩光多數指的是失能眩光。失能眩光乃由於散射光線在眼內使視網膜成像產生重疊，成像的對比度下降，因而降低了視覺效能及清晰度（張朝凱，2005）。

畏光與縮瞳及眼球的屈光功能有關，與光線調控有關的眼睛疾病如：白化症、先天無虹膜症、虹膜發育不全或虹膜受損、葡萄膜炎、貝西氏症與腦傷等疾病。而與屈光功能相關的眼睛疾病如：白內障、青光眼、角膜病變與馬凡氏症候群等疾病。此外，畏光或眩光問題多起因於角膜或眼球表面異常，高度散光與乾眼症病患都有可能有畏光或眩光方面的症狀，而部分病患可能再衍生對比敏感度下降的症狀。

値得一提的是，在一般非低視力患者身上，蠻常見的畏光與眩光型疾病爲乾眼症，且此一症狀也有可能同時出現在許多低視力患者身上。乾眼症是個由眼睛淚液層與眼球表面異常等多種因素導致眼睛不適和視力障礙的疾病（DEWS, 2007）。淚液層（Tear Film）是覆蓋在眼睛表面的一層透明薄膜，主要分成三層，最內層爲黏液層（Mucin Layer）是由杯狀細胞所分泌的，主要成分是醣蛋白，覆蓋在角結膜上（Cornea & Conjunctiva）形成一層親水性的表面，功能爲黏附水漾層（Aqueous/Water Layer），使得水漾層能均勻散布在眼睛的表面；淚液層的中間層是水漾層，主要由淚腺（Lacrimal Gland）和副淚腺分泌，占了大部分的體積爲最厚的一層，提供了眼睛表面大部分所需要的氧氣和養分；淚液層的最外層爲油脂層（Lipid/Oil Layer），主要由眼瞼的瞼板腺（Meibomian Glands）和睫毛的皮脂腺分泌，油脂層與空氣接觸並防止淚液的蒸發過於迅速。淚液層在眼睛當中扮演了很重要的角色，其功能有防止眼球表面的乾燥、作爲眼睛的保護屏障、清除眼睛表面的異物雜質及提供眼球平滑的光學表面等（Bron et al., 2004; Govindarajan et al., 2010; Montes-Mico et al., 2010）。嚴重的乾眼症也有可能造成角膜病變，如：角膜結構改變、角膜破皮及神經纖維改變等，甚至是視力永久性損傷（Benitez del Castillo et al., 2004; Zhang et al., 2005）。

以偏光鏡及濾鏡片處理低視力患者畏光、眩光及對比敏感方面的問題，已經是國內外眼科醫師與驗光師常用的處方之一（Frank, Colin, & Bruce, 2002; Rosenblum et al., 2000）；偏光鏡及濾鏡片已被證實對低視力患者的視力值（鄭靜瑩等人，2013; Rosenblum et al., 2000; Zigman, 1990, 1992）、對比敏感度（Rosenblum et al., 2000; Van den Berg, 1989）、光適應與色彩視覺（Lynch & Brilliant, 1984; Van den Berg, 1989）、視野與電位檢查結果（Bremer, Regers, Leguire, & Figgs, 1987）等視覺表現（Visual Performance）有正向的幫助。

而國內近期的研究亦得到類似的結果，林則豪（2016）的研究亦提出臺灣中老年人普遍對於自身眼睛健康狀況缺乏了解，雖然在常見的視覺機能檢查結果良好，但在日常生活的用眼上仍會遇到一些困難，並且導致整體的視覺品質不佳，其中臺灣中老年人較多的困擾爲近距離屈光矯正與畏光及眩光。配戴濾光鏡片能降低眩光的干擾及畏光的不適感，對中老年人的日常生活視覺品質有顯著幫助；此外，國內蘇淑惠（2016）針對眼瞼痙攣與乾眼症患者的研究亦證明，濾鏡片對於不同腦區 P100 的反應有正向增強的效果，說明眼瞼痙攣與乾眼症患者可以經由濾鏡片改善其畏光的困擾。

## 二、明暗適應困難型

視網膜含有兩種不同形態的光感受器，由形狀分爲桿狀細胞（Rod）和錐狀細胞（Cone）。錐狀細胞對光較不敏感，於低光度下作用能力差，錐狀細胞集中於視網膜的中央區域，可提供物體高解析度的影像，同時錐狀細胞也能提供光線波長的訊息，讓人類看到的色彩乃是視網膜上藍、綠、紅三種光受體錐狀細胞產生不同比例的衝動，缺乏其中一種即會造成色盲，而其中一種錐狀細胞病變或退化，則可能造成色覺辨識上的困難，如色弱（沈姵妤，2001；Macnaughton, 2005）。嚴格來講，錐狀細胞與桿狀細胞並非各自爲政，兩者透過後端各種細胞的支援，有交替及互補的功能。

桿狀細胞與錐狀細胞的光色素存在於視網膜的色素層中，桿狀細胞比錐狀細胞對於光線的刺激更加敏感，主要作用於低光度或昏暗的照度之下。人類的視網膜含有超過一億個桿狀細胞，集中於視網膜周圍區域。桿狀細胞的感光度較大可提供夜間視覺功能，但缺乏對色彩的敏銳度。當人從光亮的室外走入室內時，原先只有對亮光起反應的錐狀細胞在作用，走入室內因亮度減少，桿狀細胞的色素被原先的強光所抑制，約莫三至五秒後桿狀細胞色素則會重新啓動，直到眼睛逐漸適應較暗的環境。

一般而言，視網膜上光感受器會因所在環境的亮度調整錐桿細胞的分工，因此絕大多數的視網膜疾病患者都有明暗適應上的困難，如：糖尿病視網膜病變、黃斑部病變、視網膜剝離與視網膜失養等。一般的處理方式與上述畏光型疾病相同，利用透光度低的濾鏡片，減少室外與室內光線的對比落差，進而加速病患錐桿細胞的工作轉換速度。此外，室內燈光的加強或是室內用濾光鏡片（如黃色濾鏡片）的使用，又因人、因時、因地而有所不同。

## 三、眼球震顫型

患有眼球震顫（Nystagmus）臨床症狀的低視力患者，因長期視力不良或是複視而導致眼球不自主的轉動（沈姵妤、林暐棠、許聖民、楊家寧譯，2001）；一般斜視或弱視兒童身上，亦有二分之一的機率會出現眼球震顫或隱性眼球震顫的症狀。而在低視力患者當中，則多出現在早發性視力不良與畏光的患者身上，如：白化症、先天性白內障、先天性青光眼、先天性黃斑部病變與先天視神經發育不全；而後天中毒、腦傷或中風的病患，也有可能出現眼球震顫的症狀。

眼球震顫的症狀也有可能以屈光矯正或濾鏡片的方式處理，目的在提升其視力值或調整光線進到眼睛的入光量後，降低其震顫的頻率及幅度，協助視障者在視物與閱讀時更舒適、更持久（鄭靜瑩等，2009；Biousse et al., 2004）；此外，部分患者可處方約 7 個 Base out 稜鏡輔以過矯 -1.00DS，可牽動調節對內聚進行補償，進而使震顫的頻率與幅度下降。研究指出隱形眼鏡有協助緩解震顫的頻率及幅度的功效，同時可增加病患閱讀的時間，與減少病患閱讀時漏字的次數（鄭靜瑩，2009；Cheng, et.al, 2015）（如表 3-5 與 3-6）。除透過屈光矯正或濾鏡片的方式外，將視讀的材料放大或是以閱讀規（Typescope）協助定位亦是非常有效的方法。

表 3-5 隱形眼鏡對眼球震顫臨床症狀的處理

| | | 遠視力（logMAR） | 近視力（logMAR） | 屈光度 |
|---|---|---|---|---|
| 早產兒視網膜病變 16 歲 女性 | 未矯正視力 | 1.10 | 1.00 | 檢影鏡量測屈光度<br>OD: -11.75 -1.75 x 043<br>OS: -8.25 -3.75 x 002 |
| | 處方 隱形眼鏡前 | 1.10<br>1.04 | 1.00<br>0.90 | 配戴眼鏡無正向反應<br>黃色濾光片視力稍有提升 |
| | 處方 隱形眼鏡後 | 1.04 | 0.90 | 配戴 Plano 軟式隱形眼鏡，再加上黃色濾光片 |
| 視神經發育不全 15 歲 男性 | 未矯正視力 | 1.22 | 1.10 | 檢影鏡量測屈光度<br>OD: PL -2.25 x 111<br>OS: PL -2.00 x 078 |
| | 處方 隱形眼鏡前 | 0.80 | 0.6 | 眼鏡處方<br>OD: PL -2.00 x 111<br>OS: PL -2.00 x 078 |
| | 處方 隱形眼鏡後 | 0.70 | 0.5 | 配戴 Toric 軟式隱形眼鏡 |
| 先天性白內障 18 歲 男性 | 未矯正視力 | 1.00 | 0.8 | 檢影鏡量測屈光度<br>OD: +2.00 -1.50 x 148<br>OS: +1.75 -0.50 x 012 |
| | 處方 隱形眼鏡前 | 0.6<br>0.5 | 0.5<br>0.4 | 眼鏡處方<br>OD: +1.75 -1.00 x 148<br>OS: +1.50 -0.50 x 012<br>眼鏡處方再加橘色濾光片視力稍有提升 |
| | 處方 隱形眼鏡後 | 0.5 | 0.4 | 配戴 Toric 軟式隱形眼鏡，再加上橘色濾光片 |

表 3-6　隱形眼鏡對眼球震顫病患閱讀效率的影響

| | | | 眼球震顫頻率 times/sec | | 眼球震顫幅度 mm | | 閱讀持久度 min | | 閱讀漏字次數 words | |
|---|---|---|---|---|---|---|---|---|---|---|
| | | | Means | SD | Means | SD | Means | SD | Means | SD |
| 早產兒視網膜病變 16 歲 女性 | baseline | 5 | 4.80 | .447 | 1.76 | .261 | 12.40 | 2.301 | 6.80 | 1.789 |
| | 1st week | 5 | 4.60 | .548 | 1.60 | .200 | 23.40 | 1.342 | 6.00 | 1.414 |
| | 2nd week | 5 | 4.60 | .548 | 1.48 | .130 | 25.00 | .707 | 3.40 | 1.140 |
| | 3rd week | 5 | 4.00 | .707 | 1.50 | .100 | 26.40 | 2.702 | 2.60 | .894 |
| 視神經發育不全 15 歲 男性 | baseline | 5 | 3.80 | .837 | 1.54 | .114 | 14.20 | 1.643 | 10.60 | 1.140 |
| | 1st week | 5 | 2.00 | .707 | 1.10 | .071 | 22.00 | 1.581 | 7.60 | .894 |
| | 2nd week | 5 | 2.00 | .707 | 1.06 | .089 | 22.80 | 2.280 | 5.20 | .447 |
| | 3rd week | 5 | 1.40 | .548 | 1.04 | .055 | 25.40 | 2.966 | 3.80 | 1.095 |
| 先天性白內障 18 歲 男性 | baseline | 5 | 1.80 | .447 | 1.54 | .207 | 21.80 | 2.049 | 3.80 | 1.304 |
| | 1st week | 5 | 1.60 | .548 | 1.32 | .164 | 23.00 | 2.449 | 5.20 | .837 |
| | 2nd week | 5 | 1.60 | .548 | 1.38 | .148 | 27.80 | 1.924 | .60 | .894 |
| | 3rd week | 5 | 1.20 | .447 | 1.42 | .084 | 27.20 | 3.114 | .60 | .548 |

## 四、視野縮限型

不同於視力值或左、右眼單眼全盲的狀況，視野受損的主因多出現在視神經傳導過程中，兩眼個別的左視野訊息，在視交叉後將傳達到右側枕葉；相反的，兩眼個別的右視野訊息，在視交叉後將傳達到左側枕葉，而雙眼的視野又有部分的重疊，有關的視野缺損定位如圖 3-7 所示。視野縮限的相關的疾病如青光眼而導致的視神經問題、外傷、中風、腫瘤或感染等。此外，部分的視網膜疾病亦會出現視野缺損的症狀，如色素性視網膜病變與黃斑部病變，周邊視野縮限與中心視野缺損是常見的問題。

研究指出，行動技能與搜尋能力，與低視力患者的視力及視野有絕對的相關（Leat & Lovie-Kitchin, 2006; Bibby, Maslin, McIlraith,

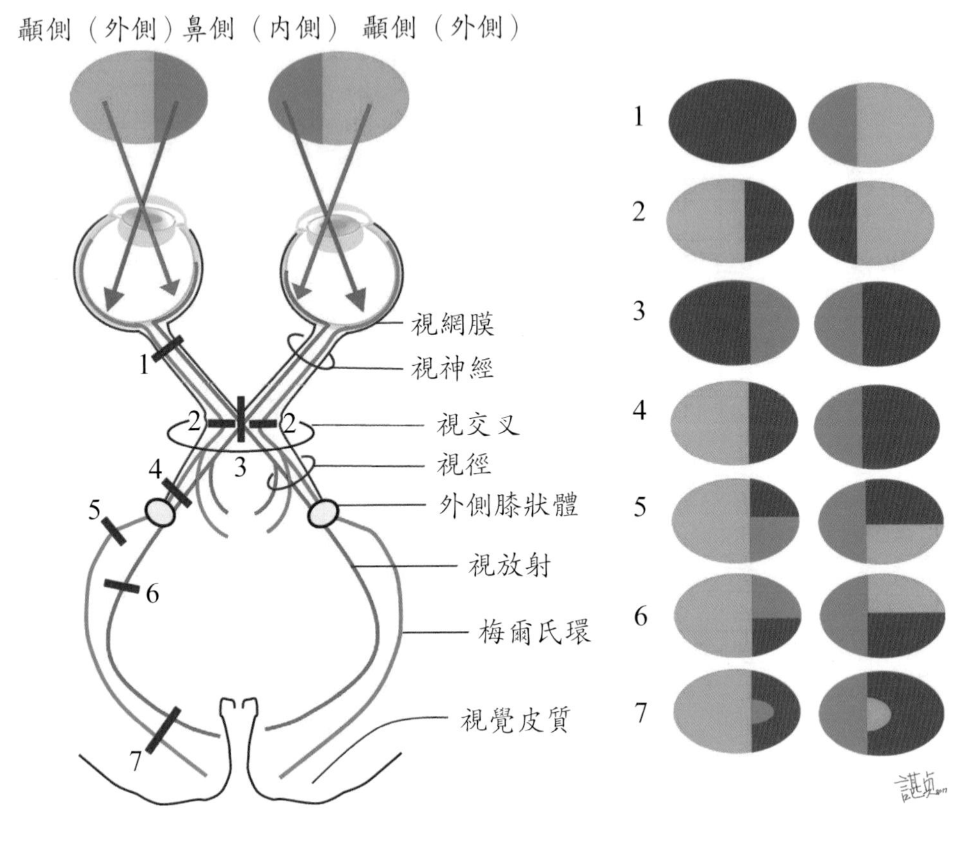


圖 3-7 視野缺損定位

& Soong, 2007; Leat & Lovie-Kitchin, 2008）；以行動能力而言，稜鏡（prism）可補足部分缺損的視野並協助雙眼的融像，但必須視個人適應稜鏡的狀況而定；較常用的方法有望遠鏡反轉（僅適用視力不錯狀況）、手杖或徒手定向行動訓練、頭部代償視覺訓練等等（Leat & Lovie-Kitchin, 2006）。

面對視野的缺損，依其缺損位置而有不同的介入方式，以低視力患者所使用的手杖而言，不同的視覺情況與不同的環境，反應低視力患者持杖的必要以及持杖技巧的差異。低視力患者能藉由對手杖的使用，一方面提升社會民眾對低視力患者存在的注意，在行動優先權的觀念引導下，可以降低視力患者交通事故的危險；另一方面，低視力患者運用熟練的持杖技巧（Cane Techniques），可以正確、獨立且優雅的達到目的地，更進一步讓低視力患者具備獨立與社交自主的能力（劉信雄、王亦榮、林慶仁，2001；La Grow & Long, 2011）。

另一種視野的缺損所必須面對的問題為視物或是閱讀，一般而言，周邊視野缺損的患者，在視力與對比度的考量下，應避免將辨識物件或閱讀材料放大，徒增低視力病患躍視閱讀時的困擾；然中心視野缺損的病患卻剛好相反，且訓練偏心視讀（Eccentric Viewing）的技巧相對重要許多（更詳細內容請參閱本書第七章）。

## 五、漸近惡化型

部分視覺相關疾病，病患的視覺功能會隨著身體狀況或是病程而漸近惡化，最常見的疾病有色素性視網膜病變、青光眼、白內障，化療、感染或中毒與外傷性的視神經萎縮等；另外免疫系統或中樞神經系統等慢性疾病所導致的視覺功能退化，則隨著身體的狀況不同而有差異，如：葡萄膜炎、貝西氏症、紅斑性狼瘡與多發性硬化症等（Cole & Rosenthal, 1996）。了解不同疾病的惡化歷程，或是視覺狀況差異的病理因素，甚至是惡化過程中的心理調適，可協助評估人員或教育人員介入時的參考。

面對漸近惡化型的病患，在輔具評估或是教育、復健的過程中，除了提醒病患與相關專科醫師的配合外，聽覺與觸覺輔具的考量，甚至是點字與定向行動師資的轉介等，都是專業人員重要的責任。而面對視覺狀況處於不穩的病患，釐清與解釋視力不穩的干擾因素，如運動、睡眠、心情、飲食與其他生理疾病，找到使用輔具的適當時機與適當的身心狀況，鼓勵將身心維持在最佳的狀態下使用輔具。

## 六、視覺認知困難型

視覺皮質損傷（Cortical Visual Impairment, CVI）又稱皮質盲（Cortical Blindness）；視覺中樞在大腦枕葉，物體的光線刺激，經眼球視網膜傳遞到大腦枕葉，兩側枕葉因病變、受傷或發育不全等因素，可能導致病患在眼球構造完好的情況下，還是看不到物體的存在，這就稱爲「皮質性視盲」（蔡子同，2011）。

初級視覺皮質的輸出信息分爲背側流（Dorsal Stream）和腹側流（Ventral Stream）兩條路徑。背側流被視爲提供空間位置、大小、形狀等重要資訊，以及做出適當動作反應的視覺處理過程，而腹側流則參與物體識別及部分長期記憶的功能，例如面孔識別。部分研究發現，當個體處理單純物體視覺任務時，除了腹側流（Ventral Stream）外，與背側流有關的頂葉區亦有所活化（Rao et al., 2003）。由此可知，視覺皮質背側流與腹側流所負責的視覺辨識與視覺行爲並不能完全的被分離（圖 3-8 與圖 3-9）。大腦枕葉發育不全或受損的病患，其臨床的症狀除了對於有生命（比如：臉孔和動物）和無生命（比如：工具和房屋）兩種不同類別物體的辨識有困難外（University of Rochester , 2009, August 14），尚有在行動上無法辨識車子的來速、樓梯的深度、手眼協調或視動協調差，甚至無法閃避前方障礙物等現象（Shabbott & Sainburg, 2010; van Der Velde & de Kamps, 2001）。

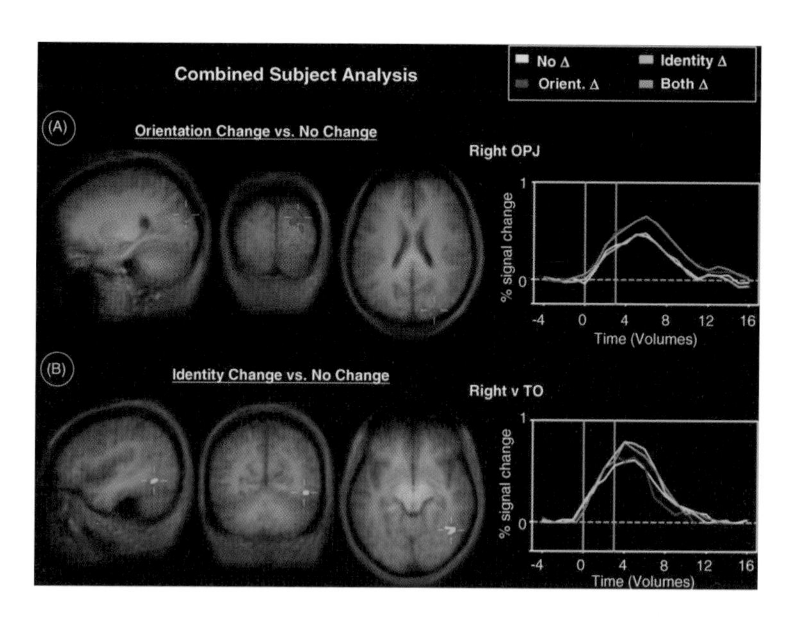


圖 3-8　(A) 方向改變辨識之 fMRI 造影；(B) 物體辨識之 fMRI 造影

資料來源：Valyear, et al., 2006

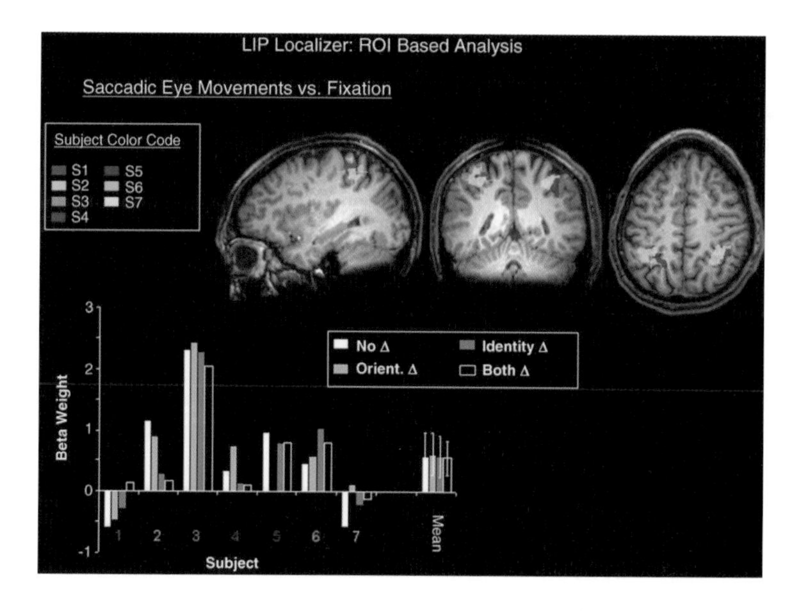


圖 3-9　躍視眼動與注視之 fMRI 造影

資料來源：Valyear, et al., 2006

整體而言，視覺皮質損傷的病患會有視覺反應差或沒有反應的症狀，部分有正常的瞳孔反應和正常的眼部功能（Jackel et al., 2010）但視力不穩定（Variable Vision），尤其在疲勞或生理狀態不佳的時候視力更差（Morse, 1990; Whiting et al., 1985），深度知覺（Depth Perception）或判斷遠近距離的能力差甚至是零或無、眼動不協調、比較容易發現動態的東西或無法追視快速移動的物體（Jan, Groenveld, Sykanda, & Hoyt, 1987）、視野（Field of View）限制（Alexander, 1990）、眩光困難、畏光（Photophobia）、對鮮艷顏色（尤其是黃色與紅色）和對比色較有反應，且辨別物體顏色比辨別物體形狀容易（Groenveld, Jan, & Leader, 1990; Jan, Groenveld, Sykanda & Hoyt, 1987）、注意力不集中（林鉉宇、張文典、洪福源，2011; Alexander, 1990）、對新的事務辨識困難、較容易閱讀放大字體、簡單或行距字距間隔較大的文字、對於複雜背景的環境有辨識上的困難、注視（Fixation or Eye Contact）困難、手眼協調困難（Children's Hospital Boston, 2011; Sandra, 2010）等特徵；僅有極少數的視覺皮質損傷患者有所謂盲視（Blindsight）的存在；臨床上目前僅能在處理前端的視覺問題後，以教育和復健的方式進行調整，如：改善環境的顏色對比、簡化環境中的視覺訊息、強化視覺的刺激強度、利用其他感官輔助辨識、或訓練病患視覺辨識的策略等（更詳細內容請參閱本書第九章）。

## 本節小結

綜合上述，視覺方面的缺損型態可分爲畏光型或眩光型、明暗適應困難型、眼球震顫型、視野縮限型、漸近惡化型與視覺認知困難型等六大類，同一病患身上可能同時出現 3～4 種缺損類型，評估人員應全面了解其缺損的部位與缺損的功能，依其主訴需求與生活必須來審視輔具對病患的實用性。下表 3-7 簡單例舉疾病與症狀類型。

表 3-7　疾病類型與處理方式

| | 畏光型或眩光型 | 明暗適應困難型 | 眼球震顫型 | 視野縮限型 | 漸近惡化型 | 視覺認知困難型 |
|---|---|---|---|---|---|---|
| 先天性青光眼 | ✓ | | ✓ | ✓ | ✓ | |
| 青光眼 | ✓ | | | ✓ | ✓ | |
| 白化症 | ✓ | ✓ | ✓ | | | |
| 先天性黃斑部病變 | | ✓ | ✓ | ✓ | | |
| 黃斑部病變 | | ✓ | | ✓ | ✓ | |
| 先天性白內障（術後） | ✓ | | ✓ | | | |
| 白內障 | ✓（術後） | | | ✓（術前） | ✓ | |
| 腦傷導致的視神經萎縮 | ✓ | | ✓ | ✓ | ✓ | ✓ |

## 參考文獻

沈姵妤（2001）：臨床眼科學——系統性的入門。臺北：藝軒。

沈姵妤、林暐棠、許聖民、楊家寧（譯）（2001）。臨床眼科學——系統性的入門。臺北：藝軒。

林則豪（2016）。**臺灣中老年人視覺機能與生活視覺能力之現況暨濾光鏡片之改善成效**。中山醫學大學生物醫學科學研究所碩士論文（未出版）

林鉉宇、張文典、洪福源（2011）。注意力的神經生理機制。身心障礙研究，9，123-134。

張朝凱（2005）。眼科疾病的治療保健與雷射近視手術。臺北：宏欣。

教育部（2013）：身心障礙及資賦優異學生鑑定標準。2013 年 12 月 25 日，取自 http://edu.law.moe.gov.tw/ LawContentDetails.aspx?id= FL009187&KeyWordHL= &StyleType=1

曾廣文、許又文（2016）。眼球解剖生理學。摩登出版社。

曾廣文、許淑芬、關宇翔、沈秉衡（2009）。眼解剖生理學。臺中：華格那。

蔡子同（2011.06.01）。看得到卻抓不到——談腦部病變症狀。2012 年 9 月 27 日取自 http://history.n.yam.com/cht_health/healthy/201106/20110601605190.html

鄭靜瑩（2010）。輔助科技設備對低視力病患生活品質與獨立行動能力的影響。特殊教育與復健學報，22，43-64。

鄭靜瑩（2011）：肌力與肌耐力對國小視障學生行動體態之影響。特殊教育與復健學報，25。

鄭靜瑩、張順展、陳經中、許淑貞、詹益智、謝錫寶、賴弘毅、許明木（2013）：臺灣視多重障礙學生屈光矯正之現況及成效分析。特殊教育與復健學報，29，1-16。

鄭靜瑩、蘇國禎、孫涵瑛、曾廣文、張集武（2009）。專業合作在低視力學生光學閱讀輔具配置及其閱讀表現之研究。特殊教育與復健學報，21，49-74。

蘇淑惠（2016）。**濾鏡片誘發腦波訊號 P（100）對乾眼症患者之研究**。中山醫學大學生物醫學科學研究所碩士論文（未出版）。

Alexander, P. K. (1990).The effects on brain damage visual functioning in children. Journal of Visual Impairment and Blindness, 84, 372-376.

Benitez del Castillo, J. M., Wasfy, M. A., Fernandez, C., & Garcia-Sanchez, J. (2004). An in vivo confocal masked study on corneal epithelium and subbasal nerves in patients with dry eye. Invest Ophthalmol Vis Sci, 45(9), 3030-3035. doi: 10.1167/iovs.04-0251

Biousse, V., Tusa, R. J., Russell, B., Azran, M. S., Das, V., Schubert, M. S., ... Newman, N. J. (2004). The use of contact lenses to treat visually symptomatic congenital nystagmus. Journal of Neurology and Psychiatry, 75, 314-316.

Bremer, D. L., Rogers, G. L., Leguire, L. E., & Figgs, L. (1987). Photochromic filter lenses for cone dystrophy. Contemporary Ophthalmic Forum, 5, 157-162.

Bron, A. J., Tiffany, J. M., Gouveia, S. M., Yokoi, N., & Voon, L. W. (2004). Functional aspects of the tear film lipid layer. Exp Eye Res, 78(3), 347-360.

Burde, R. M. (1983). The visceral nuclei of the oculomotor complex. Trans Am Ophthalmol Soc, 81, 532.

Chen , S. T., Tsai, L. H., Chen, C. C., & Cheng, C. Y. (2015). Improved Reading Efficiency in Patients with Congenital Nystagmus fitted with Soft Contact Lenses. Journal of CSMU.

Cheng, C. Y., Huang, W., Sun, H. Y., Su, K. C., Tseng, J. K., Peng, M. L.,

& Cheng, H. M. (2012). Lag in optimal optical correction of urban elementary school studentts in Taiwan. Life Science Journal, 9(2), 112-115.

Cheng, H. M., Sun, H. Y., Lin, P. C., Chang, H. H., Peng, M. L., Chen, S. T., ... Cheng, C. Y. (2012). Characterizing vision deficits in children of an urban elementary school in Taiwan. Clinical and Experimental Optometry, 95(5), 531-537.

Children's Hospital Boston (2011). Cortical visual impairment. Retrieved December 13, 2012, from http://www.childrenshospital.org/az/ Site2100/mainpageS2100P0.html

Cline, D., Hofstetter, H. W., & Griffin, J. R. (1997). Dictionary of visual science (4th ed.), Boston, MA: Butterworth Heinemann.

Cole, R. G., & Rosenthal, B. P. (1996). Remediation and management of low vision. St. Louis, MO: Mosby.

DEWS (2007). Report of the International Dry Eye WorkShop. The Ocular Surface, 5(2), 1-142.

Frank, E., Colin, W. F., & Bruce, J. W. E. (2002). Do tinted lenses or filters improve visual performance in low vision? A review of the literature. Ophthalmology Physiology Optics, 22, 68-77.

Govindarajan, B., & Gipson, I. K. (2010). Membrane-tethered mucins have multiple functions on the ocular surface. Exp Eye Res, 90(6), 655-663. doi: 10.1016/j.exer.2010.02.014

Groenveld, M., Jan, J. E. & Leader, P. (1990). Observations on the habilitation of children with cortical visual impairment. Journal of Visual Impairment and Blindness, 84, 11-15.

Iwase, A., Araie, M., Tomidokoro, A., Yamamoto, T., Shimizu, H., & Kitazawa, Y. (2006). Prevalence and causes of low vision and blindness in a Japanese adult population: The Tajimi Study. Ophthalmology, 113, 1354-1362.

Jackson, A. J., & Wolffsohn, J. S. (2007). Low vision manual. Boston, MA: Butterworth Heinemann.

Jan, J. E., Groenveld, M., Sykanda, A. M.,& Hoyt, C. S. (1987). Behavioral characteristics of children with permanent cortical visual impairment. Developmental Medicine and Child Neurology, 29 , 571-576.

Jane, M. (2005). Low vision assessment. Boston, MA: Butterworth Heinemann.

Jay, W. M. (1981). Visual field defects. American Family Physician, 24(2), 138-142.

Leat, S. J., & Lovie-Kitchin, J. E. (2006). Visual impairment and the useful field of vision. Ophthalmic Physiol Opt, 26(4), 392-403.

Leat, S. J., & Lovie-Kitchin, J. E. (2008). Visual function, visual attention, and mobility performance in low vision. Optometry & Vision Science. 85(11), 1049-1056.

Lynch, D., & Brilliant, R. (1984). An evaluation of the Corning CPF550 lens. Optometric Monthly, 75, 36-42.

Maberley, D. A., Hollands, H., Chuo, J., Tam, G., Konkal, J., Roesch, M., ... Bassett, K. (2006). The prevalence of low vision and blindness in Canada. Eye, 20(3), 341-346.

Macnaughton, J. (2005). Low Vision Assessment. Philadelphia: Elsevier

Butterworth-Heinemann.

Mahon, B. Z., Anzellotti, S., Schwarzbach, J., Zampini, M., & Caramazza, A.(2009). Category-Specific Organization in the Human Brain Does Not Require Visual Experience. Neuron, 63(3), 397-405.

Mahon, B. Z., Milleville, S. C., Negri, G. A., Rumiati, R. I., Caramazza, A., & Martin, A. (2007). Action-related properties shape object representations in the ventral stream. Neuron, 55, 507-520.

Montes-Mico, R., Cervino, A., Ferrer-Blasco, T., Garcia-Lazaro, S., & Madrid-Costa, D. (2010). The tear film and the optical quality of the eye. Ocul Surf, 8(4), 185-192.

Morse, M.T. (1990). Cortical visual impairment in young children with multiple disabilities. Journal of Visual Impairment & Blindness.84, 200-203.

Parelman, J. J., Fay, M. T., & Burde, R. M. (1985). Confirmatory evidence for a direct parasympathetic pathway to internal eye structures. Trans Am Ophthalmol Soc, 84, 371.

Rao, H., Zhou, T., Zhuo, Y., Fan, S., & Chen, L. (2003). Spatiotemporal activation of the two visual pathways in form discrimination and spatial location: a brain mapping study. Hum Brain Mapp, 18(2), 79-89.

Resnikoff, S., Pascolini, D., Mariotti, S. P., & Pokharel, G. P. (2008). Global magnitude of visual impairment caused by uncorrected refractive errors in 2004. Bulletin of the World Health Organization, 86, 63-70.

Rosenblum, Y. Z., Zak, P. P., Ostrovsky, M. A., Smolyaninova, I. L.,

Bora, E. V., Dyadina, N. N., & Aliyev, A. G. D. (2000). Spectral filters in low-vision correction. Ophthalmology Physiology Optics, 20, 335-341.

Sandra, N, (2010), The Reliability of the CVI Range: A Functional Vision Assessment for Children with Cortical Visual Impairment. Journal of Visual Impairment & Blindness, 104(2), 637-647.

Self, M. W. & Zeki, S. (2005). The integration of colour and motion by the human visual brain. Cereb Cortex, 15, 1270-1279.

Seligmann, J. (1990). Making the most of sight. Newsweek, 115(16), 92-93.

Shabbott, B. A., & Sainburg, R. L. (2010). Learning a visuomotor rotation: Simultaneous visual and proprioceptive information is crucial for visuomotor remapping. Experimental Brain Research. Retrieved from http://www. columbiampl.org /meetings/shabbott2010.pdf

Smythies, J. (1996). A note on the concept of the visual field in neurology, psychology, and visual neuroscience. Perception, 25(3), 369-371.

Tsai, C. Y., Woung, L. C., Chou, P., Yang, C. S., Sheu, M. M., Wu, J. R., ... Tung, T. H. (2005). The current status of visual disability in the elderly population of Taiwan. Japan Jouranl of Ophthalmology, 49, 166-172.

University of Rochester (2009, August 14). Brain innately separates objects for processing. Scientist Life. Retrieved December 13, 2012, http://www.scientistlive.com/European-Science-News/Medical/

Brain_innately_separates_objects_for_processing/23159/

Valyear, K. F., Culham, J. C., Sharif, N., Westwood, D., & Goodale, M. A. (2006). A double dissociation between sensitivity to changes in object identityand object orientation in the ventral and dorsal visual streams: A human fMRI study. Neuropsychologia, 44, 218-228.

Van den Berg, T. J. T. P. (1989). Red glasses and visual function in retinitis pigmentosa. Ophthalmology, 73, 255-274.

van Der Velde F, de Kamps M. (2001). From knowing what to knowing where: modeling object-based attention with feedback disinhibition of activation. Journal of Cognitive Neuroscience 13, 479-491.

Varma, R., Chung, J., Foong, A. W., Torres, M., Choudhury, F., & Azen, S. P. (2010). Four-year incidence and progression of visual impairment in Latinos: The Los Angeles Latino Eye Study. American Journal of Ophthalmology, 149, 713-727.

Whiting, S., Jan, J. E., Wong, P. K. H., Flodmark, O., Farrell, K., & McCormick, A. Q. (1985). Permanent cortical visual impairment in children. Developmental Medicine & Child Neurology, 27, 730-739.

Xu, L., Wang, Y., Li, Y., Wang, Y., Cui, T. T., Li, J. J., & Jonas, J. B. (2006). Causes of blindness and visual impairment in urban and rural areas in Beijing. Ophthalmology, 113, 1134-1141.

You, Q. S., Xu, L., Yang, H., Wang, Y. X., & Jonas, J. B. (2011). Fiveyear incidence of visual impairment and blindness in adult Chinese. Ophthalmology, 118(6), 1069-1075.

Zhang, M., Chen, J., Luo, L., Xiao, Q., Sun, M., & Liu, Z. (2005). Altered corneal nerves in aqueous tear deficiency viewed by in vivo confocal microscopy. Cornea, 24(7), 818-824.

Zigman, S. (1990). Vision enhancement using a short wavelength lightabsorbing filter. Optometry & Vision Science, 67, 100-104.

Zigman, S. (1992). Light filters to improve vision. Optometry & Vision Science, 69, 325-328.

# 第4章 光學在低視力的臨床應用

詹益智

低視力患者不論是生理的結構、一般鏡片、特殊鏡片，以及低視力光學輔具的光學效率等，均與光學的理論脫離不了關係。了解鏡片的光學原理，對低視力光學輔具的處方歷程有很大的幫助。

## 壹、基礎光學

### 一、折射率（$n$）

折射率乃描述某特定波長的光，在眞空中與在某介質中的速度之比值，此數值沒有單位，計算公式如下：

$$n = \frac{c}{\upsilon}$$

$c$：光在眞空中的速度（光速）

$\nu$：光在介質中的速度

在一個介面中，光的屈折是根據 Snell's Law 計算，物像從第一介質到第二介質所產生的折射，光線會偏離原本的路徑，其公式與圖示如下（圖 4-1）：

$$n_1 \sin\theta_1 = n_2 \sin\theta_2$$

$n_1$：第一介質的折射率

$n_2$：第二介質的折射率

$\theta_1$：入射角，入射光與介質表面的法線之間的夾角

$\theta_2$：折射角，折射光與介質表面的法線之間的夾角

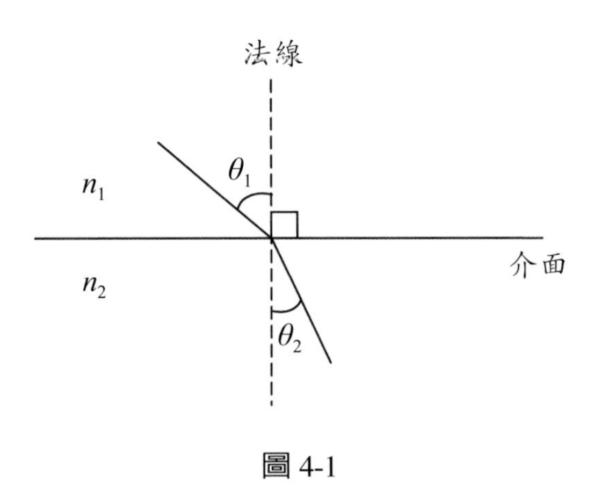


圖 4-1

## 二、曲率（$R$）

單位：公尺的倒數（$m^{-1}$）等於鏡片曲率半徑的倒數，公式如下：

$$R = \frac{1}{r}$$

$r$：鏡片的曲率半徑，以公尺（m）為單位

## 三、度數（F）

單位：屈光度（diopters, D）等於鏡片焦距的倒數，公式如下：

$$F = \frac{1}{f}$$

$f$：鏡片的焦距，以公尺（m）爲單位

## 四、鏡片度數（F）

單位：屈光度（diopters, D）

相關的條件有：鏡片的折射率、鏡片周圍介質的折射率（一般是空氣，$n_{air} = 1.00$）與鏡片表面的曲率，其關係如下：

$$F = \frac{n'-n}{r}$$

$n'$：第二介質的折射率

$n$：第一介質的折射率

$r$：鏡片的曲率半徑，以公尺（m）爲單位

## 五、鏡片的定義

鏡片需有兩個光滑表面的透明材質，鏡片的折射率（$n$）必須要與周圍介質的折射率（$n$）不同，鏡片表面的形狀包括：

- 平面（Flat or Plane）
- 球面（Spherical）

- 圓柱狀（散光片；Cylindrical）
- 球柱狀（散光片；Toric）
- 非球面（Aspheric）
- 非球面散光片（Atoric）

## 六、基弧（BC）

鏡片的前表面或後表面皆可作爲基弧，決定權在於製造商（按慣例，基弧都是在前表面）。在某一範圍的鏡片度數，通常使用相同的球面曲率，例如

- 鏡片度數 +3D 到 -3D 其基弧是 +6.50D。
- 鏡片度數 -3D 到 -5D 其基弧是 +4.00D。

## 七、球面鏡片的形式

- 平凹鏡片：通常使用在高度數的負鏡片。
- 平凸鏡片：通常不會使用在眼用鏡片。
- 雙凸鏡片：通常使用在高度數的正鏡片。
- 雙凹鏡片：罕見，用在極高度數的負鏡片（例如 -40.00D），然而要將雙凹鏡片裝在鏡框上很困難，笨重也很不美觀。
- 新月形鏡片：前表面的曲率是凸（e.g. +6D），正或負度數鏡片皆可使用，是最佳的曲率形式，也是最常使用的形式。大部分眼用鏡片，其前表面的基弧是從 +2D 到 +8D，一般而言，前表面愈扁平愈美觀（但不是絕對平面），這種形狀的鏡片可以減少像差，並且提高視力品質。

## 八、鏡片度數的測量

### （一）鏡片驗度儀

是普遍用於測量鏡片度數的儀器（眼鏡和隱形眼鏡），測量的是鏡片的後頂點度數以及稜鏡度，也可以用來測量前頂點度數。

注意事項：

- 接目鏡必須歸零，注意度數轉輪的「齒輪間隙」。
- 需小心塑膠鏡片的刮傷或是玻璃鏡片的破損。
- 每一至兩年應該校準一次。

### （二）投影式鏡片驗度儀

- 可不經接目鏡而直接在螢幕上看標線。
- 適用於測量硬式高透氧鏡片（如 RGPs）。

### （三）自動鏡片驗度儀

- 快又準確，但是費用較高，且無法得到鏡片扭曲變形的資訊。

## 九、正、負鏡片的幾個主要的焦點

不論是正鏡片或是負鏡片，凡通過鏡片後成爲平行光的點，均稱爲主焦點（圖 4-2A, C）；而平行光入射鏡片後的聚焦點，則稱爲次焦點（圖 4-2B, D）。

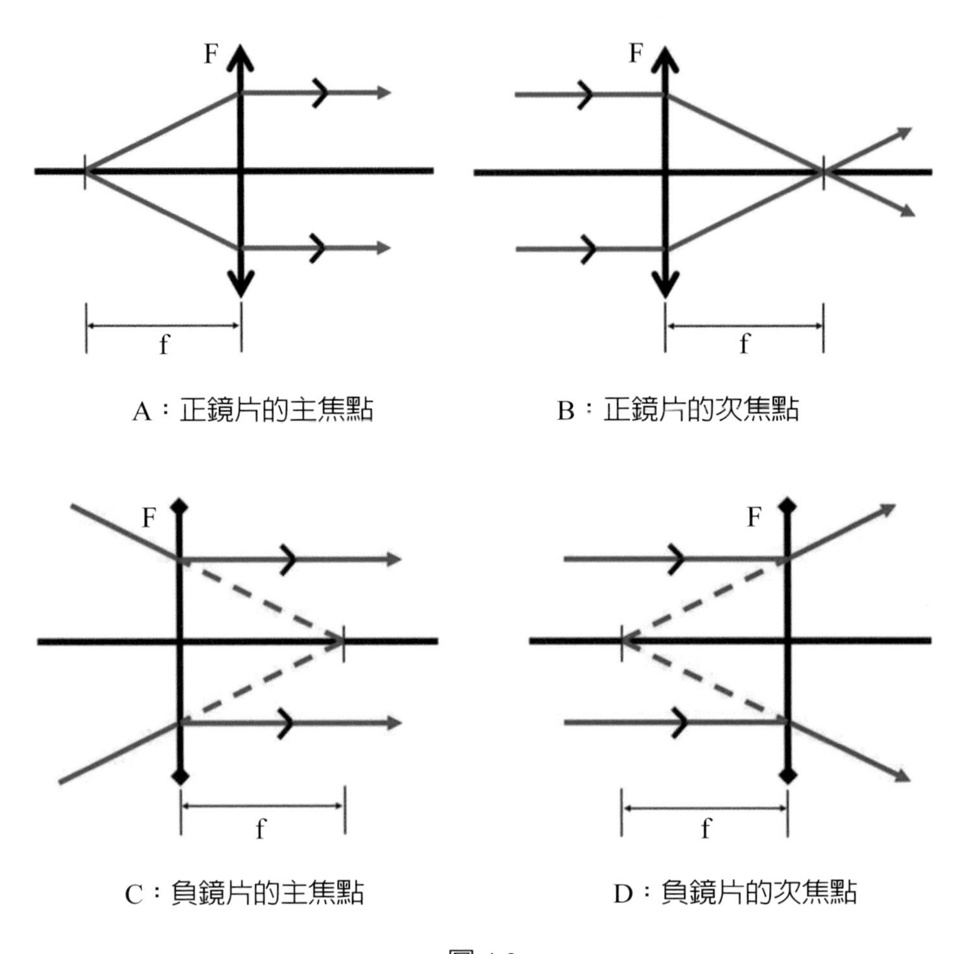


圖 4-2

## 十、稜鏡

稜鏡是在沒有改變光的聚散力（會聚或開散）的前提之下，改變光的路徑方向，測量的單位是稜鏡度（Δ）。稜鏡度的定義是：距離物體 100 個單位，可使影像偏移 1 個單位，稱爲 1 個稜鏡度（$1^{\Delta}$）（圖 4-3）。

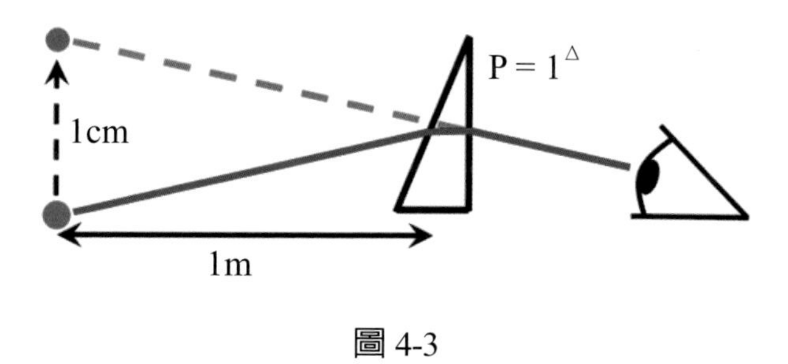


圖 4-3

在臨床上，可以將稜鏡度視為＝影像偏移的距離（公分）/ 物體的距離（公尺）具體如下：

$$\Delta = {dev.(cm)}/{dist.(m)}$$

例題：在 50cm 處要讓光線偏移 2cm 需要多少稜鏡度？

答：$\Delta = {dev.(cm)}/{dist.(m)} = {2cm}/{0.50m} = {4cm}/{1m} = 4\Delta$

值得注意的是，稜鏡的處方可能對雙眼視覺造成一定程度的影響；既然稜鏡可以改變光的路徑方向，因此也會對於眼睛的轉動產生影響，Yoked Prisms 是指兩眼有反方向且等量稜鏡度的水平稜鏡（右眼基底朝外，左眼基底朝內；圖 4-4A），這會使眼球等量同方向的轉動，Disjunctive（Unyoked）Prisms 是指兩眼有同方向且等量稜鏡度的水平稜鏡，這會使得眼球朝不同方向轉動（左、右皆為眼基底朝內，會使眼球開散，左、右皆為眼基底朝外，會使眼球內聚；圖 4-4B），Unequal Yoked Prisms 是指兩眼有反方向且不等量稜鏡度的水平稜鏡（右眼基底朝外，左眼基底朝內；圖 4-4C），這會使眼球不等量同方向的轉動。通常有斜視（Tropia）、斜位

(Phoria)或視野缺損等的個案會需要稜鏡來輔助。

A: *Yoked prisms* 有 0 稜鏡度的效果

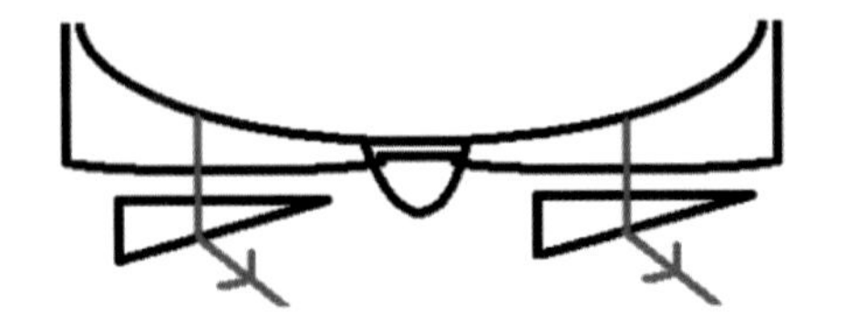

B: *Disjunctive (unyoked) prisms* 會產生聚散移動

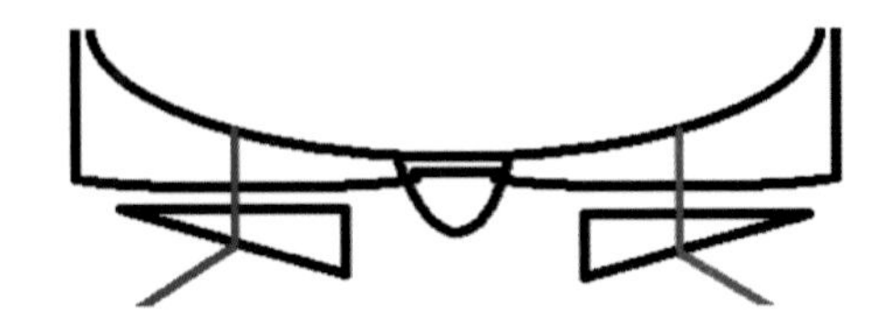

C: *Unequal yoked prisms* 2 個稜鏡相減會產生稜鏡度淨值

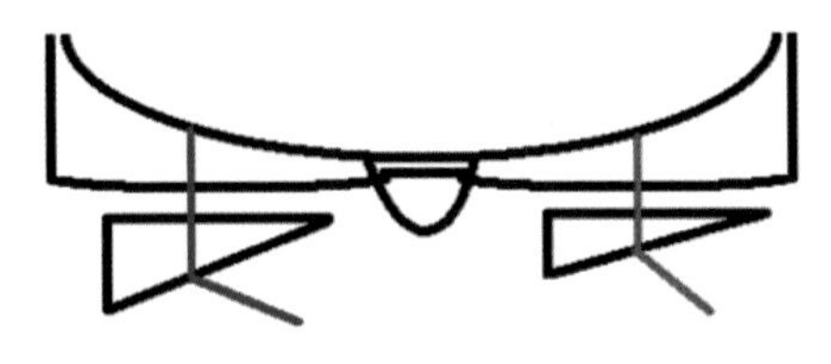

圖 4-4

## 貳、鏡片光學概論

### 一、度數的描述與測量

描述鏡片度數的四種主要方法，分別介紹如下：

#### (一)趨近度數($F_A$)

使用鏡片曲率計來測量鏡片前弧($F_1$)和後弧($F_2$)的曲率，再將兩數據相加所得到的結果。

$$F_A = F_1 + F_2$$

$F_A$ 是假設這個鏡片沒有厚度（也就是薄透鏡），如果鏡片曲率計所設計的折射率（$n_{clock}$）與待測量鏡片的折射率（$n_{lens}$）不同，將經由計算來修正此類的差異。測量的誤差可能包括：

1. 鏡片曲率計的基準折射率和待測量鏡片的折射率不同。
2. 此鏡片不是薄透鏡。

問題一：下列鏡片的趨近度數爲何？

$F_1 = +6.50D$, $F_2 = -8.00D$, $t = 2.1$ mm, $n = 1.523$（t 代表鏡片的中心厚度；n 代表鏡片的折射率）

$$\begin{aligned} F_A &= F_1 + F_2 \\ &= (+6.50) + (-8.00) \\ &= -1.50D \end{aligned}$$

### （二）等價度數（$F_E$）

$$F_E = F_1 + F_2 - \frac{t}{n} F_1 F_2$$

等價度數乃用鏡片的主平面來計算的，且假設此鏡片有厚度，無法用一般簡單的技巧輕易測得，通常運用於低視力患者鏡度的計算，隱形眼鏡的曲率很高，所以可以考慮歸類於厚透鏡。

問題二：下列鏡片的等價度數爲何？

$F_1 = +6.50D, F_2 = -8.00D, t = 2.1$ mm, $n = 1.523$

$$\begin{aligned} F_E &= F_1 + F_2 - \frac{t}{n} F_1 F_2 \\ &= (+6.50) + (-8.00) - \frac{0.0021}{1.523}(+6.50)(-8.00) \\ &= -1.43D \end{aligned}$$

## （三）後頂點度數（$F_V$ or $F_{V'}$）

後頂點度數乃後頂點到次焦點之間距離的倒數，是描述鏡片度數的主要方法，鏡片驗度儀測出來的數值就是後頂點度數。其計算方式如下：

$$F_{V'} = \frac{F_E}{1 - \frac{t}{n} F_1} = \frac{F_1}{1 - \frac{t}{n} F_1} + F_2$$

問題三：下列鏡片的後頂點度數爲何？

$F_1 = +6.50D, F_2 = -8.00D, t = 2.1$ mm, $n = 1.523$

$$F_{V'} = \frac{F_E}{1 - \frac{t}{n} F_1} = \frac{-1.43}{1 - \frac{0.0021}{1.523}(+6.50)} = -1.44D$$

## （四）前頂點度數（$F_N$ or $F_V$）

前頂點度數是前頂點到主焦點之間距離的倒數，以試片來中和待測鏡片的度數，也是所謂的中和度數（Neutralizing Power），這是使用在測量雙光鏡片子玉的度數。而鏡片的有效度數是透過鏡片產生的度數效應取決於頂點距離。

$$F_V = \frac{F_E}{1-\frac{t}{n}F_2} = \frac{F_2}{1-\frac{t}{n}F_2} + F_1$$

問題四：下列鏡片的前頂點度數爲何？

$F_1$ = +6.50D, $F_2$ = −8.00D, t = 2.1 mm, n = 1.523

$$F_V = \frac{F_E}{1-\frac{t}{n}F_2} = \frac{-1.43}{1-\frac{0.0021}{1.523}(-8.00)} = -1.41D$$

## 二、鏡片的有效度數

### （一）有效的鏡片度數 1（$F_{new}$）

當鏡片改變頂點距離的時候，則後頂點度數也會隨之改變，因此在新的頂點距離時，必須要有新的度數。

1. 從綜合驗光儀轉換到鏡框時的距離（12～15mm），一般來說可以忽略，除非是極高的屈光異常（大於 ±10.00D）。
2. 在換戴隱形眼鏡時，當眼鏡度數 >±4 D 時，通常需要計算等效度數。

$$F_{new} = \frac{F_{OLD}}{1-dF_{OLD}}$$

$F_{OLD}$ = 在起始距離的鏡片度數

$F_{new}$ = 新距離所需要的等效度數

d = 所改變的頂點距離，單位是公尺（m）

- 當鏡片遠離眼睛的時候，d 是負值
- 當鏡片靠近眼睛的時候、d 是正值

問題五：一副眼鏡度數是 -7.50D，頂點距離是 12mm，求隱形眼鏡需要多少度數？

$$F_{NEW} = \frac{F_{OLD}}{1 - dF_{OLD}} = \frac{-7.50}{1-(+0.012)(-7.50)} = -6.88D$$

隱形眼鏡處方的度數是 -7.00D

## （二）有效的鏡片度數 2（F'）

另一種有效的鏡片度數是描述當鏡片位移到新頂點距離時的等價度數，可說明爲何老花患者在近距離工作時，會增加他們眼鏡的頂點距離（將他們的眼鏡移遠到鼻尖的盡頭），因爲當增加頂點距離時，將增加這個眼鏡的等價度數。

$$F' = \frac{F}{1 - \delta F}$$

F = 起始距離的鏡片度數

F' = 新距離的鏡片等價度數

$\delta$ = 所改變的頂點距離，單位是公尺（m）

- 當頂點距離增加時，$\delta$ 是正值
- 當頂點距離減少時，$\delta$ 是負值

問題六：一個患者的眼鏡度數爲 -4.50DS OU，當其眼鏡增加頂點距離 10mm 時，該眼鏡會產生多少的正添加度數？

$$F' = \frac{F}{1-\delta F} = \frac{-4.50}{1-(+0.010)(-4.50)} = -4.31D$$

此眼鏡的正添加度數：

$-4.31 - (-4.50) = +0.19D$

練習題

CR39 鏡片（n = 1.498），$F_1 = +6.00D$,　$F_2 = -7.00D$

t = 2.00 mm，頂點距離 = 13.0 mm.

問題一：請問趨近度數是？

$F_A = -1.00$ D

問題二：等價度數是？

$F_E = -0.9454$ D (−0.94393 D)

問題三：精確的後頂點度數是？

$F_{V'} = -0.9474$ D (−0.9515 D)

問題四：精確的前頂點度數是？

$F_V = -0.9315$ D (−0.94274 D) (−0.9352D)

問題五：隱形眼鏡需要的精確度數是？

$F_{NEW} = -0.9474$ D (−0.95155D)

問題六：當頂點距離是 19mm 的時候需要多少度數？

$F_{NEW} = -0.9528$ D (−0.95701D)

問題七：當頂點距離增加 6mm 時，正添加度數是多少？

正添加度數 = 0.0054 D

## 三、鏡片度數參考點

### （一）遠方鏡片度數參考點

遠方鏡片度數主要參考點（MRP；又稱遠距參考點），指的是在目視遠方時，其視線通過眼鏡上鏡片的位置，也就是說這是目視遠方時，瞳孔垂直中線的位置；除非患者需要稜鏡處方，否則鏡片的光學中心點應該要在此一位置（MRP）才算合理。

### （二）近方鏡片度數參考點

近方鏡片度數參考點（NRP）是指在目視近方時，其視線通過眼鏡上鏡片的位置（對配置雙光鏡片而言相對重要），一般來說，近用瞳孔距離（P.D.）會小於遠用 P.D. 約 3～4mm。

### （三）裝配點

是漸近多焦點鏡片（PAL）上的刻記，此刻記將用來決定應該將鏡片裝配到鏡框的適當位置。

### （四）稜鏡參考點

是鏡片上測量稜鏡的位置，在一般鏡片裡應該是在各眼的瞳孔位置，但在漸近多焦點鏡片中，則位於特定的位置。

## 四、著色鏡片

### （一）著色玻璃

1.「Through-and-through」

- 加氧化金屬在玻璃化合物。
- 愈多氧化物顏色愈深。
- 愈厚的鏡片顏色愈深。
- 高度數處方，在鏡片的厚、薄部分，顏色深淺會有不同（例如：散光鏡片）。

2.著色和氧化物

- 粉紅色（鈰）。
- 藍色（鈷）。
- 黃色（鎳，鈾）。
- 綠色（鐵，鉻）。
- 玻璃的添加劑是非常穩定的，有一致性與可預期性（如：Ray-Ban）。

3.表面鍍膜

- 眞空沉澱（鏡片在眞空環境，著色劑是被蒸發落在表面，因爲重力而沉澱）。
- 上述技術也可用來製造背面抗反光鍍膜。
- 也許可產生任何顏色的單一性和一致性的密度。
- 優點：鏡片會可去除鍍膜再重新鍍膜。
- 缺點：經使用一段時間之後會脫膜。
- 高折射率玻璃鏡片不能重新鍍膜。

### （二）塑膠鏡片的染著（tint）

1.液體式染著

- 鏡片浸泡在加熱的染料溶液裡。
- 浸泡時間越長，顏色越深。
- PC 無法有滿意、完美的染著。
- 塑膠鏡片可染著多種功能的物質（例如：抗刮傷，抗紫外線）。
- 鏡片使用一段時間後，不易重新染著任何物質，因爲殘留的鍍膜不均勻。

2.Solid

- 在聚合作用之前就加入材料（例：抗紫外線的原料）。

## 五、鏡片的染色

眼鏡的鏡片可依不同的需求對於鏡片施以上色的加工，通常可分爲一般染色、太陽眼鏡、增強視覺與工業用染著。

### （一）一般染色鏡片

- 美觀：淺粉紅色、黃色、藍色等（時髦）。
- 透光率超過 80%。

### （二）太陽眼鏡

- 淺色（透光率 60%）。

- 中等的（透光率 40%）。
- 深色的（透光率 20%）。
- 特別的目的（通常透光率 <10%）例如：焊接工的防護鏡（1/百萬）。
- 理想的太陽眼鏡染色。
- 可吸收紫外線。
- Neutral Density（同比例降低各波長的量，不影響對顏色的辨別）。

## （三）增強視覺

### 1.偏光鏡片

- 反光來自於水平的偏振光。
- 鏡片有垂直的極化處理，可阻止水平偏振光的穿透。
- 消除眩光，反光。
- 對水上活動與開車很有幫助。

### 2.光譜限制型著色

- 限制可見光光譜的範圍（例如：阻擋 520nm 以下波長）。
- 增加對比與清晰度。
- 對滑雪與打獵很有幫助。

## （四）工業用染著

- 保護對抗輻射線（例如：UV，紅外線）。
- 降低眩光，增加清晰度。

## 六、感光變色鏡片（Transitions®）

感光變色鏡片在吸收紫外線的時候，會改變光學密度而產生變色的效果；顏色深度依賴光的強度和波長，低的溫度時會有比較深色的鏡片，顏色的改變迅速且會有曝曬記憶，重複使用時，亮與暗週期的時間會縮短。塑膠和玻璃鏡片會比較容易破碎，因此玻璃必須強化處理。顏色變淡的速度，前 1～2 分鐘變淡 50%，要 5～20 分鐘才會完全變回原色，色調變化少，有製造商（Transitions Splitz），推出 3 種顏色，將使用目標設定在年輕族群。

### （一）玻璃感光變色鏡片

- 通常是灰色和棕色，但也有藍色，綠色及粉紅色。
- 氧化銀結晶添加物的狀態：變白／非活化狀態，變暗／活化狀態。
- 紫外線會分離氧化銀化合物——但結晶永遠不會耗盡。
- © Photogrey Extra, Photosun II, Reactolite etc.

### （二）塑膠感光變色鏡片

- 早期感光材質是附加在前表面底部，現在有 Through-and-through。
- 在 UV 照射下會呈現棕色或藍色。
- 有使用期限。
- © Transitions, Changeables, Colormatic etc.
- 典型的級數有
  玻璃、PGX/PBX 85/22、Photosun II 40/12、
  塑膠、Transitions 88/22、Trans XtraActive 65/25

### 七、開立染色的處方

開立染色的鏡片處方通常會考量下列情況後才決定開立與否：

- 視覺的舒適性：降低眩光。
- 眼睛的保護
  - 紫外線，紅外線。
  - 環境需求，職業需求。
- 提高美觀
  - 時髦。
  - 關於義眼者可以給予 85% 透光率的鏡片。
- 視力增強型
  - 職業需求。
  - 運動，娛樂。
- 治療功能
  - 眼睛疾病，如視網膜色素炎。
  - 針對學習障礙：某些團體支持使用特定顏色，認爲部分學童對某些波長特別敏感，但尚有研究討論的空間。

## 參、低視力患者的配鏡

### 一、眼用鏡框

鏡框的目的是使鏡片保持在眼睛前面的一個特定的頂點距離，同時維持水平與垂直的位置，當然也提供外觀的改變。爲病患選擇實用又美觀的鏡框具挑戰性，因爲患者通常選擇鏡框的條件在於外觀而忽略是否符合自己的條件需求；而且，展示鏡框的鏡片通常是平光的，在配入實際度數後，外觀上看起來會有差異（例如近視 -11.00D）。

## （一）鏡框的部件（圖 4-5）

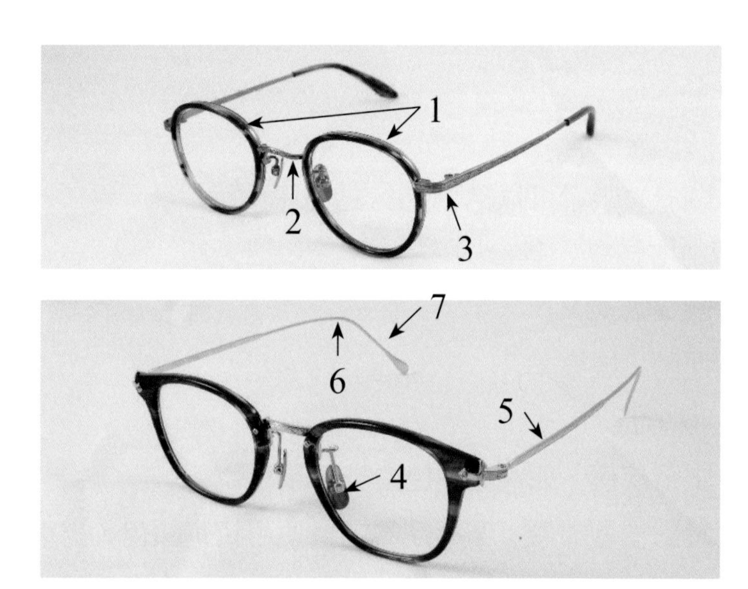


1. 框面，2. 鼻橋（中梁），3. Endpiece，4. 鼻墊，
5. 鏡柄（到耳掛轉彎處之前），6. 耳掛轉彎處，7. 掛耳。5、6、7 統稱鏡腳
感謝臺北明視域眼鏡 陳浩正先生 提供眼鏡照片

圖 4-5

## （二）鏡框的參數

目前發展出多種描述鏡框的方式，在美國大多使用盒子系統（Box System）參數包括（圖 4-6）：

A：框面（鏡片水平寬度）

B：深度（鏡片垂直高度）

DBL：鏡片之間的距離

ED：兩眼鏡片鼻側之間的距離

通常都比「A」值大，不管在任何方位，它都是最長的鏡片直徑

MBS：鏡片最小尺寸

決定所需鏡片的最小尺寸

MBS = ED + 2*（位移量）

MBS = ED 不需要位移

需要位移的理由是爲了配合患者的 PD 和製造稜鏡效應

鏡片的位移量增加，鏡片會比較厚。

OC：光學中心（鏡片的）

是鏡片的光學中心的位置

如果沒有稜鏡的需求，OC 應該要在瞳孔的中心位置。

DBOC：眼鏡 2 個鏡片的光學中心點之間的距離，若沒有稜鏡需求者，應該與患者的瞳孔距離相等。

GC：幾何中心（鏡框的）

盒子系統的 A 和 B 的邊緣會形成一個矩形和此矩形的幾何中心。

從 GC → DRP 的水平距離（以 mm 標示），稱爲 *decentration to PD.* 這個位移量的方向是往內或往外，如果患者的瞳孔距離與鏡框的幾何中心相等，且沒有稜鏡需求，則不需要位移。

Frame PD：A + DBL（鏡框的 PD）

是鏡框的右眼到左眼的幾何中心之間的距離

注意：因為通常鏡片邊緣都會有個斜角，當從鏡框測量這些數值的時候，我們需要額外將斜角計算進去，一般來說是加或減 0.5mm；通常在臨床上，用鏡框來測量 A、B 和 ED 的長度時，需要加 1.0mm，而在測量 DBL 的時候必須減掉 1.0mm。

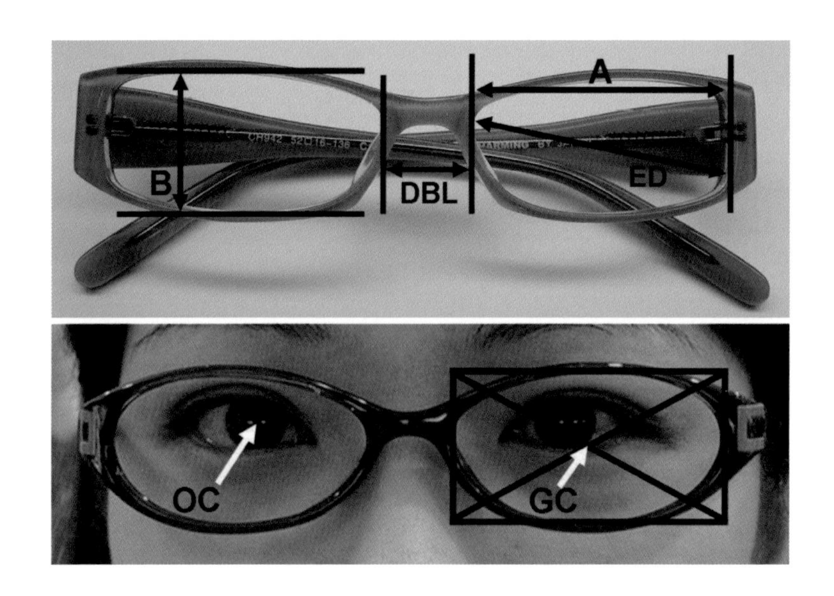


圖 4-6

問題一　鏡框的標示是 EYEQ38 COCO 54 □ 16 130

這些標示各代表什麼含意？

| | |
|---|---|
| 鏡框型號： | EYEQ38 |
| 鏡框顏色： | COCO |
| 盒子系統的 A 值 | 54 |
| DBL： | 16 |
| 鏡腳長度： | 130 |

問題二　如果鏡框的 ED 是 59 mm，患者的瞳孔距離是 64 mm，求 MBS?

鏡框 PD 是 54 + 16 = 70 mm，鏡片的位移量是 70 − 64 = 6 mm 往內（雙眼），或單眼位移量是 3 mm 往內（因爲患者的瞳孔距離小於 FPD）

MBS = ED + 2*（位移量）= 59 + 2(3) = 65 mm.

## （三）稜鏡的 Prentice's Rule

任何鏡片可視爲透過無數個小稜鏡所組合而成，且會因增加偏離光學中心的距離（以公分測量）而增加其稜鏡度，其相對的關係如下：

$$P = dF$$

說明：

P = 稜鏡效應的稜鏡度（Δ）

d = 偏離光心的距離（cm）

F = 鏡片的度數（D）

在臨床上，不同度數的鏡片會誘發出稜鏡效應，遵循 Prentice's 規則，稜鏡效應需要具體說明其方向性，如果預先決定稜鏡效應的方向，則可以忽略稜鏡度的符號；垂直稜鏡效應是：基底向上（BU）和基底向下（BD）；而水平稜鏡效應是：基底向左（BL）和基底向右（BR）。在臨床上，當使用在眼睛的水平稜鏡效應時是用基底向內（BI）和基底向外（BO）來描述，且需考慮瞳孔的位置和鏡片的形式（凸透鏡或凹透鏡）來決定稜鏡效應的方向。

問題一

{I. -3.00, II. +3.00} 的鏡片，若視線通過光學中心的鼻側 2.0cm 處時（圖 4-7），各單眼會產生多少的稜鏡效應？

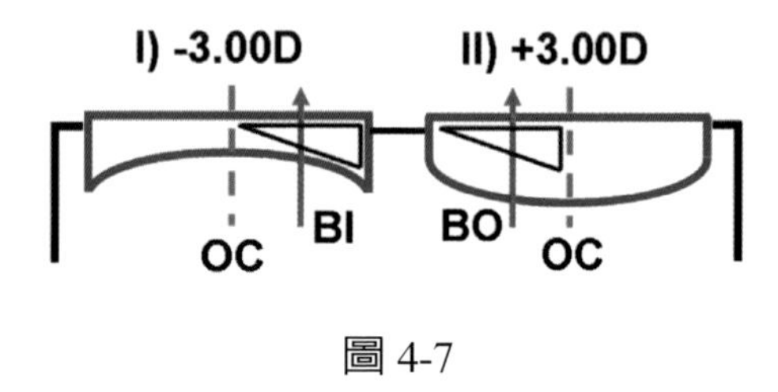


圖 4-7

因考慮瞳孔與光學中心的物理位置，所以我們可以忽略鏡片度數的符號，因此稜鏡度的計算如下：

$$P = dF$$
$$= (2.0)(3.00)$$
$$= 6.0\ \Delta$$

I：因爲負鏡片的光學中心（綠色虛線）是在瞳孔位置（紅色箭頭）的外側，這鏡片比較厚的地方是在瞳孔位置的內側，因此答案是 6.0Δ BI.

II：因爲正鏡片的光心（綠色虛線）是在瞳孔位置（紅色箭頭）的外側，這鏡片比較厚的地方是在瞳孔位置的外側，因此答案是 6.0ΔBO.

問題二

{I. -4.00, II. +4.00} 的鏡片，若視線通過光學中心的下方 2.0cm 處時（圖 4-8），各單眼會產生有多少的稜鏡效應？

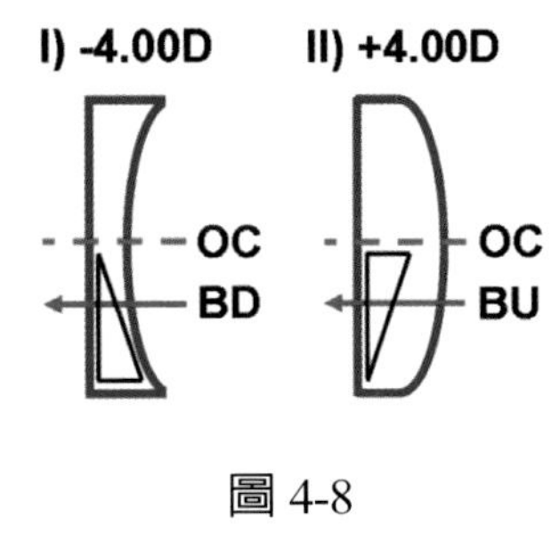


圖 4-8

同上，因考慮瞳孔與光學中心的物理位置，所以我們可以忽略鏡片度數的符號，因此稜鏡度的計算如下：

$$P = dF$$
$$= (2.0)(4.00)$$
$$= 8.0\ \Delta$$

I：因為負鏡片的光學中心（綠色虛線）是在瞳孔位置（紅色箭頭）的上方，這鏡片比較厚的地方是在瞳孔位置的下方，因此答案是 8.0Δ BD.

II：因為正鏡片的光學中心（綠色虛線）是在瞳孔位置（紅色箭頭）的上方，這鏡片比較厚的地方是在瞳孔位置的上方，因此答案是 8.0Δ BU.

問題三

一副鏡框的標示為 52 □ 20，這個患者的 PD 是 62mm. 處方是 +4.00 OU. 如果鏡片的光學中心是在幾何中心（GC）的位置（圖 4-9），此時這副眼鏡的總稜鏡效應是多少？

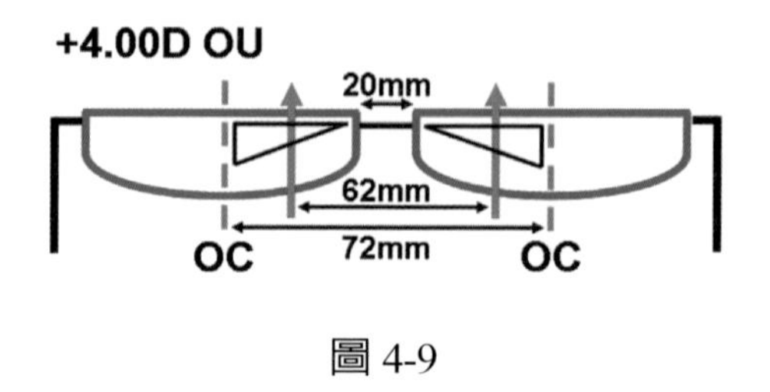


圖 4-9

各單眼的瞳孔位置（紅色箭頭）是從光心位移 5mm，計算單眼的稜鏡效應是：

$$P = dF$$
$$= (0.5)(4.00)$$
$$= 2.0\ \Delta$$

從圖可以清楚的看到基底向外，因此 2 個眼睛的稜鏡效應是 4.0ΔBO

問題 1：相同的鏡框，單眼的 PD 分別是 OD 32mm, OS 30mm. 總稜鏡量是？

答：4Δ　BO　當 2 眼的處方相同時不平衡的 PD 不會有問題

問題 2：當 OD + 4.50 D, OS + 3.50 D. 總稜鏡量是？

答：4Δ　BO

問題 3：OD +6.00D，光學中心需要偏移多少距離及方向，才可獲得 2 BU 和 3 BO？

答：垂直方向的偏移量是：

$$d = P/F$$
$$= 2/(6.00)$$

$= 0.33\text{cm}$

$= 3.3\text{mm}$

水平方向的偏移量是：

$d = P/F$

$= 3/(6.00)$

$= 0.50\text{cm}$

$= 5.0\text{mm}$

因爲這是正鏡片，比較厚的地方是在中心，鏡片向上偏移將會有 BU 稜鏡，向外偏移將會有 BO 稜鏡，因此這鏡片的偏移是向上 3.3mm 和向外 5.0 mm。

## （四）高度數矯正

高度數的正、負鏡片皆有其特有的性質，因此會有特定的鏡片設計。

### 1.鏡片的稜鏡效應

(1) 改變眼球的轉動

- 正鏡會增加旋轉
- 負鏡會減少旋轉

(2) 邊緣效應

- 正鏡會產生盲區（Scotoma）
- 負鏡會產生複視（Diplopia）
- 周邊視覺與黃斑部視覺效應

2.高度數負鏡片

(1)有縮小影像的效果

- 會降低最高的視力值（如：20/30）。
- 對於極高負度數者，建議使用隱形眼鏡。

(2)邊緣反射（又稱負鏡光圈）可以經由以下方式減少：

- 抗反射鍍膜
- 在邊緣上色
- 在邊緣拋霧面
- 鏡片染色

(3)高度數負鏡片的處方

- 高折射率的塑膠鏡片（玻璃鏡片不易做強化處理）。
- 需有抗刮傷抗反光鍍膜。
- 用開圈設計（Lenticulated Design；支持部位可做成平面或正度數）。

(4)鏡框的選擇

- 鏡框的 PD 要與 Pt 的 PD 吻合。
- 使用規則形狀的框，如寬：高＝1：1 的鏡框。
- 鏡框的框面與臉型尺寸的相對比例可以盡量的小。
- 鏡框的框面建議用粗一點的框邊來使鏡片的邊緣反射降到最小。
- 不建議用無邊框。

3. 高度數正鏡片

通常使用在無水晶體的患者（白內障水晶體移除後沒有裝置人工水晶體），無水晶體眼的度數可用下列公式預估：

$$F_{無晶體} = +11D + (1/2) * F_{晶體摘除前}$$

配戴高度數正鏡的患者，將會遇到的一些情況：

⑴對於無晶體的患者，其眼鏡會有 25% ～ 30% 的放大率。

⑵環狀盲區

- 盲區（Scotoma）的大小可由 Prentice's 規則計算出來。
- 會有「魔術玩偶箱」效應。
- 物體在 1 至 3 公尺的距離最明顯。
- 在活動時要特別注意周邊狀況。
- 這盲區的產生是無法被改善。
- 盲區的大小決定於
  - ■ 鏡片度數。
  - ■ 頂間距離愈大，盲區範圍愈小。
  - ■ 鏡片尺寸。

⑶如漂浮的暈眩感

- 會有一些類似漸進多焦點的適應問題

⑷ Seidel 像差

- 球面像差（Spherical Aberration）
- 彗星像差（Coma Aberration）
- 斜散像差（Oblique Astigmatism）
- 曲面像差（Curvature of Field）
- 扭曲像差（Distortion）

⑸近方正加入度效應

- 頂間距離增加正度數也會增加

(6)對高度正度數者的驗光

- 頂間距離非常重要。
- 建議使用試鏡架／外掛式試鏡架。
- 注意傾斜角的效應。

(7)高度數正鏡片的處方需知：

- 優先考慮非球面
  - 可減少重量、厚度、像差。
  - 較佳的美觀效果。
  - 有抗反光鍍膜。
  - 高折射率鏡片只有很小的幫助（鏡片中心比較厚）。
- 鏡框的框面盡量小
- 使用規則形狀的框，就是寬：高＝ 1：1 的鏡框。
- 鏡框的 PD ＝ Pt 的 PD（不要移中心）。
- 不建議用無邊框。

### 4.近方加入度的決定

(1)決定起始加入度可用下列方法：

- 患者的年齡。
- 融像交叉圓柱鏡測試（FCC）。
- 動態視網膜鏡。

(2)以試鏡架或正負相對性調節的檢查（NRA／PRA），做第二次的加入度確認。

問題：一患者 FCC 爲 +1.50D，NRA/PRA: +1.00/-0.50，請問其加入度爲何？

答：$\frac{+1.00+(-0.50)}{2}+(+1.50)=\frac{+0.50}{2}+1.50=+0.25+1.50=+1.75D$

→正確的加入度是很重要的；一般來說，雙光鏡片的加入度應該避免過多的正加入度，而漸進多焦點是允許稍微多一點正的加入度。

5.決定配製高度

在漸進多焦點的驗配中精確的瞳孔位置是非常重要的，測量時，測量者的眼睛應該要與患者的眼睛在相同的高度。在測量瞳孔高度之前，應該先將鏡框配合患者的臉型調整妥當，最佳的鏡片裝配是使用單眼瞳孔距離，欲增加可視區域（如：用漸進多焦點鏡片開車），可減少鏡片的頂間距離（和增加傾斜角），眼鏡做好的時候，爲了訓練患者的眼睛活動，所以記號線先不要擦掉，確定患者的眼睛會轉動到鏡片相對看的位置看出去，才可以把記號線擦掉。

## 肆、低視力光學輔具原理

低視力輔具中常見放大作用計算，其光學原理可依據病患所需放大倍數及患者需求及改善目的，進而建議其使用適當輔具。低視力光學輔具的主要目的是爲了放大視網膜影像的尺寸，爲了達到此目的，常用的有三種方式：尺寸放大（Size Magnification）、距離放大（Distance Magnification）、角放大（Angular Magnification），若一次使用多種方式，其總放大率爲各單項的結合。

## 一、尺寸放大

尺寸放大亦稱之爲相對體積放大（Relative Size Magnification），其的定義是指目標實際的物體體積大小的放大。外界物體增大時，視網膜成像亦隨之增大，二者的關係是成正比關係，即目標增大幾倍，視網膜成像相對增加幾倍。相對體積放大作用的應用如：大字印刷品、大字書、大字報紙等。閱讀大字書時，可不使用其他光學輔具，閱讀距離也比較接近正常。其放大率的計算如下：

$$M = \frac{h_2}{h_1}$$ M：放大率，$h_1$：物體原尺寸，$h_2$：放大後尺寸

## 二、距離放大

距離放大更具體詳細的說法是相對距離的放大作用（Relative Distant Magnification），即是所謂移近放大作用，例如書本向眼前移近產生放大作用。當物體往眼前移近時，視網膜成像亦隨之增大。如目標距眼 40cm 時，視網膜成像爲 1 倍，當目標距離眼 20cm 時即爲原距離的 1/2 時，視網膜像放大 2 倍，當目標距眼爲 10cm 即爲原距離 1/4 時，視網膜像放大 4 倍，而距眼 5cm 時，放大作用爲 8 倍。在目標物的尺寸不變的情況下，改變視物距離使得視網膜影像的尺寸加大。其放大率的計算如下：

$$M = \frac{l_1}{l_2}$$ M：放大率，$l_1$：原距離，$l_2$：新距離

## 三、角放大

當物體所在位置或大小不改變而產生角放大率，但在物體和眼睛，經由光學系統使使物體顯得更大之間的光學系統。是指物體通過光學系統後視網膜成像尺寸，與不通過光學系統視網膜成像尺寸之比。角放大作用最常見的光學設備是望遠鏡。當物體距離眼睛太遠或物體無法向眼前移近時，可以利用角放大作用。例如遠處目標不能自行變大或移近眼前，則望遠鏡的角放大作用便可以被利用其放大率的計算如下：

$$M = \frac{\omega_2}{\omega_1}$$　M：放大率，$\omega_1$：原視角，$\omega_2$：新視角

光學輔具可以利用上述幾種放大作用中的一種或幾種合併使用，如將目標增大 2 倍（相對體積放大作用），然後目標距眼從 25cm 移近到 12.5cm（相對距離放大作用），又放大 2 倍，總放大作用（兩種放大作用的加成）則爲 4 倍。又如在 25cm 處看放大爲 5 倍的擴視機時，又移近到 12.5cm 處時，則總的放大作用爲 10 倍。

## 四、等效視度（Equivalent Viewing Power, EVP）

EVP 是透鏡或光學系統屈光度的測量，此術語是用來描述一個透鏡的放大效果，其等於從放大鏡和近方加入度的組合的放大效應（假設爲薄透鏡），EVP 相當於注視距離的倒數。

例舉計算方式如下：

問題一：患者在 30 cm 測得 3M 的最佳矯正視力，並且患者需要讀 1M 閱讀物。計算 EVP？

答：$\frac{0.3}{3}=\frac{x}{1M}$

$x=0.1=10cm=\frac{100}{10}=10D$

問題二（近方加入度 Add Power Method）：假設患者具在 40cm 有 20/80 的最佳矯正視力，並且患者需要讀 20/20 閱讀物。考慮其爲老花眼。計算其所需屈光度？

答：80/20×2.50 = 4×2.50 =10.00D

問題三（參考距離 Reference Distance Method）：如參考距離爲 40cm，患者需要 4 倍（x）放大，其所需屈光度爲何？

答：4x = 0.4×F（F 表示合成屈光度）

F = +10 D，or F= 2.5×4= +10 D

問題四（最佳有效閱讀距離 Equivalent Viewing Distance）：患者在 30 公分最佳視力爲 3M，欲閱讀 1M 閱讀物？計算 EVD 爲何？

EVD = Required TPS (Threshold print size)/current TPS ×Current EVD.

答：EVD = 1/3×30cm = 10 cm.

## 五、臨床上決定加入鏡度及放大率的方法

### （一）逐步增加閱讀加入度（Increasing the Reading Addition）

在患者已先經過遠距離屈光矯正的前提下，確定近方放大率起始的一種方法是使用閱讀加入度（並同時降低工作距離），直到

患者所需工作能夠流暢的達到閱讀需求。開始是在試鏡架中置入 +4.00DS，維持閱讀物距離眼鏡平面 25 公分處，並記錄患者可以閱讀的內容及行列；接著近方加入度持續增加，直至達到病患所需求的近方視力處爲止。

### （二）計算預測放大率（Calculating the Predicted Magnification）

確定起始放大率的另一種方法是當其戴上最佳處方時，經由比較患者可閱讀到想要閱讀來計算出起始放大率，這可以用於遠方或近方放大率的預估計算。舉例來說，如患者的近方視力是 6/60，希望看到需求視力爲 6/12 的路牌，放大率 $= \frac{60}{12} = 5$ 評估人員可試圖使用五倍放大鏡開始練習。

$$放大率（Magnification）= \frac{患者可看見大小}{患者想看見的大小}$$

### （三）Kestenbaum's Rule.

使用遠方視力倒數値來計算加入度的總鏡度，如遠方視力 20/200，其倒數爲 200/20 = +10.00D。

### （四）加入鏡度再確認（Refine Addition Power）

加入鏡度再確認與閱讀文章材料，使用可明視單一字視標，最佳視力所確定起始加入鏡度時，需參考使用加入 Amsler Grid 及對比敏感度檢查的增能結果，並進一步使用持續文字材料來再確認患者更流利閱讀所需文章的屈光鏡度。

原則上以病人希望眞正看到的實際閱讀材料元素（例如，報紙，音樂）來作爲最後加入度鏡度的基礎，而非只注意在文字視標上。在實務中，預測的和實際讀視力並不總是相關。如照明，姿勢和字體外部因素均會影響一個人的閱讀能力。除此，視覺參數中、暗點的大小、視野的完整、對比度和視力儲備力已知均會影響患者的閱讀能力。

## 參考文獻

曾善裕（2007）。Clinical Fundamentals of Ophthalmic Optics。臺中，恆宏。

曾善裕（2007）。Low Vision。臺中，恆宏。

# 第5章　低視力評估之視力測量

蔡龍輝、葉志偉

視力不佳可能導致低視力患者在生活上某方面或某個程度的不方便，嚴重者甚至影響到生活的機能；低視力檢查的目的乃是設法使低視力患者能夠充分利用剩餘視力，幫助低視力患者提高生活水平及增強獨立生活的能力。

一般人對視力的認知，經常認為看得到就是視力好，看不清就是視力較低；然而對於低視力患者而言，除了必須了解其視力高低程度外，尚需涵蓋視野是否缺損，以及其他相關影響視力的因素，例如：部分低視力患者雖具備有不錯的視力，但其周邊的視野受損，就會在生活與行動上有所阻礙，摔跤、跌到或撞到東西的困擾屢見不鮮；又如：有些患者視力雖差，但周邊視野很完整，其生活行動不一定會有太大的問題，但閱讀書籍或近距離工作時就有困難。因此，本章節以視力量測為主軸，說明低視力評估時，需將視力及視野，甚至是與生活息息相關的光敏感度、對比度與色彩辨識，以及病患的主訴與生活環境等狀況，同時考量在內才會是理想且完整。以下除針對視力評估重要性及視力測量基本原理、元素加以說明外，並進一步說明無法口語溝通的病患，測量視力時常用的測量工具及評估方法。

# 壹、視力的定義

「視力」是所有臨床評估中，最先要釐清的檢查項目之一，視力與視標的原理以及其計算，是低視力評估的基礎，需強調的是：視力值的記錄並非是刻版固定的 0.1、0.2、20/200 或 6/24 等；於功能性視覺評估紀錄中，視力可記錄爲 15 公分處可閱讀 Word 20 號字，或是 3 公尺處可以看到行人與車輛；此一方式更貼近病患的生活，且對未來低視力病患輔具的應用更爲實務，兩者合併呈現的解釋力更佳。

視力（Visual Acuity）的定義爲眼睛認知及解析的能力，深入的解釋即是眼睛偵測並得知物體存在，並進一步辨識分析物體型態及細部構造的能力，臨床上常以量化方式來呈現視力，也就是常聽到的視力值。廣義的視力可分爲中心視力及周邊視力，而狹義的視力則只有中心視力。中心視力又稱直接視力，乃視網膜黃斑部中心窩（Central Fovea）所呈現視覺機能最敏銳處的視力表現，其對於視線方向之物體，眼睛能清晰辨識而明視，此即爲中心視力的功能。而離黃斑部中心窩 5° 以外的視網膜，其視力較差且弱，屬周邊視力（Peripheral Vision），又稱間接視力，中心視力及周邊視力在視覺敏銳度上的差異係因視覺細胞在解剖學上分布的差異。除此，視力又可分爲明視力（Photopic Vision）及暗視力（Scotopic Vision），主要以視網膜感光細胞中負責色彩視覺及明亮視覺的錐狀細胞（Cons），以及負責黑白視覺及暗視覺的桿細胞（Rods）作爲區分，錐細胞集中於網膜中心窩，白天光線充足時視力主要是依賴視覺敏銳度較高的錐細胞，當光線變暗，錐細胞所需的敏銳刺激增高，致使中心窩的敏銳度降低。此時，分布於周邊的桿細胞開始活化，眼睛對光線的敏感度因而增加。夜間視力則依賴網膜周邊對微弱光線敏感的桿細胞，其影像的敏銳度較低，使夜間視力除黑白影像外，其清晰度也較低。另外，視力依照注視視標的移動性，又可將視力分爲靜態視力（Static Visual Acuity）及動態視力（Dynamic Visual Acuity）。一般常用處於固定式視力表來測量視覺解析能力，即稱爲靜態視力，而對動態物體，或視力表的解析能力就是所謂的動態視力，動態視力與其反應的時間相關，在空間的判別，能越早偵測到物體的位置，便可以越早在大腦中處理此訊息，並反應神經訊號傳送至作用肌肉群，迅速地去做出反應；就如同棒球選手在進行判斷球落地，抓球，接球等變化位置等技巧時，便需在動態的情況下，進行對球速及位置的立即判斷。

視力檢查的重要性係視力是衡量視覺機能的重要參考依據，人類傳遞訊息使用圖文記號，建立了眼睛視覺機能中的形態視覺中視力的表現。日常生活作息中，若視力出現問題，則引起種種的不方便及困難，形態視覺是眼睛視覺機能重要的參考指標。影響視力的主要因素有：屈光狀態、屈光介質的清晰度、照明光線的強度、檢查網膜的部位、目標運動及眼球適當的動作，以及年齡的退化等等。定期的視力量測是最簡單也最直接偵察視覺變化的方式。

量測視力的重要性爲何？筆者整理 Michael Kalloniatis 與 Charles Luu 兩位學者所提出觀點，視力值除提供患者申請補助或鑑定證明的依據外，尚有下列幾項功能：

1. 提供患者及家屬能更理解自己的視力現況。
2. 提供患者及家屬理解視覺進展與退化的依據。
3. 提供醫護人員或相關專業服務人員之間的溝通。

4. 提供計算患者使用放大鏡或望遠鏡等輔具倍數的參考標準。

視力係指視覺系統的空間分辨能力，這也被認為是眼睛看到細節的能力；測量特定視力有不同方式，可取決於不同使用視力作業的類型而定。欲了解視力需先知道視角的原理，視角（Visual Angle）表示以物體的兩端點各引直線至眼睛節點的夾角，視角的大小直接關聯視網膜成像的大小，最小視角係指人眼能分辨物體兩點間的最小距離所對應的視角，最小視角的倒數即為視力，也就是說，被檢查者能分辨的視角愈小其視力愈好。正常眼視力 1.0，分辨力為 1' 角，相當於視網膜上 4.96um 的距離，中心窩錐狀細胞的直徑為 1～1.5um，欲分辨兩個點，必須有兩個以上視錐細胞的興奮，且兩個錐細胞間被一個未興奮的錐細胞所間隔，如此才得以分辨。

廣義視力可分為：最小可見力（Minimum Visibility）、最小分辨力或視力（Ordinary Visual Acuity）、最小空間分辨力或超視力（Spatial Minimum Discriminability or Hyper Acuity），以下分別說明：

## 一、最小可見力

最小可見力係指發現最小單個視標的能力，透過改變目標的大小，測量最小可見力。舉例來說，在均勻明亮背景下，觀察一黑色線條，由最初的無法看見，增加線條寬度至可看見的程度，則此線條的寬度為最小可見力的閾值（如圖 5-1），其正常值為 1'。最小可見力為光強度差異的判斷，非空間分辨，因此還未能被通稱為意義上的視力。圖 5-1 說明不同顏色對比下，可觀察線或點的閾值。

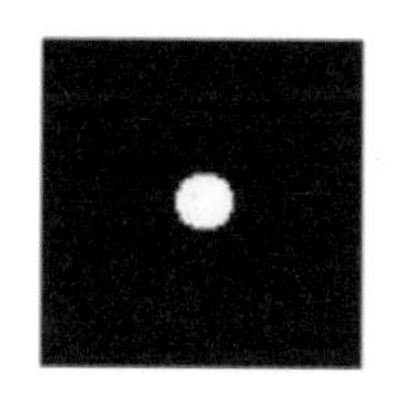
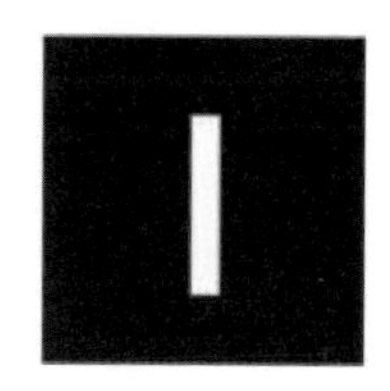
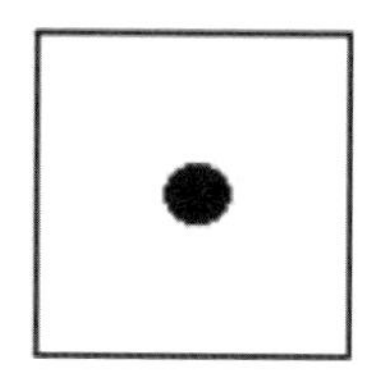

圖 5-1　不同對比可觀察的點線閾值

資料來源：ebvision.med.utah.edu/book/part-viii-gabac-receptors/visual-acuity/

## 二、最小分辨力或視力

最小分辨力或視力又稱視敏銳度，係指分辨兩點或兩線條的能力，點及線在視網膜上成像的光能分布成點擴散或線擴散函數，當兩點或線靠近時，兩個分布函數重疊而不能分辨，當其逐漸分開，重疊減少形成波峰及波谷，當波峰與波谷強度之差占波峰長度的比例達一定值時才可辨別，依此生理反應所設計的視力表，常見的視標有 E Snellen 與 Landolt C（如圖 5-2）。

## 三、最小空間分辨力或超視力

最小空間分辨力或超視力係指，某些空間差異，就算其視角低於常規視力閾值也能分辨，此稱爲最小空間可辨力或超視力，如：游標視力與立體視覺。游標視力主要分辨線段的不連續性，立體視覺則爲辨別周圍物體間的距離與深度的能力，正常值通常需小於 40 秒角（如圖 5-3）。

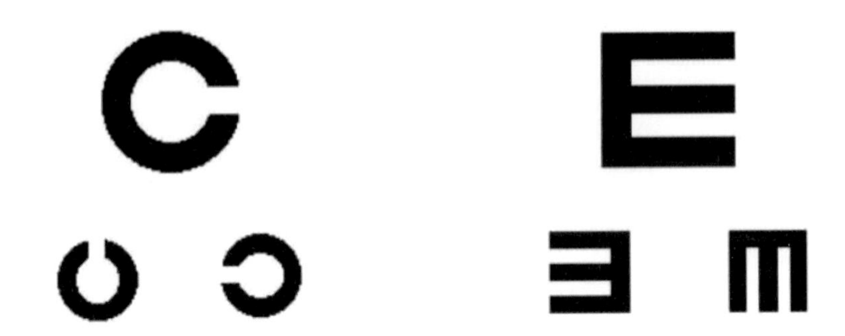

圖 5-2　分辨兩點或兩線的視覺解析能力

資料來源：webvision.med.utah.edu/book/part-viii-gabac-receptors/visual-acuity/

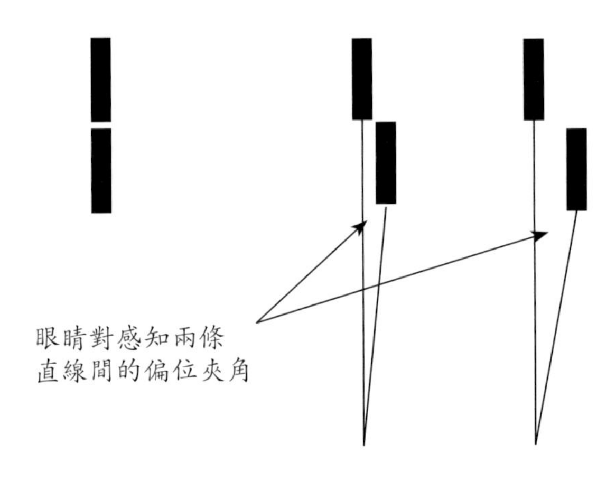


圖 5-3　直線間偏位角

資料來源：webvision.med.utah.edu/book/part-viii-gabac-receptors/visual-acuity/

「超視力」在臨床視力測試有一個特殊的地方，其功能除了包括處理眼睛的光學構造、視網膜功能、初級視覺皮層活化和感知裝置通道外，也應該具備正常判定立體視之功能。人類立體感的形成係由雙眼同時注視某物體，雙眼視線交叉於一點，此點稱爲注視點，由注視點反射回到雙眼視網膜上的光點形成相同視線方向且呈對應，由此兩點將信號轉入大腦視中樞即合成一個完整單一的影像，學理上，所通過的區域範圍即是所謂的 Horopter 區域；實際上，雙眼間雖然有些許的偏差，卻還可形成單一影像的區域範圍就被稱爲 PANUM`S 區，此融像區與立體視有極密切的相關，可融像範圍藉由轉入大腦視中樞，進而合成一個完整的物體像。除了要看清此點，還必須將此點與周圍物體間的距離、深度、凸凹等訊息都辨別出來，這樣成的像就是立體的像，這種視覺就叫立體視覺。此精緻立體主要基於靜態的差異，允許眼睛「感覺」中央視覺區域中物象的深度，因此，也被稱爲定量立體視。試舉一例說明如下：

**範例計算**：若 PD = 65，視網膜偏差 5mm，注視距離 40 公分，其立體秒弧為 412.53，計算方式為：

$$\eta = \frac{PD(\Delta D)}{D^2} \times 206265$$

ΔD 為視網膜偏差　D 為注視距離

206265 為轉換後的秒弧（1 秒弧 = 57.296 度 = 3600 × 57.296 = 206265 秒）

$$\frac{64 \times 5}{400 \times 400} \times 206265 = 412.53 \text{ 秒弧}$$

## 貳、視力表的設計原理

量測視力暨是重要的參考指標，那麼視力表的設計與標準化視力表的工作就相對重要。視力表的設計原理即以人眼所能分辨的一分視角（θ）爲基礎，在不同距離下，對應不同的兩點間間隔距離（x）來進行計算（如圖 5-4），所以視力表上視標 1.0 的大小，其計算方式如下：

**計算方式一**

$$\tan\theta = \frac{x}{距離}$$

以一般視力表擺放位置 6 公尺（20 英尺）為例，則

$$\tan\theta = \frac{x}{6公尺（20英尺）}$$ 視角為 1 分角時

$x = 6 \times (\tan 1') = 6 \times (0.000291) = 0.001746$（公尺）$= 1.746$（毫米）

若視力表上的字體高度增加為 5 倍，可計算字高為

$5 \times (1.746) = 8.73$（毫米，此相當於視力表上 1.0 的字體高度）

以 1.0 作為基準，可以應用簡單的公式計算其他視標的高度為：

$8.73 \div$ 小數視力值，例如視標 0.5 的字體大小為

$8.73 \div 0.5 = 17.46$mm

**計算方式二**

1.0 的視力代表受測者可「解析」視網膜上 1 分角大小的成像。

1 分角 $= 1 \div 60$ 度

1 度 $= 1 \div 360$ 圓周

1 分角 = 1 ÷ 21600 × 圓周 = 2πr ÷ 21600（π = 3.1416, r 為半徑）

如測距離 6 公尺 = 6000 mm 來計算，那麼 1.0 的 E 字視標大小為

6000mm × 2 × 3.1416 ÷ 21600 = 1.74533mm

1.74533 × 5 = 8.73mm（相當於視力 1.0 時的視標大小）

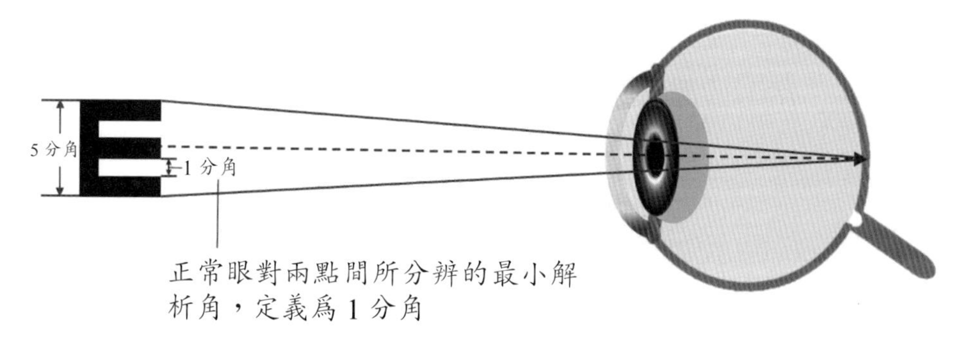


圖 5-4　眼睛可分辨最小解析視角及五分角視力表設計原理

## 一、視力與距離相關性

視力表視標的設計以 5 倍視角作爲視標的高度，當檢查距離不同，對應不同視標的高度就會不同，例如：Snellen 視力表 1.0 檢查距離 6 公尺，視標高度 8.73mm，當檢查距離 3 公尺時，其距離爲原來二分之一，視標高度爲 4.36mm。若檢查距離更換成 2 公尺時，距離爲原來三分之一，1.0 視標高度則爲 2.91mm。反推回來，原來檢查距離 3 公尺的 1.0 視標，在 6 公尺測量距離時，其視力值爲原來 2 倍，亦即 2.0 或 20/10。

例題一：Snellen 六公尺視力表檢查，患者在 3 公尺可見 20/100，請問其視力為？

解答：

$$3 \div 6 = \frac{1}{2}$$

$$\frac{1}{2} \times \frac{20}{100} = \frac{20}{200}$$

例題二：檢查距離 6 公尺，視標高度 4.36cm，其對應的視力值應為多少？

解答：

(1) 4.36cm 為 3 公尺 1.0 視標高度 4.36mm 的 10 倍，相當於 0.1 的視力值；檢查距離為 6 公尺是 3 公尺視力表的 2 倍距離，視力值亦為原來 2 倍，0.2

(2) 以物高方式進行對比，測試距離 6 公尺，視標高 8.73mm 的視力值為 1.0，物高 4.36cm（43.6mm），則 $8.73 \div 43.6 = 0.2$，視力為 0.2，20/100。

例題三：當視角為 5 分角，可見視標大小為 2 公分，其測試距離及視力為何？

解答：

tan 5' = 0.0014544 公尺 ≒ 0.145 公分

$0.02 \div 0.0014544$ ≒ 13.75 公尺（2 公分視標在距離 13.75 公尺所形成的視角）

視力值 = $0.145 \div (2/13.75)$ ≒ 1.0

**例題四**：病患能在 1 公尺處，能辨識 6/20（公尺制）的視標，其視力值是多少？

1. 公尺制 VA = ?　2. 英尺制 VA = ?　3. 小數 VA = ?

1 公尺 = 3.33 英尺　1 英尺 = 0.3048 公尺

**解答**：

(1) $(1 \div 6) \times \frac{6}{20} = \frac{6}{120}$

(2) $\frac{6}{120} = \frac{6 \times 3.33}{120 \times 3.33} = \frac{20}{400}$

(3) $\frac{6}{120} = \frac{20}{400} = 0.05$

**例題五**：病患能在 6 英尺處，能辨識 6/200 的視標，其視力值是多少？

1. 公尺制 VA = ?　2. 英尺制 VA = ?　3. 小數 VA = ?

1 公尺 = 3.33 英尺　1 英尺 = 0.3048 公尺

**解答**：

先將 6 英尺轉換成公尺

6 英尺 /200 公尺 = 6×0.3048/200 公尺 = 6 公尺測量制 / A，求出 6 公尺下可見視標距離即可得公尺制視力值。

(1) A = 6×200/6×0.3048 = 1200/1.83 = 655.7 → 6/656

(2) 6/656 = 6×3.33/656×3.33 = 20/2184（公尺制轉換成英尺制）

(3) 6/656 = 20/2184 = 0.009（轉換成小數視力）

## 二、視力表種類

以量測距離做簡單的區分，視力表可簡單的分爲遠方（或稱遠距離）視力表與近方（或稱近距離）視力表，以下分別介紹：

### （一）常見遠方視力表（Distance Visual Acuity Chart）

常見低視力評估的遠方視力表有 Snellen、ETDRS-Type Charts、Bailey-Lovie ETDRS、Feinbloom Chart、LEA Numbers Low Vision Book（LNLVB）等，以下說明常見低視力評估的遠方視力表特性：

#### 1. Snellen Charts

Snellen Charts（如圖 5-5）乃 Hermann Snellen 於 1862 年提倡將 1 分角作爲視力之標準單位，1 分角與錐狀細胞之直徑恰相一致；因爲視力與視角成反比例的關係，也就是物體離眼睛的距離越遠，其視角愈小愈難辨識。Snellen 視力表使用了 9 個字母，C，D，E，F，L，O，P，T，Z，除了 E 和 O，不同形狀的視力表字體能夠讓測試者以垂直、水平和對角視角進行辨認，且這些字母也能有效地檢測出散光。其記錄方式爲 20/20，分子 20 表示測試距離，分母 20 爲被檢者可見視角的距離，可見視角與距離之間，即可呈現患者的視力值，Snellen Charts 測試距離爲 3 公尺的版本，可用於輕，中度低視力患者的視力評估。

#### 2. Bailey-Lovie ETDRS

Bailey-Lovie ETDRS 視力表由 Rick Ferris, Green, 和 Bailey-Lovie 等人在 1982 年設計以對數數列爲應用所設計的視力表；

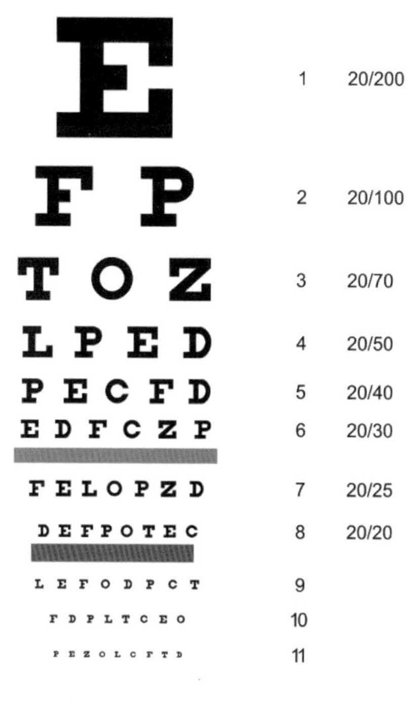


圖 5-5　Snellen 視力表

Bailey-Lovie ETDRS 視力表設計的原則依幾何級數的增率，各行比例恆定，每一行的字母數相等均爲五個，字母間距與行間距同字母大小成比例，且各行視標具備相同的鑑別度。

Bailey-Lovie ETDRS 視力表（如圖 5-6）的視力呈現係以視角的對數來表示，與傳統熟悉的視角越小，視力值越好的理念相反；例如：能辨認一分視角的表示爲 0，小於一分視角的表示爲負值，而最佳能辨認視角的 10 分視角表示爲 1，較適合統計分析中連續變項平均數的計算，故在學術研究中常用 ETDRS 視力表爲研究工具，且 ETDRS 視力表有三個不同的版本，可有效防止測試者記憶視力表。ETDRS 視力表格式在美國國家眼科研究所和美國食品藥品管理局（FDA），針對糖尿病視網膜病變早期治療方案的研究中廣為使用，並被授權給世界各地許多臨床眼科試驗中使用。

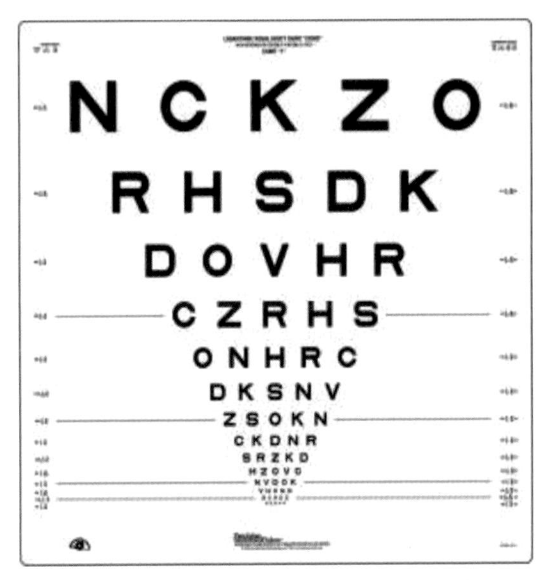


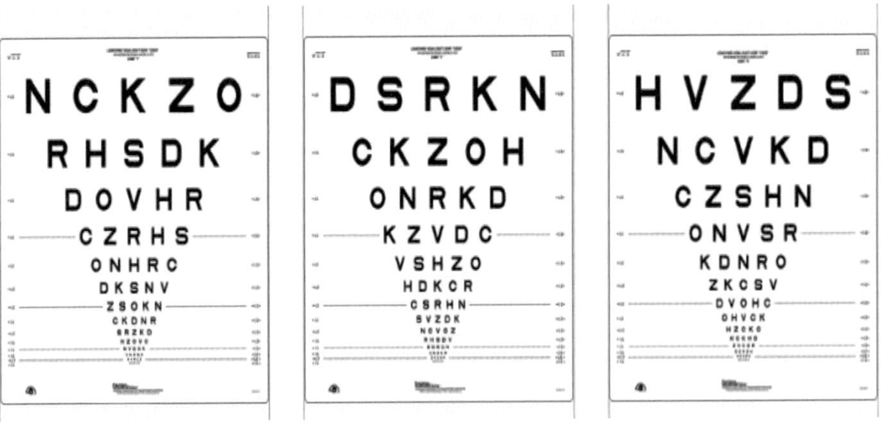


圖 5-6　ETDRS 視力表

ETDRS 視力表記錄方式

**例題一**：ETDRS 視力表每行間格 0.1 LOGMAR，每行 5 個字，每個字間隔 0.02 LOGMAR。如明視 0.3LOGAR 該行，又可往下一行 (0.2 LOG MAR) 多看兩個單獨視標，記錄為 0.3 – (0.02X2) = 0.26 LOG MAR。

**例題二**：ETDRS 視力表檢查距離 4 公尺，個案在 2 公尺可見 0.3 LOGMAR，其視力值，距離轉換 LOG 4/2 = 0.3，0.3+0.3=0.6LOG MAR。

3. The Feinbloom Chart

Feinbloom 視力表（如圖 5-7）乃由低視力照護之父 Dr. William Feinbloom 針對低視力患者所設計低視力專用視力表，測試距離爲 10 英尺（3 公尺），允許低視力檢查者可靈活地調整距離，視力測量過程可順利依患者的能力變換測量視標大小，此視力表是低視力檢查室常見的測量工具，數字範圍從 0 到 9，字體大小則從 3M 到 213M。Feinbloom 視力表的優點包括大型視標，也可以轉換任何距離及方式的使用。Feinbloom 視力表使用數字號碼的好處是可適用不識字但熟悉阿拉伯數字的患者。缺點則是：不均等的視標、辨識視標的寬度與高度比例不一致、不規則的改變視標大小和擁擠度不一致等。

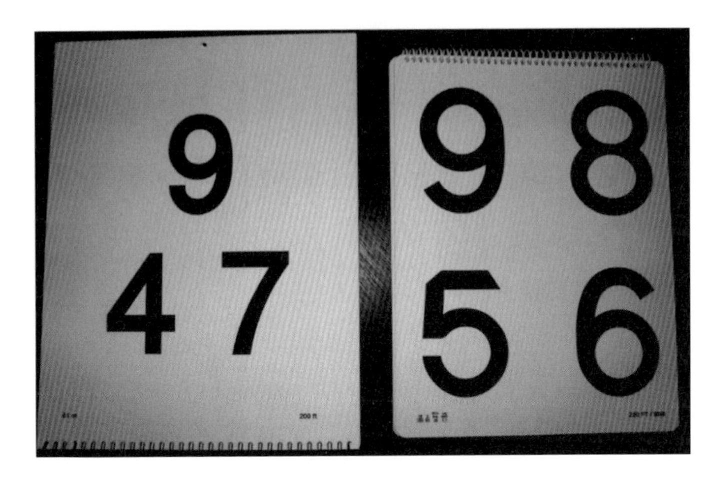


圖 5-7 Feinbloom 視力表

4. LEA Symbols/Numbers Visual Acuity Charts

LEA 圖形（Symbols）或 LEA 數字（Numbers）是一系列專門針對不知如何讀出文字的兒童或認知功能缺損病患而設計的視標系統。其可用於評估近視力和遠視力，且有多種視覺能力 LEA 測試的版本，如對比敏感度、視野、色覺、視覺適應、眼球運動知覺和視覺及調節功能等。Bertuzzi, Orsoni, Porta, Paliaga 與 Miglior 在 2006 年的研究指出，LEA 圖形遠距離視力表應用於學齡前兒童臨床的視力缺損檢測是有效度的；研究以 LEA 圖形視力表測試了 149 名學齡前兒童，其敏感度可達 95.9%，且同時具備高度的重測信度，用於替代更昂貴和費時的兒科視力測試是非常好的工具（如圖 5-8）。

LEA 數字是後續開發的測試系列，用來測試年齡較大的兒童，甚至是成年人的視力測試。LEA Numbers 系列提供英尺、公尺、M unit、LogMAR 等測視距離及版本的轉換，可滿足不受距離

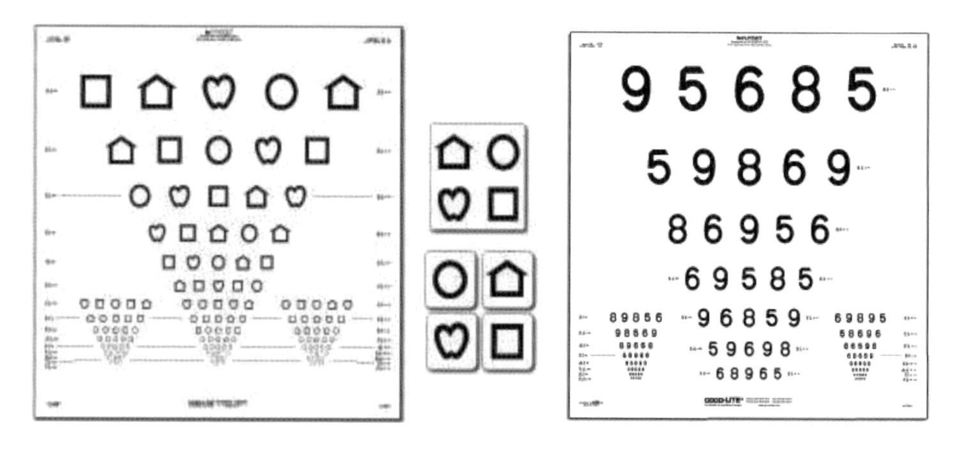


圖 5-8　LEA Symbols/Numbers Low Vision

限制與快速檢查的目的，Hardgrave, Hatley 與 Lewerenz（2012）的研究指出 LEA Numbers 與 Feinbloom 視力表，兩者對低視力病患的檢測結果有高度的相關。

### （二）常見近距視力表（Near Visual Acuity Chart）

近距視力表通常把 40 cm 作爲標準近距檢查距離，常見近距離視力表（圖 5-9）如：近距離 Snellen 視力表、M System 視力表、點數（Point）視力表、N 視力表與 Jaeger 視力表，以下分別介紹：

#### 1. 近距離 Snellen 視力表

近距離 Snellen 視力表採用了等同於遠距視力表的設計方式，其視力檢測結果的記錄方式也與遠距離 Snellen 視力表相同，採用測量距離 40 公分等價 Snellen 近視力表，則記錄方式，1.0 視力爲 20/20。

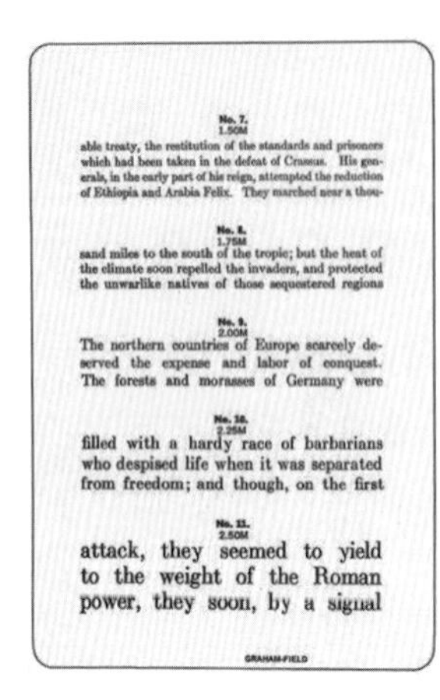


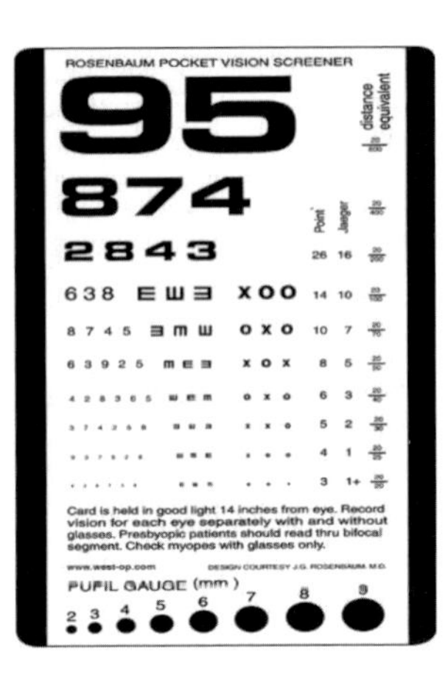


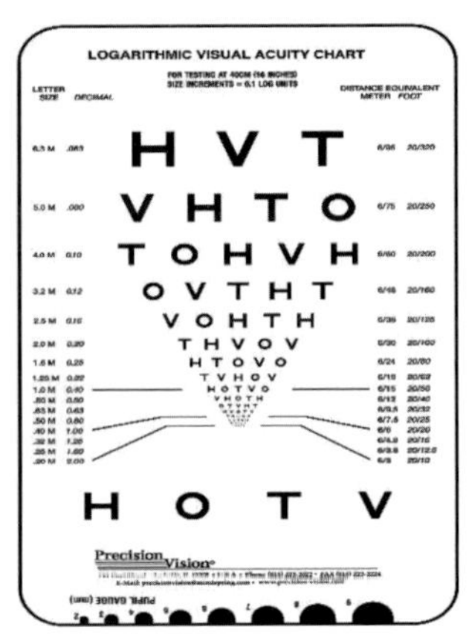


圖 5-9　近距離視力表

## 2. M system 視力表

M 單位是由 Sloan 與 Habel 在 1956 年所提出的一種以印刷字體大小來做視力表設計與視力值計算的方法。M System 視力表以一公尺制距離表示視標尺寸，印刷字體高度（小寫印刷字母的高度）在該距離上對應 5 分的視角。其設計視標大小 1M 表示對應 5 弧分視角的距離爲 1 公尺，相對應視標高度爲 1.45 mm。而常見一般的英文報紙印刷字體是 1.0 M 單位大小，此一方法也是低視力評估較常的量測方式，可使用 M 單位在不同距離下換算視力值，也可以用低視力患者閱讀的材料大小來推估（如課本字體約 2.0M，中文報紙文字約 1.3 M），可參考表 5-1 的說明。

表 5-1　不同距離 5 分角 M-chart 視標大小與實際視標大小的相關性

| 距離（公尺） | M 視標大小 | 實際大小（公分） |
|---|---|---|
| 0.1 | 0.1M | 0.0145 |
| 0.2 | 0.2M | 0.029 |

| 距離（公尺） | M 視標大小 | 實際大小（公分） |
|---|---|---|
| 0.33 | 0.33M | 0.048 |
| 0.4 | 0.4M | 0.058 |
| 0.5 | 0.5M | 0.0725 |
| 1 | 1M | 0.145 |
| 2 | 2M | 0.29 |
| 3 | 3M | 0.435 |
| 4 | 4M | 0.58 |
| 5 | 5M | 0.725 |
| 6 | 6M | 0.87 |

### 3. 點數視力表

點數視力表（Point System）是一種在印刷業中用來表示印刷排版尺寸的單位，一點等於一英寸的 1/72（等於 0.3514mm）。印刷字體用點數來計算，以垂直面看來，一英吋有七十二點（數）。點制尺寸表示係從下行字母底部到上行字母的頂部之間的印刷區域的大小計算。一般可從小的六點到大的七十二點或更大的。較長的文章，通常利用十點，十二點或十四點以適合閱讀。根據印刷行業標準的規定，字型大小的每一個點值的大小等於 0.35mm，誤差不得超過 0.005mm，如 5 號字換成點制就是等於 10.5 點，也就是 3.675mm，如 8 號字 = 4.5 點 = 1.581mm ≒ 1M，8 點印刷體的小寫字母（總高度一半距離）以M制表示約為 1.0M。。

### 4. N 標識視力表

N 標識為了將近視力檢查標準化，英國眼科學院（Law,

1952）採用現代羅馬字作爲近視力檢查的標準字體，他們建議印刷體尺寸以點陣表示。標識 N8 即代表近視力檢查採用標準字體大小爲 8 點，英文單位記爲「N」，相當於電腦 office 輸入文字的字型大小，每一點相當於 1/72 英寸，即 0.35mm，視標大小設計爲從 16N～1.6N。

#### 5. Jaeger 視力表

Jaeger 視力表被使用來測試近方視力，不同於一般視力表，由印刷文章段落所形成視力表，文章大小從 0.37mm 增加到 2.5mm，因此又被稱爲閱讀式視力表（Reading Card）。由患者拿在距離眼睛固定距離下，測量其可正確讀出的 J 字體大小，確定其視力；Jaeger 視力表不是標準的視力表，使用不同 Jaeger 視力表其測試文字的實際大小常有不同變化。

除了 Jaeger 視力表外，尙有不同樣式的閱讀視力表，可檢測更複雜的視覺認知功能；閱讀視力檢查以排版印刷的字體作爲視標，視標排列比單字型視力表更擁擠，筆畫也更複雜，如果患者患有可影響黃斑的疾病（如白內障，年齡相關性黃斑病變與弱視），那麼與字母視力表相比，其閱讀視力會大大受損，顯示視標複雜度可以對視力值產生一定程度的影響。因此檢測近方視力時，應同時檢測單字型視力表與閱讀型視力表，教導閱讀時則以兩者的數據爲參考值。

**舉例說明：**

小學一年級的小元，以單字型視力表量測，可在 40 公分看到 8M 的視標，然以閱讀型視力表檢測，小元需在 40 公分處閱讀 12M 的文字較為舒適與流暢，教師調整教材與考卷時則以 8M 至 12M 之間的放大倍率為考量。若在視力不變的情況下，幾年後，小元成為國中學生，則驗光師選用放大鏡時，亦以可視讀 8M 至 12M 之間的放大倍率為考量。

不同視力表測量及記錄方式常有不同的結果，檢查者需明白其間同異之處，並進行轉換其紀錄上差異，方能眞正反應病患的視力值，並進一步作爲病患視力需求目的的依據，如 20/50 Snellen 視力表一英尺，可轉換成 6/15 Snellen'Meters、M 單位則爲 1M、小數視力 0.4、Near Jaeger 爲 J4、點數爲 8pt、Near Time New Roman 字體爲 N6，了解後進一步換算其 40 公分閱讀下的加入度起始點。不同視力表交互對照表如表 5-2 所示。

表 5-2　各類型視力表之轉換（40cm）

| Snellen' Meters | Snellen' Feet | M-unit | A-series | Near Jaeger | Printer's Points | Near Time New Roman | Diopters Of add For 1M at40cm | Decimal |
|---|---|---|---|---|---|---|---|---|
| 6/6 | 20/20 | 0.4M | A1 | | | | | 1.0 |
| 6/9 | 20/30 | 0.6M | A3 | | | | | 0.66 |
| | | | A4 | J1 | | | | |
| 6/12 | 20/40 | 0.8M | A5 | | | | | 0.5 |
| 6/15 | 20/50 | 1.0M | A6 | J4 | 8Pt | N6 | 2.50D | 0.4 |

| Snellen' Meters | Snellen' Feet | M-unit | A-series | Near Jaeger | Printer's Points | Near Time New Roman | Diopters Of add For 1M at40cm | Decimal |
|---|---|---|---|---|---|---|---|---|
| 6/18 | 20/60 | 1.25M | A7 | J6 | 10Pt | N8 | 4.00D | 0.33 |
| 6/24 | 20/80 | 1.6M | A8 | J10 | 12Pt | N10 | | 0.25 |
| 6/30 | 20/100 | 2M | A9 | J12 | 16Pt | N12 | 5.00D | 0.2 |
| 6/36 | 20/120 | 2.4M | A10 | J14 | | N18 | | 0.17 |
| 6/60 | 20/200 | 4M | A12 | | 32Pt | N24-30 | 10D | 0.1 |
| 3/60 | 20/400 | 8M | A15 | | 64Pt | N48-60 | 20D | 0.05 |

## 三、視力值與屈光度

視力值與屈光度一直以來都有概念上的相關，一般而言屈光度愈高視力愈差，Bennett and Rabbetts（1984）以視角的觀念，從視力來預估其眼睛屈光不正的屈光度，但僅爲屈光值預估，詳細的眼睛屈光不正及視力仍應經過精密屈光檢查才可得知，如表 5-3 所示。

表 5-3　視力值預估眼睛屈光不正一覽表

| 視力 | 球面度數（絕對近視，遠視） | 散光屈光度 |
|---|---|---|
| 6/6 (1.00) | < 0.50 | < 0.75 |
| 6/9 (0.67) | 0.50 | 1.00 |
| 6/12 (0.50) | 0.75 | 1.50 |
| 6/18 (0.33) | 1.00 | 2.00 |
| 6/24 (0.25) | 1.50 | 3.00 |
| 6/36 (0.13) | 2.00 | 4.00 |
| 6/60 (0.10) | 2.00 to 3.00 | > 4.00 |

同上一段的概念，屈光度與視力值是可推估的，因此低視力輔具所需要的屈光度或倍率也可以進行推算。因此低視力評估中以遠方視力及近方視力之量測爲最重要之起始點，藉以進行後續望遠鏡倍率或放大鏡度換算的最重要依據。除此，檢查視力尚有其他幾點目的：

1. 監測患者影響視覺能力的病情是否穩定。
2. 評估患者偏位觀看位置和眼睛使用技巧。
3. 評估患者掃描功能，如視野受限制的患者。
4. 評估患者用眼及使用輔具的動機。
5. 教導基本概念和技能（如偏心固視）等相關的康復過程。

而對無法配合檢查的患者可在適當時機，使用其他測量工具及技巧施測，如：視覺偏好測試（Preferential Looking）、視覺誘發電位檢查（Visually Evoked Potentials）、零食（Edibles）、環境視標（Environmental Targets）、診斷式遮蓋（Diagnostic Patching）等方式，將在後續非口語視力檢查方法中加以說明。以下依序說明視力測量的順序：

### （一）遠視力測量

1. 選用適當的視標，如 Feinbloom 視力表或 Bailey-Lovie ETDRS 視力表。
2. 決定適當的測試距離（10 英尺，2 公尺，5 英尺等）。
3. 評估時，鼓勵患者可猜測，多運用自己習慣的方式來測量視力，如偏心注視技巧；於此同時，評估人員可觀察記錄患者注視與掃視等相關行爲。

4. 評估照明或眩光（光線變化或光線角度）對患者視力的影響。
5. 極差的視力可用手動 HM、LP、NLP 的測量記錄。
6. 透過實際測試距離與患者可讀出文字或符號的大小，記錄換算其遠方視力值。

## （二）近視力測量

1. 選用適當的視標，如 Lighthouse 或 ETDRS 近距離視力表。
2. 選擇適當的測試距離。
3. 評估單詞的識別能力。
4. 測量閱讀連續文本的能力。
5. 使用 M 系列、公尺制、測試距離來記錄與換算視力值。
6. 評估照明對近視力的影響。
7. 以常用閱讀材料爲工具，對應上述各步驟的檢查結果。

## （三）遠近視力測量值的差異

一般視力檢查常聽見用零點幾來表示視力的好壞，通常也僅表示遠方的視力好壞程度。以眼睛正常功能來說，遠視力及近視力理論上應可達一致清楚能力，及相近的結果。但也可能因爲屈光不正的矯正情形、老花眼、控制眼睛聚焦的調節能力失調或合併雙眼視功能調整能力的異常、白內障、視網膜病變、中心視野、周邊視野異常……等疾病而致使近方視力的異常。如圖 5-10 所示。

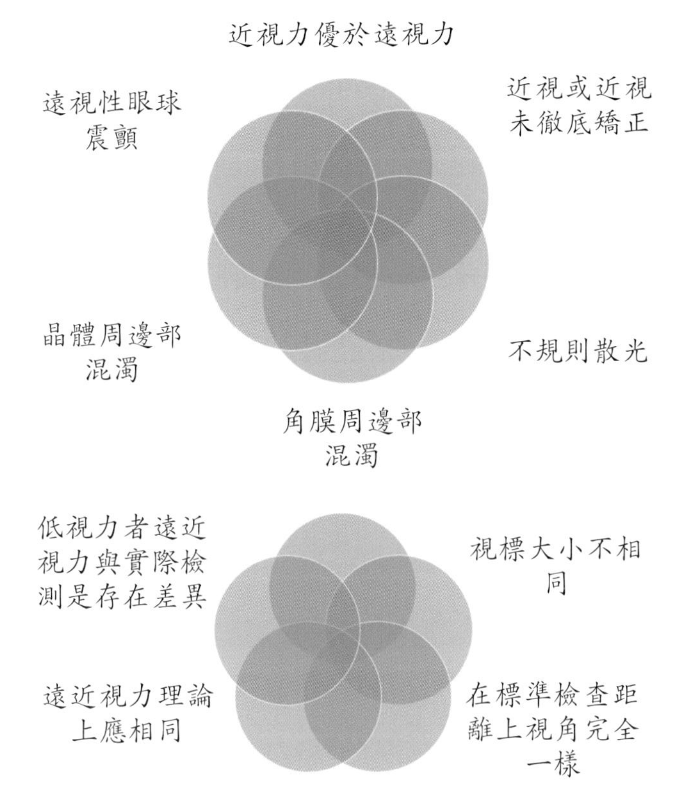


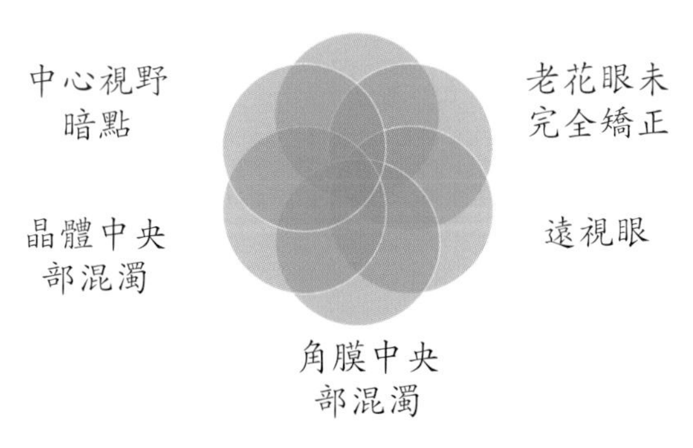


圖 5-10　遠視力表和近視力表的比較

# 參、非口語視力檢查方法

臨床評估過程中，並非所有的患者均能以傳統口語溝通方式來施測，尤其像視多重障礙、腦性痲痺、中風或腦傷和發展遲緩等病患，因爲無法以口語表達對施測工具的反應，一般的視力檢查工具無法測量，若視力值無法測量，而後續要進行介入性服務或輔具的改善將產生困難。面對上述病患，通常測量過程常需動用更多的人力及時間，然而卻不一定達得到切要的改善目標。基於對非口語病患視力檢查的重要考量，本文說明常見的幾種施測工具及方法：

## 一、Lea Symbols 或 LEA 3D-puzzle

LEA Symbols 視力表是專門針對無法辨識數字或字母視標的兒童所設計的施測工具，可用於評估近方和遠方視力，無法說出圖形視標名稱的患者可使用配對的方式表示，進而換算其視力值。視力計算方式如下：

$$VA = \frac{\text{注視距離}}{\text{M 值}}$$

例如：0.4 公尺可見 2M，$VA = \frac{0.4}{2} = 0.2$

## 二、察覺視力值（Detection Acuity）

非口語視力檢查方法除上述方法外，亦可測量其察覺視力值，先不管其是否能識別物體或是否可叫得出物名，主要探討其可見視力或是有反應的視力，也就是能察覺最小物體閾值的能力，常用檢測方法舉例如下：

### （一）Sheriden'S Ball Test

Mary Sheriden（1960）以大小不同的 10 個白色小球，其直徑分別爲：6.3 公分、5.1 公分、3.8 公分、3.5 公分、1.9 公分、1.3 公分、0.95 公分、0.62 公分、0.47 公分、0.32 公分等進行視力檢查。先施測雙眼，若懷疑一眼視力不佳，再做單眼測試。將白球於黑色背景的地面上滾動，與被檢者平行距離 3 公尺的滾動前進方向，觀察其眼球有無追隨滾動的白球。當球停止滾動時，可指導其前往拿球，確認是否眞的有察覺到球的存在，再依序由直徑大的球逐漸換成較小的球，直到最小或看不到爲止，記錄所能看到的白球直徑大小。測試原理依據球直徑相當於 E 字視標的筆畫及間隙大小，反推得知相當於 E 視標的視力。1.9 公分直徑的球相當於爲 E 字視力表（六公尺）之 0.1；1.3 公分相當於視力 0.14，0.95 公分相當於視力 0.25；0.62 公分相當於視力 0.3；0.47 相當於視力 0.38 ≒ 0.4；0.32 公分相當於視力 0.6。若上述視力在 3 公尺測得，則依所得視力除以 2，例如：病患在 3 公尺可看見 0.32 公分直徑滾動的小球，該視力爲 0.6÷2 = 0.3（球大小於距離 6 公尺爲 0.6，距離 3 公尺則爲 0.3）。

依上題，另一計算方法爲：該方法測出爲可見 1 分視角反推 E 視標視力值，初估計算可見一分視角大小於 6 公尺爲 0.03 公分 ÷（0.32 公分 ÷6 公尺距離）= 0.56 ≒ 0.6，3 公尺則爲 0.3。而與 Sheriden'S Ball Test 之相同原理所設計的 Worth Ivory Ball Tests 則有異曲同工的概念，依患者可查看球直徑的大小，對照 1 分視角來預估患者等效視力。

### （二）Bock Candy Bead Test

Bock Candy Bead Test 乃是請患者拿取糖果珠來施測患者近方等效視力，再反推 Snellen 視力表的等效視力，例如在 40 公分可拿取 1mm 的糖果珠，相當於視力 6/60（0.1）。初步估計患者可見 1 分視角大小 0.03 公分 ÷（0.1 公分 ÷0.4 公尺）= 0.12 ≒ 0.1（物大小以公分計算，距離以公尺計算）。

### （三）生活視力——以實物辨別方式推估視力值

視力表視標係以可見視角五倍爲基礎來計算視標大小，如視力 1.0，其視角爲 1 分角，5 分角爲其視標大小來推估視力值。如 1.0 視力的視標大小 = 1 分角視角 0.000291× 檢查距離 5 公尺 ×5（視力表設計原理將 5 倍視角做爲視標大小）= 0.007275M = 7.275mm，反推 5 公尺可見 7.275mm 視標，其視力爲 VA = 0.145（5 分角對應大小）/（0.7275 公分 / 5 公尺）= 0.996 = 1.0。再舉例來說，距離 2 公尺，可辨識 1 公分大小物體，視力值 = 0.145（5 分角對應大小）÷（1 公分 ÷2 公尺）= 0.29，因此病患的推估等同可見視力表大小的視力值爲 0.29 ≒ 0.3（此與 Sheriden’S Ball Test、Bock Candy Bead Test 視角計算方式差 5 倍）。上述視力的推估，應用於非口語溝通的多重障礙患者，將使評估視力過程更爲簡化，並且容易理解測量結果，尤其符合功能性視覺評估的概念及轉換。若以生活用品換算推估視力值，可參考表 5-4 所列。

表 5-4　生活視力——以實物辨別方式推估視力值

| | 距離 6M | 距離 40 公分 | 距離 30 公分 | 距離 20 公分 |
|---|---|---|---|---|
| 積木 30mm | 0.29 | 0.02 | 0.015 | 0.01 |
| 鈕扣 11mm | 0.79 | 0.05 | 0.04 | 0.03 |
| 橡皮擦 30mm | 0.29 | 0.02 | 0.015 | 0.01 |
| 50 元硬幣 29mm | 0.3 | 0.02 | 0.015 | 0.01 |
| 10 元 27mm | 0.32 | 0.02 | 0.016 | 0.01 |
| 5 元 24mm | 0.36 | 0.024 | 0.018 | 0.012 |
| 1 元 22mm | 0.39 | 0.026 | 0.02 | 0.013 |
| 圖釘 23mm | 0.38 | 0.025 | 0.019 | 0.013 |
| 3 號電池 49mm | 0.18 | 0.012 | 0.008 | 0.006 |

進行評估的過程中，亦可由所得之視力值，反向推估患者可見物體大小的能力，此亦應用於功能性視覺評估中，作爲評估患者推估其放大倍數或輔具介入成效之預估。由視力反推患者可見實物大小之實例如表 5-5 所示列：

表 5-5　視力反推患者可見實物大小

| 推估視力值 | 距離 6M | 距離 40 公分 |
|---|---|---|
| 0.1 視力值 | 物大小 8.70cm | 物大小 0.580 |
| 0.2 視力值 | 物大小 4.35 cm | 物大小 0.290 |
| 0.5 視力值 | 物大小 1.74 cm | 物大小 0.116 |
| 0.7 視力值 | 物大小 1.24 cm | 物大小 0.083 |
| 0.8 視力值 | 物大小 1.09 cm | 物大小 0.073 |
| 0.9 視力值 | 物大小 0.97 cm | 物大小 0.064 |
| 1.0 視力值 | 物大小 0.87 cm | 物大小 0.058 |

視力 0.5，距離爲 6 公尺，其視標大小爲

視力值＝0.145（5 分角對應大小）÷（視標大小 ÷ 可見距離），

$$視標大小 = \frac{0.145 \times 6\ (\textit{距離})}{0.5} = 1.74\ \text{cm}$$

## 三、分辨視力（Resolution Acuity）

分辨視力即測試患者可以辨別刺激圖形臨界分離閾值之能力，常用柵狀視力值（Grating Acuity）及 Lea 優先注視法（Lea Preferential Looking）的方式施測，以下針對其方法說明：

Lea Preferential Looking 原理係利用人眼可分辨一黑一白（方塊波）構成線條柵狀視標產生的空間頻率分辨力來呈現視力敏銳度值，常適用於非口語溝通的低視力或認知功能障礙之患者。Lea Preferential Looking 設計的原理，設定測量距離在 57 公分時，1 公分 =1 度的視角，1 度內含幾個 CPM（循環／公分）轉換成 CPD（循環／度）來呈現患者視覺解析能力，因此常用測量方法以 57 公分爲此工具的定位距離，依視力需求拉長或縮短測試的距離，同時也因爲改變距離而改變其倍數的增減，如同樣視標大小，在可見測量距離 57 公分視力值爲 28.5 公分的 2 倍（如圖 5-11）。

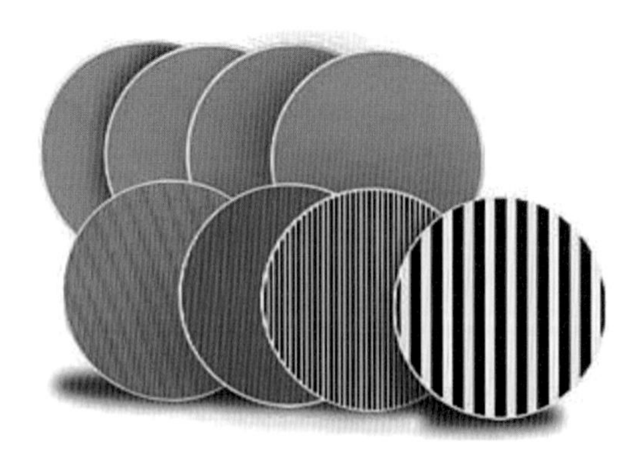

圖 5-11　Grating acuity 工具

視力的結果解釋爲 Grating Acuity，即柵狀式視力值，通常不建議解釋爲一般所說的 Snellen 視力值。但爲了方便讓患者了解其可見能力的推估，1 公尺處可察覺 8cpm，可預估其視力值約 0.47，權宜的計算方式爲 ((1÷0.57)×8cpm)÷30 = 0.47（1÷0.57 爲檢測距離產生的比例，×8CPM 爲轉換成 CPD，30CPD = 1.0，再轉換成小數視力）；由此視力值可計算其在 6 公尺時約可見 1.85cm 大小物體，繼而作爲評估不同距離時，可看見不同物體的大小，或作爲其他施測工具的參考起點。除此之外，Grating Acuity 亦可應用於反映患者對於矯正眼鏡或介入輔具的表現，其視力是否進步或退步，或病患無任何反應之監控，因此相當具有參考價值。施測的方式也如視力測量流程相同，先測患者的裸視，再行測試矯正視力，測量同時記錄結果，最後再進行比較。

Preferential Looking 的操作有時會以強迫選擇、優先注視的方式進行（如圖 5-12），藉由患者對柵狀視標的優先注視、注視次數及注視時間，判定是否眞的看得見視標，因此被稱爲 Preferential Looking（PL）。而兩個柵狀視標的同時出現，評估者可依患者察覺並優先注視的位置來判斷其優先注視的察覺能力，此稱爲強迫選擇式優先注視法（Forced-Choice Preferential Looking, FPL）。Preferential Looking 施測中需觀察患者是否停留注意在特定的柵狀空間頻率條紋板上，包含頭部及眼睛是否維持注視，注視次數或維持注視的時間等，均是研判患者眼睛是否可以解析此柵狀空間頻率條紋的條件。

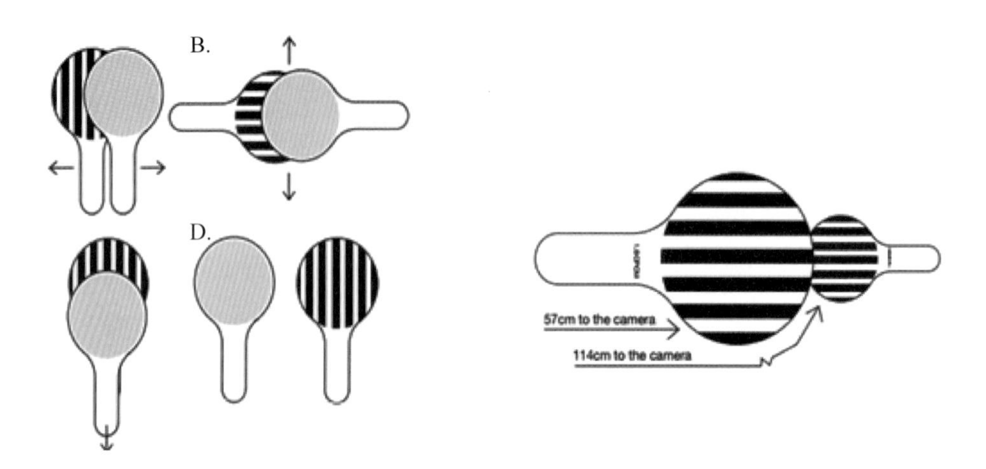


圖 5-12 Grating acuity 工具作方式

資料來源：https://www.good-lite.com/.../251300_GratingAcuity.pdf

然而 Preferential Looking 可能因為以下問題而無法施測，例如

1. 患者視野範圍窄小。
2. 患者對線條刺激無反應。
3. 患者眼睛躍視（Saccade）及追視（Tracking）眼動等能力不足。
4. 患者注視行為無法判斷。
5. 注視能力不足（Poor Fixation）。
6. 斜視（Strabismus）。
7. 注意力不足（Poor Attention）。
8. 缺乏興趣（Lack of Interest）。
9. 情緒困擾（Emotional Disturbance）。
10. 行為障礙（Behavioral Disorders）。

Grating acuity **工具計算練習一**

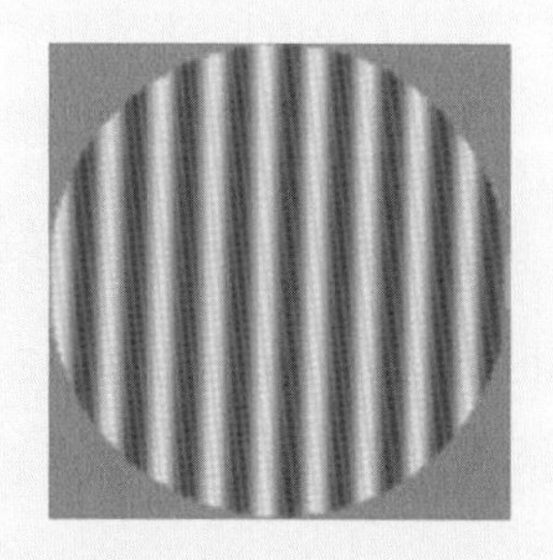

如右圖 Grating 寬度 5 公分，觀測距離 32 公分，空間頻率轉換成 cycle per degree 為何？

1cyl = 5 ÷ 9 = 0.56（此圖灰白間格共 9 cyl）

0.56 ÷ 32 = 0.0174（TAN 高度 = 每 cyl 大小除於距離 = 物高度，後續再求 CPD，1 度 30CPD = VA1.0，反推其 5 分角視力值）

A-tan0.0174 = 1°，得知 1cyl = 1° 或 5 ÷ 32 = 0.15625

A-tan 0.15625 = 8.88° ≒ 9°

9cyl ÷ 9°= 1 cyl = 1°, (30CPD = VA 1.0)

初估 VA = 1 ÷ 30 = 0.033（1 分角對應視力），相對 5 分角視力表的視力則為 = 0.165

Grating acuity **工具計算練習二**

假設 Grating 為 8CPM，檢查距離 57CM，預估其等效視力？

測試距離 ((57 ÷ 57) × 8) ÷ 30 = 0.2666

57 ÷ 57 為檢測距離產生的比例，× 8CPM 為轉換成 CPD，因 30CPD = VA 1.0，可轉換成預估的小數視力

## 四、非口語視覺反應定性測量

非口語視力測量使用定性的觀察方法來記錄個案注視情形是常見的方法，非口語視覺的反應定性（Qualitative）測量，較常用

的兩種定性表示方法，一爲 F & F（Fixation and Following），二爲 CSM（Centric, Steady, Maintain Fixation）表示法。

F&F 以患者能單眼注視目標時，如有趣的玩具，可以穩定地注視、跟隨目標、並轉動眼球，有此能力就記錄爲 F&F（+），無則記錄爲 F&F（-）。而 CSM 亦是使個案以單眼注視目標，判斷其是否透過瞳孔中央（Centric）、眼球能穩定（Steady）地注視目標，而 Maintain Fixation 係觀察患者從單眼注視轉換成雙眼注視時，是否維持用原來的眼睛注視。

低視力患者或是非口語溝通病患的評估過程中，評估人員常被家屬問到：病人的視力是多少？零點幾？近視大約多少度數？這樣的視力可以做什麼？可以看出這是患者與家屬所關切方向。在低視力的評估中，相對於 1.0 或 0.1，患者或家屬更想明白的是患者剩餘視力的原貌；此時，簡易及適當轉換爲功能性視覺評估模式更能清楚得知患者生活中的視覺能力，可能遠比知道視力值來得務實。在低視力的評估中，視功能評估轉換成功能性視覺評估的模式如表 5-6，可作爲解釋或進一步評估的依據。以下可見兩者差異，評估者可依不同需求進行說明或記錄。

表 5-6　功能性視覺評估

| | 未戴眼鏡 | 戴眼鏡 | 說明 |
|---|---|---|---|
| 遠視力或中距視力 | VAsc @ Distance<br>OD: 0.35（0.7/2M）<br>OS: 0.1（1/10M） | VAcc @ Distance<br>OD:0.5（1/2M）<br>OS :0.125（1/8M） | 視功能評估→一般視力值遠方測量結果 |

| | 未戴眼鏡 | 戴眼鏡 | 說明 |
|---|---|---|---|
| | 3 公尺<br>右眼 1.5×15 公分 N60<br>左眼 5×5 公分字 N200 | 3 公尺<br>右眼 0.9×0.9 公分字 N36<br>左眼 4.5×4.5 公分字 N180 | 轉換成功能性視覺評估的中距離模式 |
| | 1 公尺<br>右眼 0.5×0.5 公分字 N18<br>左眼 1.5×1.5 公分字 N60 | 1 公尺<br>右眼 0.3×0.3 公分字 N12<br>左眼 1.5×1.5 公分字 N60 | |
| 近距離視力 | VAcc @ Distance<br>OD: 0.5（1/2M）<br>OS: 0.125（1/8M） | VAcc @ Near<br>OD: 0.4（0.4/1M）<br>OS : 0.2（0.4/2M） | 視功能評估→一般視力值近方測量結果 |
| | 0.4 公尺<br>右眼 0.2×0.2 公分字 N9<br>左眼 0.6×0.6 公分字 N24 | 0.4 公尺<br>右眼 0.15×0.15 公分字 N6<br>左眼 0.3×0.3 公分字 N12 | 轉換成功能性視覺評估的近距離模式 |
| | 0.2 公尺<br>右眼 0.1×0.1 公分字 N6<br>左眼 0.3×0.3 公分字 N12 | 0.2 公尺<br>右眼 0.08×0.08 公分字 N4<br>左眼 0.15×0.15 公分字 N6 | |
| | 調節內斜視約 30△，右眼視力明顯提升，左眼仍維持在 0.2 建議遮蓋訓練或點藥（懲罰性遮蓋），後續再進行雙眼融像等訓練 | | |

## 五、功能性視覺計分

功能性視覺計分（Functional Vision Score, FVS）是Snell（1925）建議美國醫學會（AMA）以一個視覺效率簡單的公式，來反映視力喪失至 20/200 甚至更差的病患，所可能產生 80% 就業或生活上的損失，直到 Bailey（1988）提出以 6 公尺檢查距離時視力值 LogMAR和視力等級分數（Visual Acuity Rating, VAR）的轉換概念；AMA 指南第五版本（2001）和第六版本（2008）對於永久性損傷的評估，建議以功能性視覺計分（FVS）的概念，來估計並同時反映執行視覺損傷患者日常生活的活動能力，此一概念與臺灣101年提出的鑑定概念（BS碼與DE碼）一致。

功能性視覺計分不再考慮兩個眼睛個別的作用，而以雙眼同時視的視力，為自然的功能性視覺現況。以下說明功能性視覺計分的評估中，功能性視力及視力等級分數的計算步驟：

1. 功能性視覺計分的計算

FAS = 0.6× 雙眼視力值 + 0.2×（右眼視力值 + 左眼視力值）

2. 視力等級分數的計算

VAR = 100 –（50×FAS 轉換 logMAR 值）

以20/20版本為例右眼20/25，左眼20/100，雙眼20/80，以分母值乘於雙眼0.6，各單眼乘於0.2，後加總為功能性視覺計分（FAS）

OU = 80×0.6 = 48

OD = 25×0.2 = 5

OS = 100×0.2 = 20

FAS = 48 + 5 + 20 = 73

20/73 = 0.27

1/0.27 = 3.7（MAR）→ 轉換 logMAR 值

VAR = 100 – 50×ℓog 3.7 = 71

以功能性視覺計分（FAS）及視力等級分數（VAR）結合ICD9及ICD9CM對低視力視功能的分類整理如下表5-7所示。

表 5-7　低視力視功能分類整理

| Range of vision loss ICD9 CM | | Log MAR | Decimal | 20/20 | 1M | Visual Acuity Rating (VAR) |
|---|---|---|---|---|---|---|
| (Near-)Normal Vision | Range of Normal Vision | −0.30 | 2.00 | 20/10 | 1/0.5 | 115 |
| | | −0.20 | 1.60 | 20/12.5 | 1/0.625 | 110 |
| | | −0.10 | 1.25 | 20/16 | 1/0.8 | 105 |
| | | 0.00 | 1.00 | 20/20 | 1/1 | 100 |
| | | 0.10 | 0.80 | 20/25 | 1/1.25 | 95 |
| | Near-Normal Vision | 0.20 | 0.63 | 20/32 | 1/1.6 | 90 |
| | | 0.30 | 0.50 | 20/40 | 1/2 | 85 |
| | | 0.40 | 0.40 | 20/50 | 1/2.5 | 80 |
| | | 0.50 | 0.32 | 20/63 | 1/3.2 | 75 |
| Low Vision | Moderate Low Vision | 0.60 | 0.25 | 20/80 | 1/4 | 70 |
| | | 0.70 | 0.20 | 20/100 | 1/5 | 65 |
| | | 0.80 | 0.160 | 20/125 | 1/6.3 | 60 |
| | | 0.90 | 0.125 | 20/160 | 1/8 | 55 |
| | Severe Low Vision | 1.00 | 0.100 | 20/200 | 1/10 | 50 |
| | | 1.10 | 0.080 | 20/250 | 1/12.5 | 45 |
| | | 1.20 | 0.063 | 20/318 | 1/16 | 40 |
| | | 1.30 | 0.050 | 20/400 | 1/20 | 35 |
| | Profound Low Vision | 1.40 | 0.040 | 20/500 | 1/25 | 30 |
| | | 1.50 | 0.032 | 20/666 | 1/31.3 | 25 |
| | | 1.60 | 0.025 | 20/800 | 1/40 | 20 |
| | | 1.70 | 0.020 | 20/100 | 1/50 | 15 |

| Range of vision loss ICD9 CM | | Log MAR | Decimal | 20/20 | 1M | Visual Acuity Rating (VAR) |
|---|---|---|---|---|---|---|
| (Near-) Blindness | Near Blindness | 1.80 | 0.016 | 20/1250 | 1/62.5 | 10 |
| | | 1.90 | 0.013 | 20/1538 | 1/77 | 5 |
| | | 2.00 | 0.010 | 20/2000 | 1/100 | 0 |
| | Total Blindness | No Light Perception | | | | |

說明：患者經評估後，Functional Acuity Score 爲 0.2，此時，對應中心視覺效率 VAR 爲 65%，經屈光矯正後達 0.3，表示視覺效率提升至 73%。患者 40 公分可見 2M 文字給予特製眼鏡，40 公分可見 1M 文字，則患者視力由約 0.2 躍升至 0.4，預估其視覺效率由 65% 提升至 80%。

## 本章小結

低視力評估中，視力或殘餘視力的評估，對於後續輔具倍數是否可發揮最大效能是很關鍵的因素之一。本章對於視力的計算方式、各種視力表的計算轉換、非口語視力值施測工具、可察覺視力間均有詳細敘述，期望提供專業評估人員進一步了解低視力評估當中，視力評估的眞實意義。另說明 AMA 所建議的功能性視覺計分（FVS）之分類及視力等級分數（VAR）的應用，對低視力評估將提供更明確的視覺提升定量及處置的方向，也使評估流程更具效率意義。

# 參考文獻

Bailey, I. L., & Lovie, J. E. (1976). New design principles for visual acuity letter charts. Am J Optom Physiol Ophthalmol, 53, 740-745.

Bennett, A. G., & Rabbetts, R. B. (1984). *Clinical Visual optics* (1st Edition.). London: Butterworths.

Bertuzzi, F., Orsoni, J. G., Porta, J., Paliaga, G. P., & Miglior, S. (2006). Sensitivity and specificity of a visual acuity screening protocol performed with the Lea Symbols 15-line folding distance chart in preschool children. *Acta Ophthalmolocical, 84*(6), 807-811.

Development of the LEA Optotypes (http://www.lea-test.fi/en/vistests/pediatric/history/symbhist.html)

Disability Evaluation – Vision (http://www-test.ski.org/Colenbrander/Images/Disability_Eval_Vis.pdf)

Feinbloom, W. (1935). Introduction to the principles and practice of subnormal vision correction. *J Am Optom Association, 6*, 3-18.

Ferris ,F.L, Bailey I.(1996). Standardizing the measurement of visual acuity for clinical research studies. Ophthalmology, 103, 181-182.

Ferris, F. L., Kassoff, A., Bresnick, G. H., & Bailey, I. (1982). New visual acuity charts for clinical research. Am J Ophthalmol, 94, 91-96.

Ferris, F. L., Kassoff, A., Bresnick, G. H., & Bailey, I. (1982). New visual acuity charts for clinical research. Am J Ophthalmol, 94, 91-96.

Hardgrave, N., Hatley, J., & Lewerenz, D. (2012). Comparing LEA numbers low vision book and Feinbloom visual acuity charts. *Optom Vis Sci, 89*(11), 1611-1618.

Hyvärinen, L., Näsänen, R., & Laurinen, P. (2009). New visual acuity test for pre-school children. American Association for Pediatric Ophthalmology and Strabismus.

International Classification of Diseases. Ninth Revision, Clinical Modification (ICD-9-CM) (http://www.cdc.gov/nchs/icd/icd9cm.htm)

International Classification of Impairments, Disabilities, and Handicaps ( http://apps.who.int/iris/bitstream/10665/41003/1/9241541261_eng.pdf)

Raasch, T. W., Bailey, I. L., & Bullimore, M. A. (1998). Repeatability of Visual Acuity Measurement. Optometry and Vision Science, 75(5), 111-123.

Sheridan. (1960). Vision screening of very young or handicapped children. Br Med J 2: 453-456.

Snell, A. C., & Sterling, S. (1925). The percentage evaluation of macular vision. Geneva: World Health Organization.

webvision The Organization of the Retina and Visual System (http://webvision.med.utah.edu/book/part-viii-gabac-receptors/visual-acuity/)

Whitaker, D., & Terry, B. (1987). "Theory and Evidence for a Clinical Hyperacuity Test". Ophthalmic and Physiological Optics, 7(4), 431-435.

# 第6章 低視力患者屈光測量與相關檢查

王俊諺、陳賢堂

## 壹、低視力患者屈光矯正的重要性

屈光檢查經常被低視力的患者及評估者所疏忽，認爲矯正對他們而言沒有多大的用處，視力的低下是因爲眼球病理導致的結果。事實上，低視力的患者就如同普通人一樣，會有屈光的異常及變化。除此之外，有些評估者相信對於視力低下的患者而言，屈光的改變並沒有太大的幫助，特別是對於法定盲者。

既然鑑定與「最佳矯正視力」有絕對的相關，那麼引用專業驗光人員（驗光人員法已於民國 104 年 12 月 18 日三讀通過）協助矯正與鑑定的工作勢必進行。因爲就視障族群而言，全盲者其實只占了其中的 3%，且研究指出大部分視障者的視力是可以改善的（Seligmann, 1990），根據 WHO（Resnikoff, Pascolini, Mariotti, & Pokharel, 2008）的調查指出，全世界目前已經有一億兩千四百萬的視障人口，其中有四分之一的病患可以透過屈光矯正的方式得到改善。而隨著視障人口的增加（Science News, 2012），相關的學者如 Maberley 等人（2006）、Xu 等人（2006）、You, Xu, Yang, Wang 與 Jonas（2011），以及鄭靜瑩、蘇國禎、孫涵瑛、曾廣文、張集武（2009）、鄭靜瑩（2010）與鄭靜瑩等人（2013）均指出，屈光矯正除了可以提升視障者的視力值之外，對其學習、定向行動（Orientation and Mobility）與生活品質（Quality of Life）都有正向的影響。此外，因爲外界物體刺激可以在腦的不同結構上找到具有空間對應性的激發區域（葉素玲、李仁豪，2005），因此及早進行屈光矯正對視障者整體視覺概念的發展有很大的幫助。

低視力患者的完全矯正是重要的，因爲即使客觀評估視力的進步有限，但可能有很好的主觀性感受，病患會喜歡這樣的變化。以鄭靜瑩（2016）分析自 2012 至 2015 年四年所評估的 278 位低視力患者當中，有四成的低視力患者視力值可以透過屈光矯正的方式提升，而有七成的患者覺得較亮或較舒服，顯見屈光矯正在低視力評估中的重要性。而且低視力者的輔具鏡度及種類也需要考量患者的屈光異常。因此，所有低視力的患者都應該接受仔細的屈光檢查。

屈光所得到的資訊來源有很多，並且皆對於最後的處方有所貢獻。舊處方眼鏡——如果患者有的話——時常是個好的開始。角膜弧度儀或角膜地圖儀可用來評估角膜表面的彎曲情形，對於散光的量值及軸度的檢查評估有所幫助，即使對於無法穩定注視的患者，也需盡可能測量，因爲許多的低視力患者常見有明顯的角膜散光或異常。

最有用的客觀式屈光異常評估就是視網膜鏡，依照患者的狀況搭配試鏡片、板鏡或綜合驗光儀。當瞳孔大小適合，眼睛介質亦夠清澈時，可執行標準的視網膜鏡檢。但若反射光昏暗，可執行特殊的網膜鏡檢查或激進式視網膜檢影術（Radical Retinoscopy）。低視力者的自覺式驗光幾乎都採用試鏡架及試鏡片進行，這能維持患者自然習慣的頭部姿勢、視覺搜尋策略及偏心注視的姿勢（圖 6-1）。如低視力者的視力較佳，也可執行遠距離的驗光程序。接下來的內容建議讀者對於一般驗光檢查方式需有基本操作能力與熟悉程度。

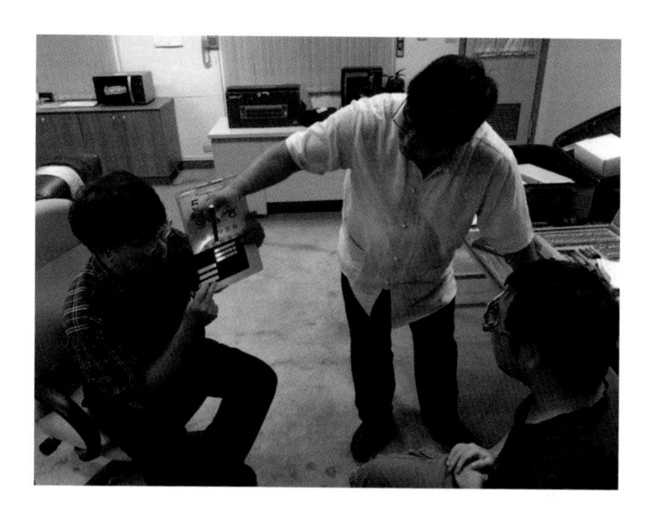

圖 6-1　低視力患者視力量測

**重要**：屈光矯正乃低視力評估的第一步，同時也必須在整個低視力輔具評估與教導的過程中介入；也就是說，在第一步驟的屈光矯正中，反應無顯著成效的病患，在使用低視力輔具時，因為在清楚的視覺狀況下才能正確判定屈光矯正的效益。
**舉例說明**，視力僅 0.03 的患者，有散光的問題，初始屈光矯正病患對矯正散光的反應不明顯，但在使用望遠鏡後，病患反應影像重疊的問題，加入散光度數再使用望遠鏡，影像重疊的問題即得到解決。

## 貳、常見低視力屈光異常檢查

謹愼的屈光異常檢查是整個低視力評估過程中重要的一環，許多案例常常因爲假設低視力的因素完全來自眼睛疾病，而忽略屈光檢查程序，導致視力被低估，或誤解此眼睛疾病無法因爲屈光的矯正而有視力的改善。許多時候，低於法定盲（20/200）的視力改善會被忽略，認爲對低視力患者沒有幫助。然而時常低視力的患者喜歡這樣的視力改善，並對於整個視覺表現具有正面積極的效果。甚至有時在光學輔具加入之後，雖然主觀的視力並沒有提升，患者仍有所謂的正向反應（Positive Responses），如：感覺較舒服、複視情況改善、覺得線條輪廓較清楚或覺得較亮等等。

屈光異常矯正對於具有中央盲區但周邊視野正常的患者特別有幫助，因爲周邊視野在定向行動當中非常重要，適當的光學輔具使網膜上有正確聚焦的影像是很有幫助的。對於某些先天疾病的患者，如白化症或早產兒視網膜病變，經常伴隨高度屈光不正，但從未被適當評估，這也常見於眼球震顫或介質混濁，因爲一般的驗光檢查程序不容易發現這些高度屈光異常。

以下爲低視力患者在屈光異常檢查時常用的到的技巧及說明，包括：他覺式驗光、自覺式驗光技巧及相關的雙眼視覺功能檢查。

## 一、他覺式驗光

### （一）角膜弧度儀或角膜地圖儀

除非患者的病歷已包含角膜弧度的資料，否則屈光檢查的程序應包含角膜弧度儀。因爲許多低視力患者眼介質混濁，使得視網膜鏡檢影檢查的難度增加，此時角膜弧度儀的資訊對於散光的判讀便顯得相當重要。

角膜弧度儀（圖 6-2）對於角膜的完整性及異圓性（Toricity）提供重要的客觀資訊，時常在白化症、圓錐角膜（圖 6-3）、無虹

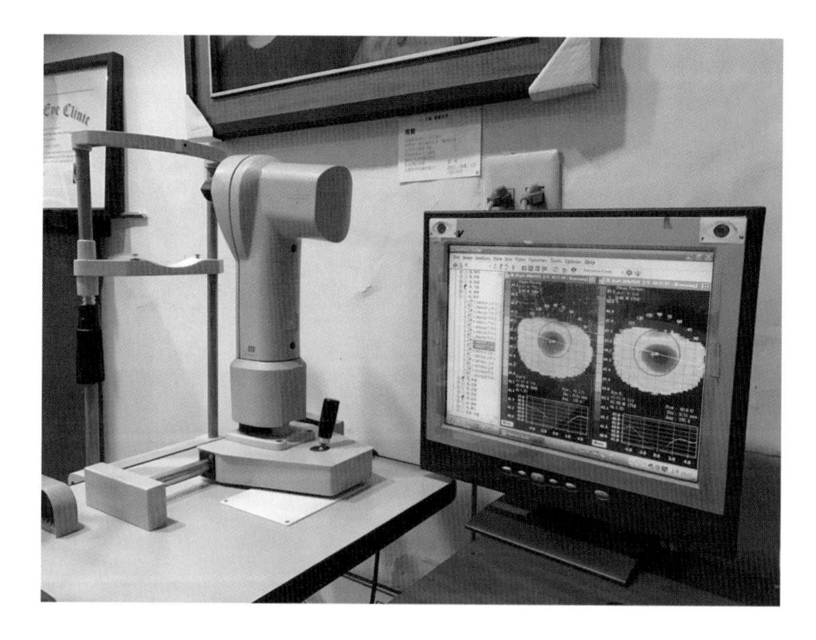

圖 6-2 角膜地圖儀

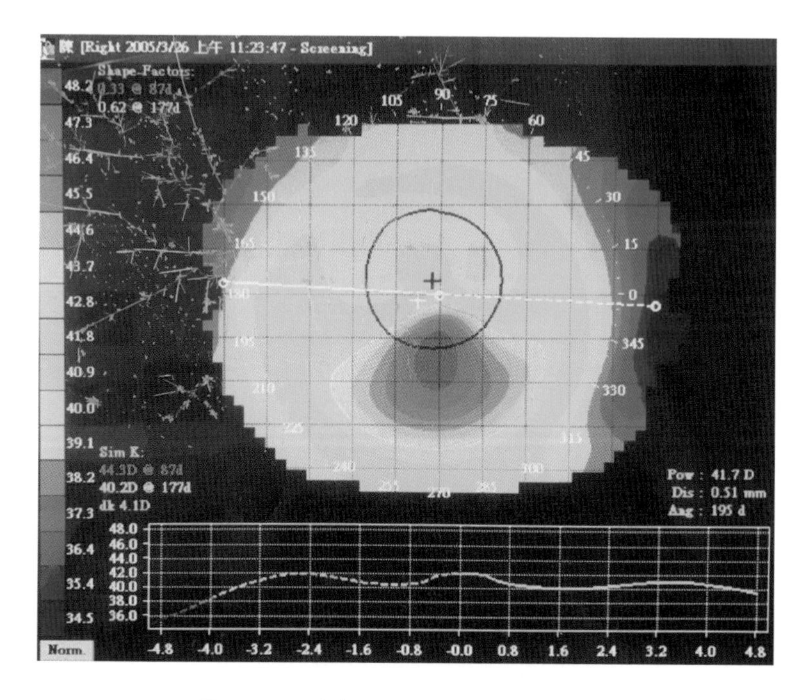


圖 6-3 圓錐角膜之角膜地圖儀圖形

膜症及眼球震顫的患者會有顯著的角膜異圓性，先天白內障的患者在術後也會有較高比例的角膜散光出現。低視力患者的角膜弧度儀操作程序與一般患者相同，眼球震顫或中央盲區存在可能使角膜弧度儀檢查實施困難，但假如要求患者看向角膜弧度儀筒身的中央，應該就能得到足夠精準的讀數。眼球震顫的患者有時會有震顫程度較小的注視角度，一般稱之爲無效的閱讀角度（Null Point），檢查者可調整患者的頭部姿勢以減少其震顫程度。遮閉一眼可能會使震顫情形加劇，此時需使患者雙眼皆開放觀看；檢查目標在發現顯著程度的散光度數及接近的軸度，而所得的散光度數與參考軸度可以在之後的自覺式驗光程序中加以修正爲最後處方。

對任何年齡的患者而言，Javal’s Rule 能提供對於散光的合理預測，根據 Javal 所提出的經驗公式，總散光等於角膜散光的 1.25 倍加上 0.50D 的逆散光，假如角膜弧度儀所測出的散光爲 -1.00D 的順散光，那總散光將會是 -1.00D×1.25 = -1.25D 的順散光再加上 -0.50D 的逆散光，也就是結果爲 -0.75D 的順散光。需注意患者若存在角膜上的疾病，如圓錐角膜或結疤等將使角膜弧度儀的線條出現扭曲或呈現不規則散光，角膜地圖儀能提供關於角膜形狀更詳盡的資訊。

## （二）視網膜鏡檢查

### 1.激進式視網膜鏡檢影（Radical Retinoscopy）與離軸視網膜鏡檢影（Off-Axis Radical Retinoscopy）

若低視力患者有清澈介質與正常瞳孔，視網膜鏡檢查（圖 6-4）的方式與一般人並無不同，適當調整光線即可以仔細發現患者的屈

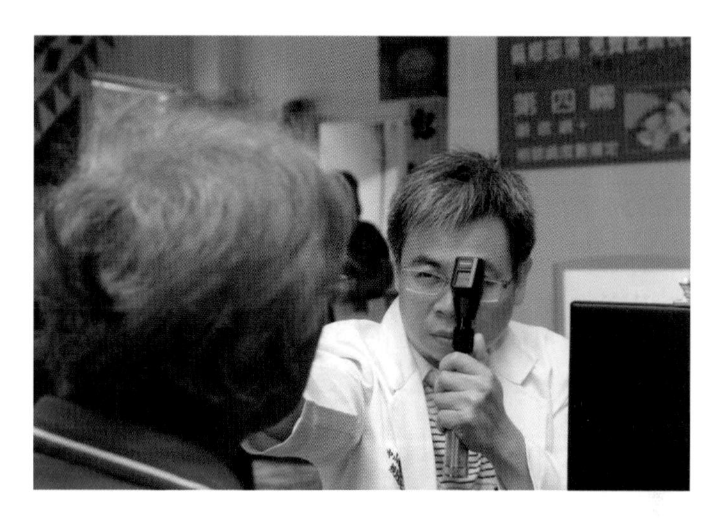

圖 6-4　網膜鏡檢影

光異常情形。然而對於極度畏光的患者，除了降低檢影鏡的光線之外，亦可加上不同濾鏡降低視網膜鏡之光線強度。

若檢查者在習慣的檢影距離因爲介質的模糊無法看清楚反射光時，可以執行激進式視網膜檢影術，降低檢影距離，此時可能也會使用不同角度觀察。而如同標準檢影程序，檢影距離或工作距離必須要計算到最後的處方當中，工作鏡度爲工作距離以公尺計算的倒數，例如，假設檢查時的工作距離爲 40cm，則工作鏡度爲 +2.50D；工作距離若爲 20cm，則工作鏡度爲 +5.00D，在最後的處方結果當中要扣掉此度數，若有散光則不同主徑線要分別加以計算。値得注意的是，反射光的亮度及速度爲接近中和的參數，當接近中和時，反射的亮度及速度都會增加，但較接近的距離，中和點誤判的機率也會變大。

再者，當患者因黃斑部的損傷而有明顯的偏心注視時，可能要執行離軸激進式視網膜檢影術，然而檢查者時常會發現離軸檢影的度數及軸度在隨後的自覺式驗光時需要修正，因此之後的自覺式驗光程序要更加小心確認。

2.近距離動態檢影技巧

單眼估計法（Monocular Estimation Method, MEM）可以客觀地測量近距離的調節反應，此技巧對於是否需要近用加入度（ADD）的患者提供多一項的參考用途，可以在處方近用視覺輔具時提供幫助。檢查者將 MEM 視標卡（圖 6-5）黏貼於視網膜鏡之上，要求患者於雙眼開放的情形下注視卡片，檢查者快速地將檢影光束輪流掃過患者雙眼瞳孔，當觀察到順動的反射光，表示患者調節的遲緩，加入正鏡片加以中和，鏡片停留的時間越短越好，在一秒之內便要做出決定，否則患者之調節便會介入。

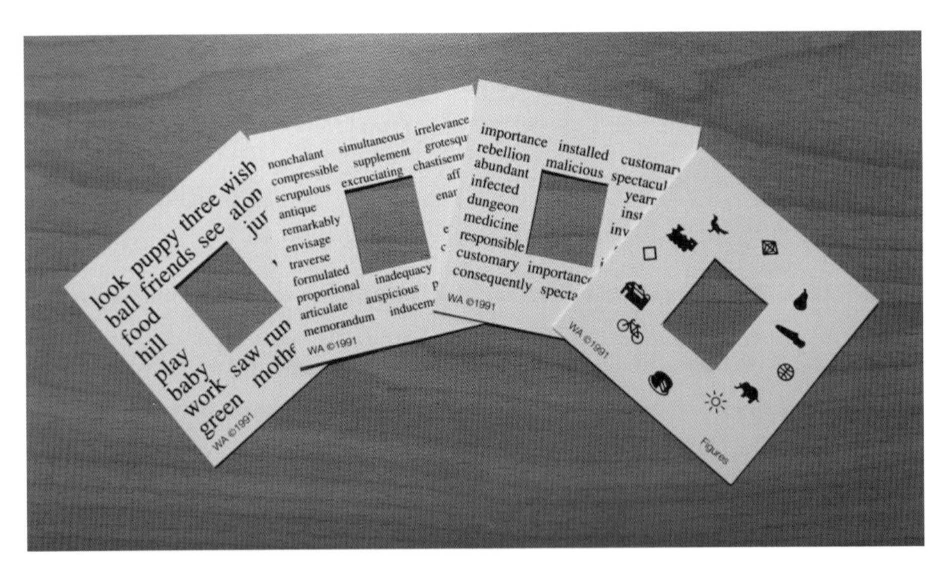


圖 6-5　MEM 卡片

默恩瓜拉氏近距離視網膜鏡檢影法（Mohindra's Near Retinoscopy）對於幼童或溝通困難之成人的屈光檢查特別有用，是一種在近距離檢查遠方屈光異常的技巧。檢查者位於患者前 50cm 處，可以用同一隻眼睛檢查患者的雙眼，先遮蓋患者一眼，檢查一眼，之後重複另一眼的檢查。室內燈光需全暗，調整檢影鏡的燈光亮度至不會使患者過於刺激的程度。患者會被檢影鏡之燈光吸引而注視，以板鏡或試鏡片執行各主徑線之檢影並加以中和。對於成人在最後之結果加入 -1.25D（50cm 之工作鏡片為 2.00D，但成人之調節遲緩約為 0.75D 因此相減之後為 1.25D），兒童因調節遲緩較成人為多，因此加入 -1.00D，嬰幼兒則加入 -0.75D～-1.00D。

## 二、自覺式驗光

低視力驗光通常不使用綜合驗光儀，而是使用試鏡架與試鏡片進行自覺式驗光（Subjective Refraction），理由整理如下：

1. 試鏡架提供患者較為自由的空間，同時在患者較為自然習慣的狀態下驗光。
2. 較大的試鏡片孔徑能使偏心注視的患者用習慣的角度與位置接受檢查。
3. 檢查者更容易觀察患者頭部及眼睛的轉動；較大的鏡片孔徑也能在檢查眼球震顫的患者時，能清楚觀察其震動頻率與幅度的變化。
4. 鏡片的比較更為容易與快速。例如 +10D 與 -10D 能快速切換且方便比較。
5. 較穩定及正常的頂點距離。在評估高度屈光不正時，比綜合驗光儀有較近的頂點距離。

6. 能與其他輔助鏡片共同使用，如：濾光鏡片、高倍數的放大鏡或望遠鏡等。

### （一）自覺式驗光——視力表的選擇

常見的投影式視力表較不適合於低視力患者的屈光檢查，因爲通常此種視力表較不易得到足夠的對比，且限制投影板在較遠距離。假若患者的視力受損較爲嚴重，視力表應可放置於所需求距離，因此以可攜式或可移動式的視力表較爲適合。視力表可懸吊於簡單的支架或牆上，同時注意要有適當的高度及燈光。

對低視力患者而言，視力表的亮度非常重要，甚至對於測試最後結果具有非常大的影響，因此整個視力表應該要有均勻的亮度，視力表需與患者保持垂直，並盡量降低眩光及反光的影響。假如可能的話，採取可調式光源能得到患者主觀上喜好的亮度。

### （二）自覺式驗光——試鏡架與試鏡片

低視力者的自覺式驗光幾乎都採用試鏡架及試鏡片（圖 6-6）進行，這能保持患者自然或習慣的頭部姿勢、視覺搜尋策略及偏心注視的姿勢；此外還能讓檢查者觀察患者的眼睛，是否有震顫或瞇眼的情形；改變大量屈光度時也比綜合驗光儀要方便快速。低視力患者也許對綜合驗光儀上的 0.25D 間隔的度數不夠敏感，因此在進行驗光檢查或比較時，試鏡片可以使用較大的間隔，讓患者感受選擇的差異。

當使用試鏡架時，重要的是適當的調整，讓患者能夠舒適的戴著，這能確保屈光檢查過程中，頂點距離（Vertex Distance）接近於最後所配置處方眼鏡，從側面觀看與確認兩邊有同樣的前傾角，從前面觀看，確認試鏡架的水平及中心位於患者瞳孔高度。最後再從上方觀察雙眼的頂點距離是否一致。

因爲低視力者有時會有非常高度的屈光異常，而試鏡片的位置會影響其對於眼睛之有效度數，當度數愈高時其效應愈明顯。因此臨床上使用時，度數高的球面鏡片應置於試鏡架上接近患者的位置，而度數低的球面鏡片或散光鏡片則置於較遠離患者的位置，且盡可能使用單一球面鏡片取代兩片球面鏡片的組合。

在試鏡架上置入或取下試鏡片時，應用另一手維持試鏡架的穩定，這會讓患者感覺較舒適。假如使用數片高度數鏡片，應將整組試鏡架及試鏡片以驗度儀測量其度數，而避免只是將試鏡片度數加總，這會造成一定之誤差。最後記錄度數時還需再次確認其頂點距離。

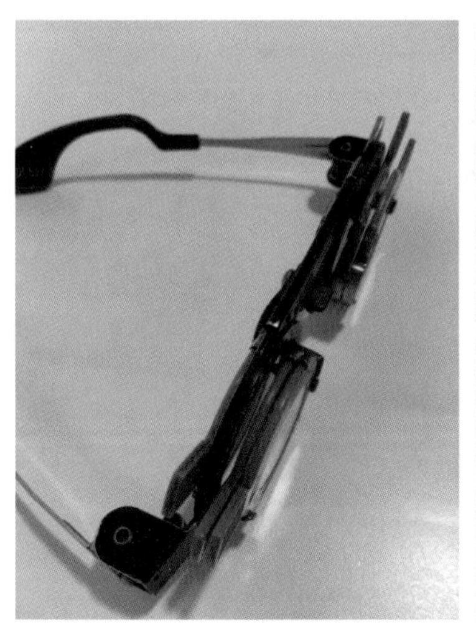

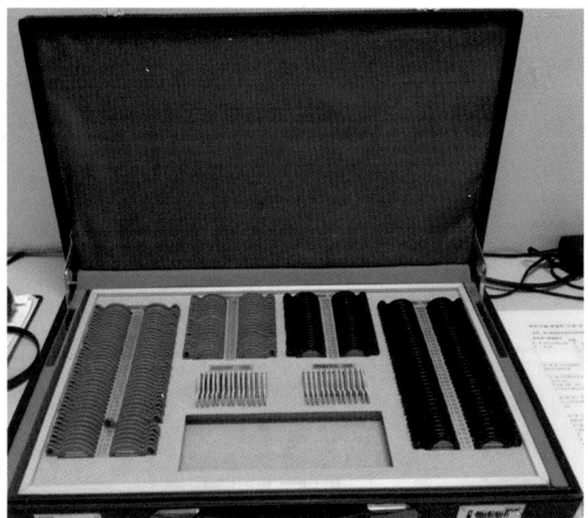

圖 6-6　試鏡架與試鏡片

### （三）自覺式驗光——驗光的距離

若低視力患者的視力較佳，亦可執行較遠距離的自覺式驗光程序，一般視力表通常位在距離患者 10 英尺（3 公尺）處（圖 6-7），這能提供相對較大的視標，幫助患者對鏡片屈光度數變化能有較大的敏感度。

然而遠距離屈光檢查較六公尺近時，因爲調節刺激較大，造成近視被低估，遠視被高估，因此需修正最後處方的屈光度數；例如在 2 公尺驗光時，患者將比眞正的屈光不正能接受 0.50D 甚至更多的正度數，所以屈光不正度數需加上 -0.50D 加以修正。

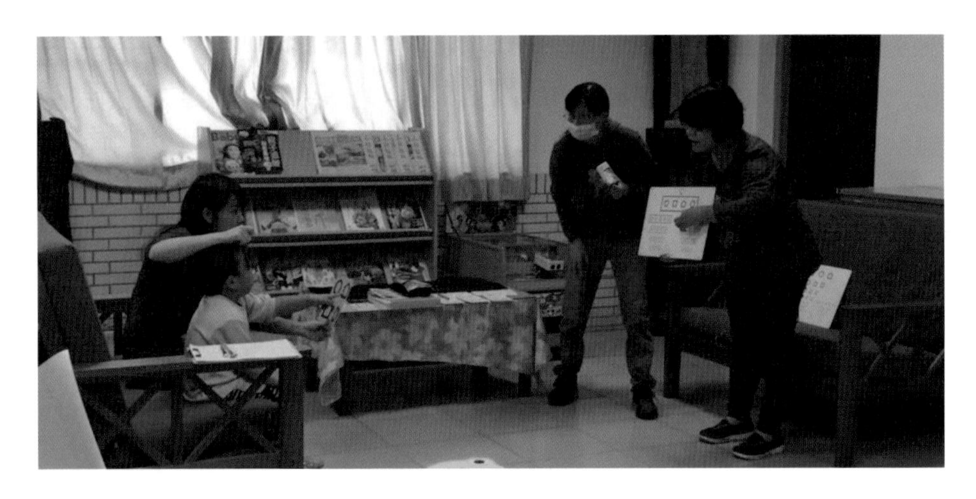

圖 6-7　驗光的距離

### （四）自覺式驗光程序

驗光的起點度數爲角膜弧度儀及他覺式驗光程序的發現值，假如無法執行角膜弧度儀及視網膜鏡檢查，使用患者的慣用視力（包括慣用眼鏡／舊眼鏡處方）也能做爲自覺驗光的起點。

在驗光的過程中，常規的驗光程序經常需要遮蓋一眼，但眼球震顫的低視力患者也許會因爲單眼的遮蓋而使其震顫情形更加嚴重，此時可將遮蓋板改爲霧視的鏡片將能夠改善，若有偏好角度亦可配合其方向進行。至於霧視鏡片的度數依病患本身原來的屈光度進行調整，通常 +3.00D 的度數應足夠抑制該眼的中心視力而不影響周邊的融像。

檢查者若發現他覺式驗光程序的發現值不可靠，那就假設每個患者都有嚴重的近視或遠視並伴隨明顯的散光。屈光異常度數的球面度數確定，可以採用恰能辨別差（Just Noticeable Difference, JND）或屈光括弧法（Bracketing Technique）。

### （五）恰能辨別差與屈光括弧法

在低視力的驗光有兩種常用的方式來確定球面度數，第一種是恰能辨別差，這是指剛好能讓眼睛辨識視標變清晰或感覺模糊最少的球面度數改變量，此乃基於 10 英尺檢查距離的最佳視力來決定患者能夠比較的兩個正負度數鏡片的差異。對典型低視力的患者而言，恰能辨別差的鏡度爲 10 英尺的 Snellen 視力值之分母除 100，假設患者目前最佳視力爲 10/200，那預期的恰能辨別差爲分母之 200 除 100 等於 2.00D，也就是患者將能辨識 ±2.00D 的度數改變。若是以臺灣常用的小數點視力記錄方式則是將視力值乘上 10 再倒數，例如：病患目前的最佳矯正視力爲 0.05，0.05 乘上 10 爲 0.5，0.5 的倒數爲 2，恰能辨別差即爲 ±2.00D，預期對於 ±2.00D 的度數改變能夠辨識或察覺，低於此度數則較不敏感。

當患者接受此度數的鏡片時視力應重新測量，並建立新的、更小的恰能辨別差及屈光括弧範圍。例如：若視力從 10/200 進步到 10/120，那恰能辨別差則從 ±2.00D 更改爲 ±1.25D。持續進行此步驟將能逐步矯正其屈光不正度數。此技巧能讓臨床者驗光時能更佳地選擇鏡片的度數。

另一種常用來確定球面度數的方式爲 Bailey 建議的屈光括弧技巧（Bracketing Technique），而且建議用大量度數差異（例如 ±6.00D）作爲驗光起始點，此一方法對即使有大量屈光異常未被矯正的病患，也能讓病患對其中之一的鏡片有正向反應。患者通常對於其中之一的鏡片覺得較好或較差，假如患者對於 +6.00D 的鏡片覺得非常模糊，但 -6.00D 的鏡片較沒有那麼模糊，不放鏡片時比這兩個鏡片都要清楚，那檢查者就能假設其屈光異常度數應在平光至 -6.00D 之間（但較接近平光）。屈光括弧技巧隨度數降低能逐漸收窄度數範圍，直到患者對於正負兩個鏡片都感到同樣模糊，此技巧將能避免檢查者對於大量屈光異常產生失誤。要注意的是，患者對於較低的鏡片度數改變沒有察覺（-12D 的近視者可能無法接受 -1D 的鏡片之改善），屈光檢查必須進行至正與負鏡片皆能感到模糊爲止。

### （六）傑克森交叉圓柱鏡

傑克森交叉圓柱鏡（Jackson Cross-Cylinder, JCC）（圖 6-8），是一種決定散光度數的實用測試，前述角膜弧度儀的發現值可提供 JCC 過程中，散光度數及軸度的客觀參考。傑克森交叉圓柱鏡設計有不同度數或強度的手持式 JCC，多數低視力檢查常用的度數爲 ±1.00D、±0.75D 及 ±0.50D。根據患者的恰能辨別差選擇適當度數的 JCC，在視力明顯低下的患者（低於 0.1 或 20/200），應使用

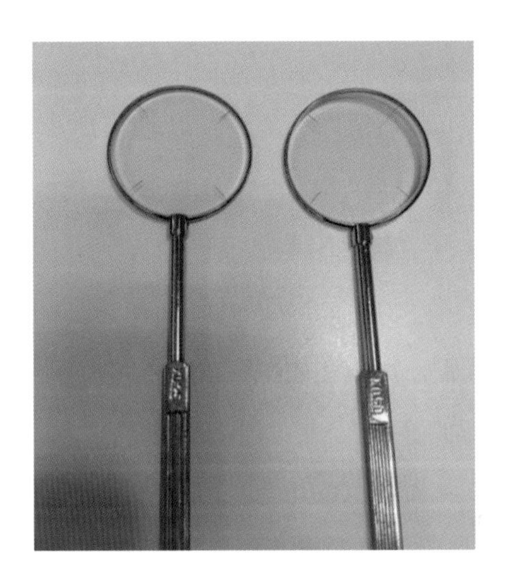

圖 6-8　手持式 JCC

±1.00D 的交叉圓柱鏡，因爲其對於低度數鏡片不敏感。而視力在 0.1 以上的患者，可嘗試以 ±0.75D 與 ±0.50D 爲起點測試。

檢查方式是將散光鏡片置於試鏡架上，接著使用 JCC 確認患者在四個主要軸度（0 或 180、45、90 及 135）上是否接受此度數？假如患者能接受，再次使用 JCC 調整軸度，當軸度調整完成後，再次確認是否加入更多的散光度數。除此之外，Bailey 也建議不同的散光檢查方式。試鏡架不置入任何散光鏡片，使用適當度數的 JCC，在主要軸度 90 及 180 翻轉鏡片，假如患者偏好其中一個軸度，那可能在此經線上有散光存在，假如兩個軸度相同，那軸度可能在 45 或 135，接著再重複進行 JCC 在 45 及 135 軸度上的測試，假如其中之一有正向反應，那就找到大約的散光軸度了。假如此兩軸反應相同，那此患者可能無散光或散光度數很低。臨床上，對於認知不錯的成年人，可嘗試讓病患自己緩慢的轉動散光片，自覺分辨不同軸度的差異。

### （七）裂孔板

裂孔板（Stenopaic Slit）爲一中央具有長方形裂孔的試鏡片（圖6-9），裂孔板的裂縫長約 20～25mm，寬有 0.5～2mm，常用的爲 0.5mm 及 1.0mm。大部分的綜合驗光儀中沒有此鏡片。常用自覺式方式來決定屈光不正當中的散光部分，在某些患者身上非常有用，如高度散光且視力不好的患者、無法理解與反應一般例行性自覺式驗光指令的患者、不規則散光、圓錐角膜或視力無法提升等；此外，在患者檢影鏡的反光很暗或無法辨識時（如介質混濁、角膜扭曲或瞳孔縮小），裂孔板也非常有用。可以在矯正後視力無法再提升，但使用針孔板（Pinhole）發現有提升的潛力時，使用裂孔板。

患者選擇的裂孔板的位置也許並非是其散光的軸度，對某些患者而言這表示其視野當中未受阻礙區域。且應該記得的是，裂孔板只對於自覺式屈光檢查有幫助，若能執行視網膜鏡檢，才是減少整個檢查時間及增加檢查精確度的程序。使用裂孔板的檢查程序如下：

1. 遮蓋或霧視非測試眼，放置裂孔板於測試眼的試鏡架上，以最佳矯正球面度固視遠距最佳視力視標。
2. 旋轉裂孔板直到患者回報最清楚，這是位置 1。如患者回報沒有最清楚位置，則有以下幾種可能：
   (1) 無散光。
   (2) 最小模糊圓剛好在視網膜上。
   (3) 無法辨識影像的改變。在裂孔板之後加入 ±2.00D 球面度再做一次旋轉，若仍無法辨識，則以之前所驗出的度數作爲最佳球面度。

3. 當患者指出清楚的位置（即位置 1），加入正或負鏡片，以光學括弧技巧找出最佳視力，綜合之球面度數即爲處方中的球面度數，記下此時之度數。
4. 旋轉 90 度或最模糊到位置 2。
5. 加入正或負鏡片，以光學括弧技巧找出最佳視力，此額外的球面度數即爲散光度數。假如所加入的爲正度數，那結果的散光爲正散光；若加入的爲負度數則爲負散光，矯正鏡片的軸度平行於位置 1 的裂孔。
6. 亦可畫出光十字，寫下處方。

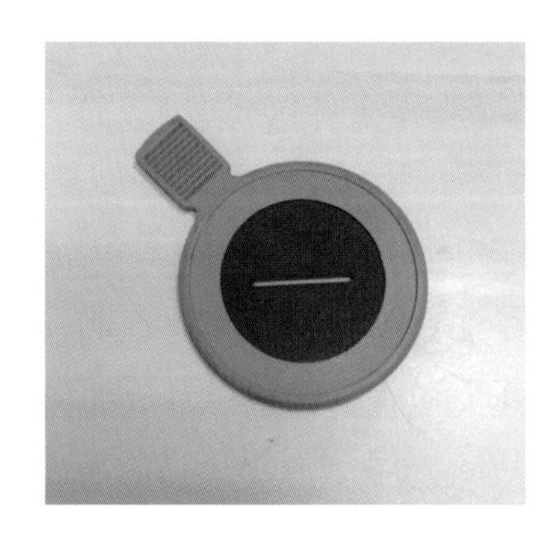

圖 6-9　裂孔板

自覺式驗光程序爲緩慢過程，需有耐心，過程中很重要的是檢查者必須等待患者正確的反應，需要反覆確認及鼓勵患者。假如患者表現出疲累或失去興趣，可以進行短暫的休息。應向患者強調這些結果精確度對於輔具的選擇與使用相當重要。

## 三、雙眼視覺檢查

當評估低視力的患者時，一般的迷思是：視力不好的人還需要檢查雙眼視覺嗎？實際上低視力患者對雙眼視覺的需求比一般人還來得迫切，雖然大部分的低視力患者缺乏最高級的雙眼視深度感，且常常因雙眼視網膜上的影像不相似，會存在網膜競爭的效應，其中一隻眼睛可能被抑制；然很多低視力的例子當中，患者非利眼未被抑制，但卻表現出以偏好或較好的利眼視物，醫療人員很容易因此忽略了評估患者的雙眼視覺，殊不知生活中病患仍多以雙眼的型態用眼，檢查者應仔細發覺其雙眼視的潛力，病患可能因爲雙眼視覺能力的提升，而有較佳的生活視覺品質。

舉例來說，朱同學雙眼有近視性黃斑部退化，左眼較爲嚴重，因此朱同學多以右眼貼近書本進行閱讀，主因是雙眼視網膜仍存在競爭效應而造成干擾與不適，特別是在閱讀時，患者可能會抱怨有疊影或模糊的現象，臨床可觀察的行爲就是病患習慣遮住一眼或將閱讀材料拉近低於近方融像破裂點的方式進行閱讀。此外，偏好其中一眼視物，或者是眼球震顫的患者可能會因爲無效閱讀角度（Null Point）的運用，長時間以不正常的頭部姿勢閱讀，此容易造成病患肩頸肌肉的問題而有復健的需求，專業人員可利用調整光學輔具的光學中心或透過稜鏡的方式加以改善。

部分低視力的患者沒有雙眼立體視，卻仍然有立體感，這是因爲有單眼立體視的效應存在。例如視覺環境當中存在以下視覺線索：

1. 靠近的物體會感覺較大。
2. 被一物體部分遮住的另一物體感覺較遠。

3. 較清楚的物體感覺較近。
4. 較亮的感覺較近。
5. 當頭部左右轉動時，較近的物體與頭部移動的方向相反，較遠的與頭移動的方向相同（Monocular Parallax）。

臨床中發現，對雙眼視力差距不大，約在 1.5 倍以下的患者（如右眼視力 20/40，左眼視力 20/60），雙眼視覺的提升對於其生活功能有很明顯的幫助，想辦法讓患者具備雙眼視覺的能力有以下的優點：

1. 對患者來說能使用雙眼在心理安全的建構上很重要。
2. 視力可能會好一點。
3. 視野會大一點，若單眼有盲區也能互補。
4. 對比敏感度會增強。
5. 深度感也會增強。
6. 處方雙眼的輔具時也很重要，擁有一定程度的雙眼視能讓雙眼視軸對齊較佳。

低視力患者的雙眼視覺檢查有許多的技巧，可分為運動性檢查與感覺性檢查。雙眼視軸的對齊可通過運動性雙眼視覺檢查評估，如：遮蓋測試、赫斯伯格測試或聚散能力測試等，若有中央盲區或眼球震顫可能干擾這些測試。當運動性檢查確認存在雙眼視，感覺性雙眼視覺測試也要接著進行。

### 1.運動性雙眼視覺測試

測量患者的眼位狀態及融像能力等，若雙眼視軸的偏斜量太大造成融像困難則可以考慮給予稜鏡處方或調整處方當中的球面度數等不同的處置方式。

(1) 遮蓋測試

遮蓋測試（Cover Test）是一個簡單且初步判斷患者眼位狀態的檢查方法，可以檢測眼位偏移的方向性及偏移程度。患者只需注視一固定視標，不需說明他所看到的情況；檢查者只要觀察患者的雙眼運動的情形就可以明瞭整個眼位狀況，因此遮蓋測試是一個不需要依靠患者回答的他覺式眼位檢查法。假如患者有一定配合能力，能短暫時間固視單一視標，這是評估斜視或斜位最好的方式。偏斜量的大小可使用稜鏡棒或稜鏡鏡片加以中和（如表6-1）。

表 6-1 偏斜判斷與稜鏡量度偏移所需的中和稜鏡度

| 未遮蓋眼或被遮眼的移動方向 | 斜位或斜視 | 量度偏移所需的中和稜鏡度 |
|---|---|---|
| 從外向內（In） | 外斜 Exo | 基底朝內 BI |
| 從內向外（Out） | 內斜 Eso | 基底朝外 BO |
| 從下向上（Up） | 下斜 Hypo | 基底朝上 BU |
| 從上向下（Down） | 上斜 Hyper | 基底朝下 BD |

遮蓋測試可分爲兩個程序，遮蓋—不遮蓋測試（Cover-Uncover Test）及交替式遮蓋測試（Alternating Cover Test）。

遮蓋—不遮蓋測試又稱單側遮蓋測試，主要用於判斷及區分患者爲斜視或斜位，以及若爲斜視時判斷患者的斜視是交替性（Alternating）或單側性（Unilateral）。

遮蓋—不遮蓋測試操作程序：遮蓋一眼時觀看未遮蓋眼的反應：

A. 遮右眼，觀察左眼的動向，有移動則爲斜視。

B. 若 A 步驟左眼有移動，接著去除右眼遮蓋，左眼不動則爲交替性斜視。

C.若 A 步驟左眼有移動，去除右眼遮蓋，左眼再次移動則爲左眼單側固定性斜視。

D.換遮左眼，重複以上步驟。

E.未遮蓋眼移動量代表斜視的程度，可用稜鏡加以量度，或用交替性遮蓋測試偏斜量。

交替式遮蓋測試，對小的偏移敏感，加上稜鏡可以測量出斜位量及斜視量的大小，但無法區分斜視與斜位。

交替式遮蓋測試操作程序：遮蓋時觀看被遮蓋眼的反應：

A.遮右眼，轉遮左眼時，觀察右眼打開遮蓋板時的動向。

B.遮左眼，轉遮右眼時，觀左眼打開遮蓋板時的動向。

C.若在以上步驟中，遮蓋眼有移動則爲斜視或斜位，確定偏移的方向爲何。

D.運用稜鏡片組，量度偏移的程度。

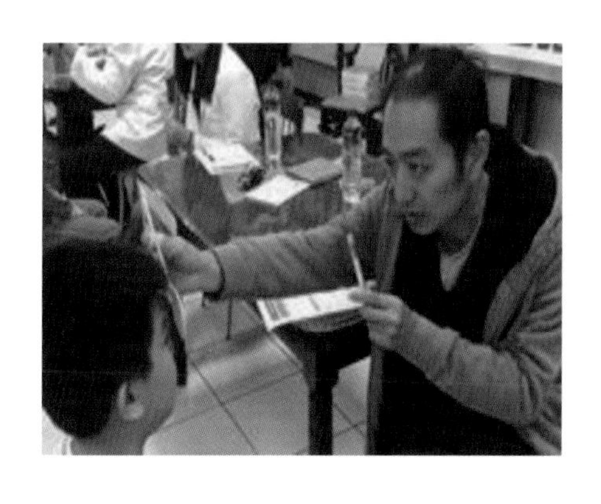

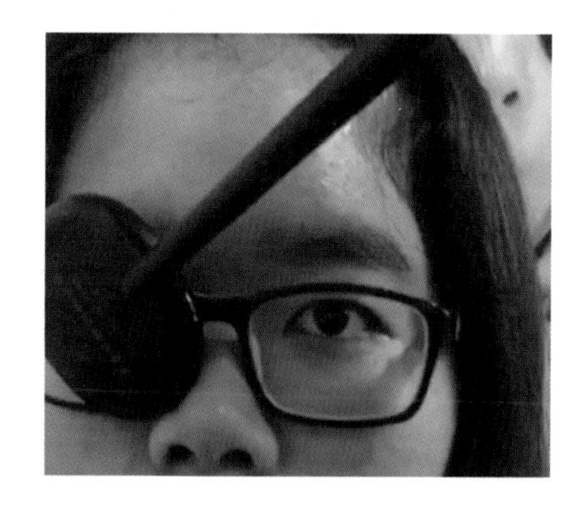

圖 6-10　遮蓋測試

### (2)赫斯伯格測試

赫斯伯格測試（Hirschberg Test）於雙眼狀態下決定兩眼視軸

大約的位置；使用的時機爲：因患者的配合程度不夠或年齡太小，導致其他較精確的檢查方式如遮蓋測試無法實施時，可使用此測試鑑定斜視的存在與否。檢查者可以仔細觀察患者角膜上的反光點，當兩眼同時看時的反光點相對於各自原本單眼反光點呈現對稱時，沒有斜視。而不相對稱即存在斜視，兩眼的反光點位置差距 1mm，表示有 22 稜鏡度的偏斜，光點在鼻側表示外斜視（圖 6-11），光點在顳側表示內斜視，在上下側表示相反方向的垂直斜視。

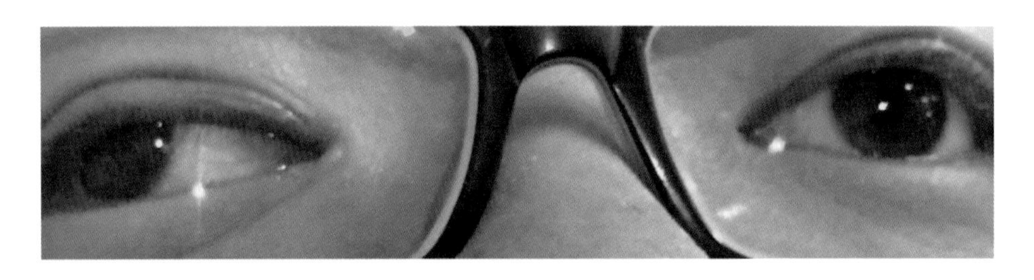

圖 6-11　右眼外斜視的角膜反光點

(3) 聚散能力測試

雙眼的運動包含有水平方向的異向轉動分爲內聚（Convergence）與開散（Divergence），以及垂直方向的上下轉動。當有明顯的斜視或斜位，需要處方稜鏡時，融像性聚散度可作爲一重要參考資訊。

檢查方式乃藉由在一眼之前逐漸加入稜鏡（圖 6-12）的方式，直到雙眼融像的情形被破壞，可得知其融像續存的能力，雙眼之前置入基底朝外（BO）的鏡片，雙眼之前的影像將移往鼻側方向，引起雙眼向內轉動；雙眼之前置入基底朝內（BI）的鏡片，雙眼之前的影像將移往顳側方向，引起雙眼向外轉動；一眼之前加入基底

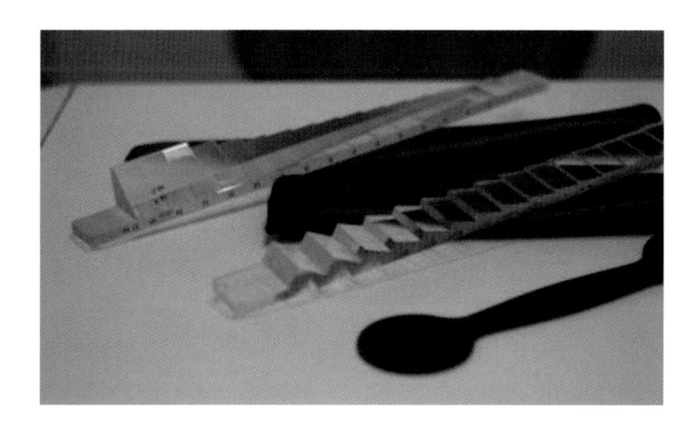

圖 6-12　稜鏡棒

朝上（BU）的鏡片，將使該眼的影像下移，引起該眼向下的轉動；一眼之前加入基底朝下（BD）的鏡片，將使該眼的影像上移，引起該眼向上的轉動。

稜鏡處方可參考 Sheard 準則，斜位需有反方向的兩倍融像續存量，外斜位需參考 BO 方向的融像性聚散度，而內斜位需參考 BI 方向的融像性聚散度，例如若患者有外斜位 10Δ，則其 BO 的融像能力至少需有 20Δ；當不符合準則時，稜鏡加入量爲斜位量兩倍減去反方向的融像能力之後再除三，例如若同樣爲 10Δ 外斜位，其 BO 的融像能力只有 12Δ，則 2×10 － 12 = 8，8/3 = 2.67ΔBI 爲需加入之稜鏡度，可使斜位量下降至 7.33Δ，BO 的融像能力增加至 14.67，恰好符合準則。

或採 Percival 準則，較小方向的融像聚散能力需大於等於較大方向融像聚散能力的一半，例如若 BI 方向的融像能力有 20Δ，BO 的融像能力爲 10Δ，則符合此準則；當不符合準則時，稜鏡加入量爲較大方向之聚散能力減去較小方向之聚散能力兩倍之後再除三，例如若 BI 方向的融像能力有 20Δ，BO 的融像能力只有 5Δ，

則 $20 - 5\times2 = 10$，$10/3 = 3.33\Delta$BI 爲需加入之稜鏡度，可使 BI 的融像能力減至 16.67，BO 的融像能力擴大至 8.33Δ，恰好符合準則。

內聚能力亦可使用內聚近點（Near Point of Convergence, NPC）加以測試，檢查者手持視標於 40cm 處，確認患者保持融像狀態之下，將視標逐漸往患者眼睛方向移近，當患者回報視標出現雙重影像或觀察到其中一眼轉向時，此距離即爲其內聚近點的破裂點；繼續將視標朝患者推近一些，然後再將視標移離患者，當患者回報視標重合爲一或觀察到雙眼回復內聚時，即爲內聚近點之回復點。

#### 2.感覺性雙眼視覺測試

主要在評估患者目前的融像狀態，是否有抑制、複視或立體感等，融像程度將決定最後處置的方向，如無法消除的複視可考慮單眼視覺（Monovision）的處置方式，而存在立體感將對距離的判斷較爲精確。

##### (1)衛氏四點測試

衛氏四點測試（圖 6-13）於患者在最佳矯正處方之下，可在任意距離及正常室內燈光進行。患者被要求通過紅綠濾鏡的眼鏡觀看兩個綠色、一個紅色及一個白色的光點。假如患者回報四個光點，表示有一定程度的融像能力。

患者通過右眼的紅色鏡片會感知到兩個紅點，左眼的綠色鏡片會感知到三個綠點，因此有正常平面融像能力的人會將底下的紅點及綠點融合，兩眼總共將看到四個點。

- 若患者只看到兩個點，表示只有右眼影像被大腦接受，左眼抑制。

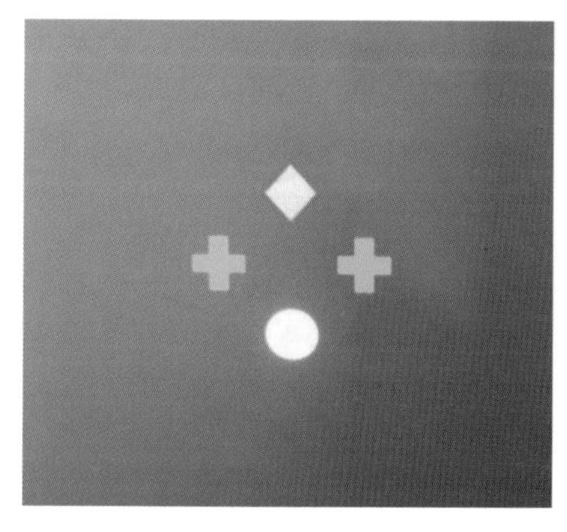
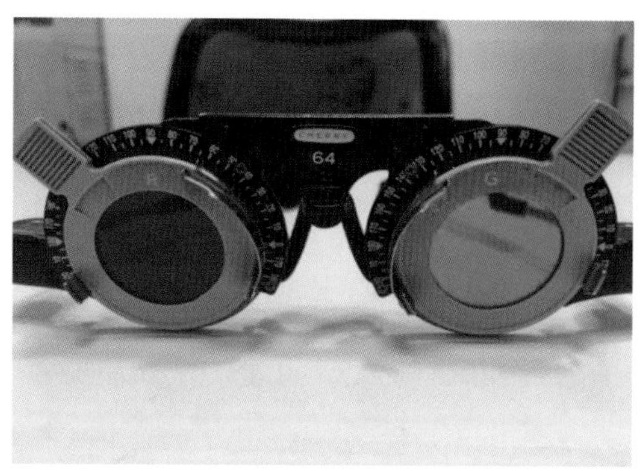


圖 6-13　衛氏四點及紅綠眼鏡

- 若患者只看到三個點，表示只有左眼影像被大腦接受，右眼抑制。
- 若患者看到五個點，表示出現複視（Diplopia），觀察最底下紅綠點的相關位置，可以得知複視的種類與偏斜的類型。
- 紅點在綠點的右邊，表示雙眼有不交叉性複視爲內偏斜；紅點在綠點左邊，表示雙眼有交叉性複視爲外偏斜；
- 紅點在綠點之上，表示左眼影像在下爲左眼上偏斜（或右眼下偏斜）；紅點在綠點之下，表示右眼影像在下爲右眼上偏斜（或左眼下偏斜）。

(2) 馬篤氏鏡測試

馬篤氏鏡（Maddox Rod，圖 6-14）爲一種排列小圓柱鏡（條紋）於其上的鏡片，可爲紅色與白色。當點光源透過馬篤氏鏡時，觀看者將因這些小圓柱鏡的屈光影響而看到與圓柱鏡排列方向互相垂直的光條，例如若透過條紋爲水平的紅色馬篤氏鏡觀看點光源，將看到垂直的紅色光條，若透過條紋爲垂直的白色馬篤氏鏡觀看點光源，將看到水平的白色光條。

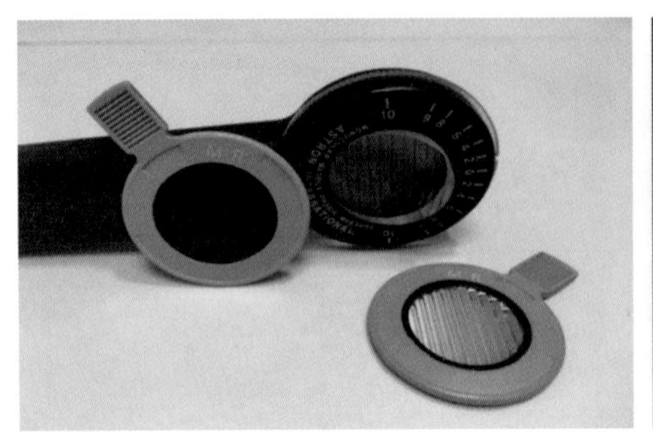

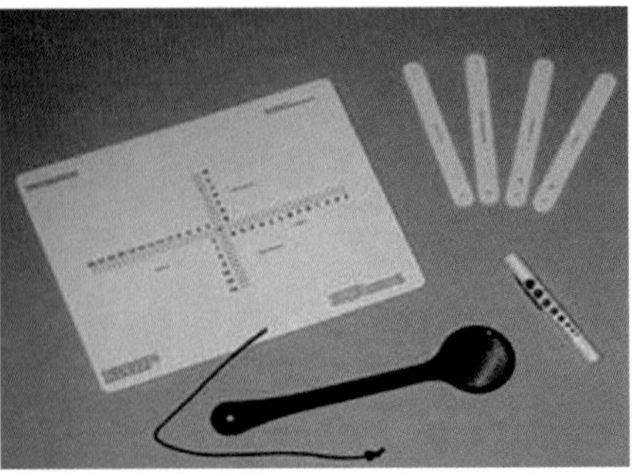

圖 6-14　馬篤氏鏡

測試融像亦在患者最佳矯正之下，可於任意距離實施，將紅色馬篤氏鏡置於非主要注視眼之前，雙眼開放注視光源，若能看見粉紅色線條，代表有一定雙眼視存在。

馬篤氏鏡亦可作爲眼位偏斜的一種測試，由光點與光條的相關位置之複視型態可以得知其偏斜類型。若馬篤氏鏡置於右眼之前條紋爲水平時，右眼將感知到垂直光條，左眼開放將看到光點：

- 光點與光條重合，表示沒有水平眼位的偏斜。
- 光點在光條之右，表示雙眼有交叉性複視爲外偏斜。
- 光點在光條之左，表示雙眼有不交叉性複視爲內偏斜。

若馬篤氏鏡置於右眼之前條紋爲垂直時，右眼將感知到水平光條，左眼開放將看到光點：

- 光點與光條重合，表示沒有垂直眼位的偏斜。
- 光點在光條之上，表示右眼影像在下，爲右眼上偏斜（或左眼下偏斜）。
- 光點在光條之下，表示左眼影像在下，爲左眼上偏斜（或右眼下偏斜）。

(3) 稜鏡測試

同樣在最佳矯正視力及患者喜好距離及燈光下進行，將稜鏡鏡片（通常大約 4 個稜鏡度）置於某眼之前，旋轉稜鏡方向。因爲稜鏡改變了其中一眼的影像位置，與另一眼之間的融像關係被改變，假如某個方向超過其融像能力，則患者將回報複影出現，這表示被檢查者未有抑制，仍有一定程度的雙眼視覺存在。

即使中央暗點的患者，平常因爲暗點所造成的抑制而沒有雙眼視覺，仍可能因爲稜鏡的影像移動效果使影像出現在中央暗點之外的位置而使複影出現。

(4) 立體視測試

患者戴用近用處方及偏光眼鏡於適當燈光之下進行，線條或輪廓式的立體視標（圖 6-15a），如蒼蠅能測試立體視約 2000 秒弧的範圍。假如患者能看到視標浮出頁面，接著測試較精細的立體視，如圖案或圓圈。亂點圖的立體視標通常對黃斑部病變、發育不全或眼球震顫的低視力患者較爲困難。一般情況下，低視力患者無法達到精細的立體視，因爲黃斑部的完整性對於精細的立體視很重要。因此低視力患者的立體視覺的測試可考量以較大秒角的亂點立體測驗，或是有單眼提示訊息的圖形測驗，以及生活實務操作的測驗，如 Lang’s Pencil Test（圖 6-15b）爲主。

最後在所有的檢查完成之後，檢查者及患者應共同參與決定最後的處方。只有那些能增進患者主觀上視覺的改進是值得給予處方的，而不一定是客觀的發現。例如，某低視力患者未矯正視力（裸視）爲 20/400，矯正之後的視力爲 20/200，此時基於此矯正視力很難向患者解釋給予處方的必要性，因爲 20/200 仍然是很低的視力），但我們可以簡單用數學表示，20/400 表示正常視力的 5%，

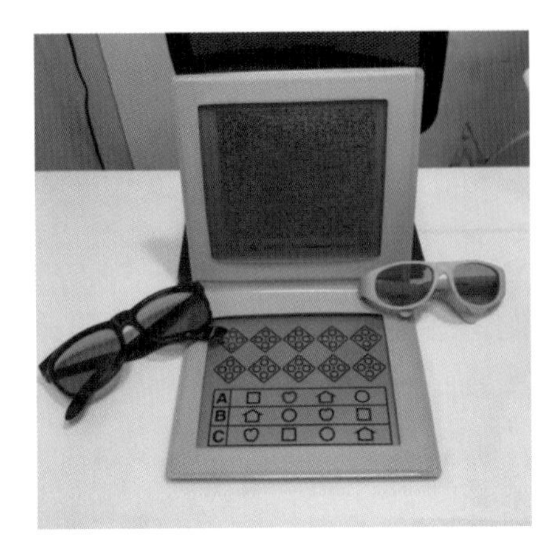

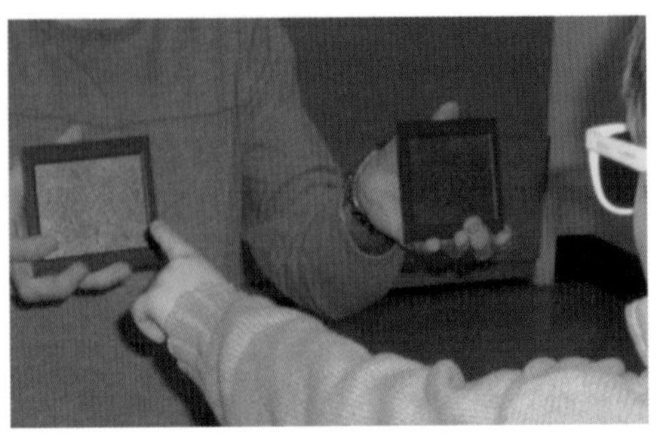

(a)

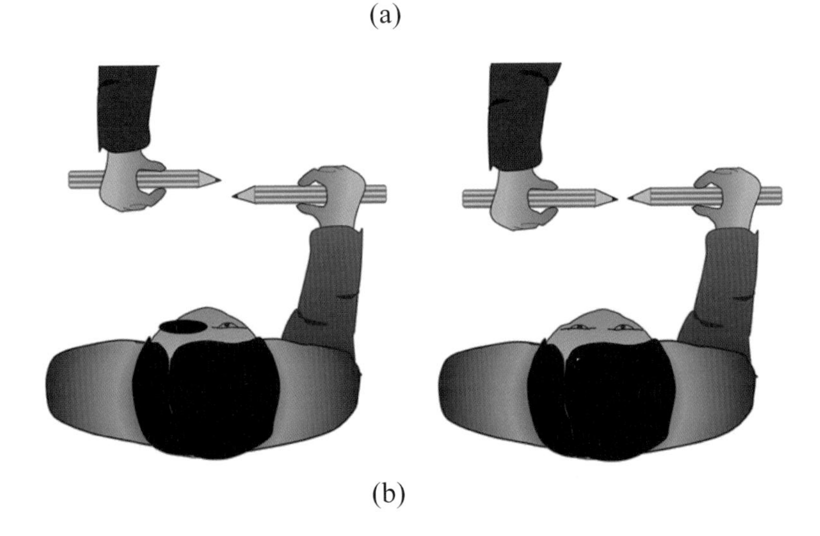

(b)

圖 6-15 (a) 亂點立體視覺測試；(b)Lang's Pencil Test

20/200 表示正常視力的 10%，此處方提升了患者兩倍的視力。確實地，許多評估者會建議此類低視力患者不做任何遠距矯正處方，因為此患者在矯正前後皆為法定盲（美國的法定盲人定義）；然而，這樣的改進卻可能讓患者主觀及功能上皆有顯著改善。要示範此種改善最好的方式就是用試鏡架試戴，這也能讓評估者得到患者立即的回饋，以決定光學矯正的最佳處方策略。

## 參、相關疾病的屈光異常

許多眼科疾病已經被證實在屈光異常的表現有很高的一致性，以下例舉常見有顯著屈光異常的眼科疾病供臨床評估人員參考。

### 一、白化症

在所有類型的白化症（Albinisim）病患中，常伴有遠視或散光的狀態，角膜弧度儀檢查是檢查此類的散光的最好方式，尤其對於嬰幼兒，或是視網膜鏡無法很確定散光情形時最爲有效。

### 二、「未知病源」的弱視

「未知病源」的弱視（Amblyopia）可能潛藏著高屈光異常，需特別注意。檢查時包括角膜弧度儀可以發現是否有高度散光外，讓患者閱讀近點卡，可確認是否高度近視。

### 三、白內障

白內障（Cataracts）患者是屬於沒有皮質混濁的核心白內障者，通常可能避開白內障手術，這類患者常由於晶體引起的近視增加，可達 -8.00D 以上，若小心矯正其遠距屈光差，即可得適當遠視力。隱形眼鏡也是一種可行的處理方法，大部分的患者喜歡不戴眼鏡閱讀，但是若因爲太近的閱讀距離引起不方便，適當處以 +3.00D 或 +4.00D 的加入度，是可以改善較舒適的閱讀距離，所以此類白內障患者可以當作高加入度的低視力患者來處理屈光問題。

其他有黃斑部病變的白內障則需考慮人工水晶體植入、隱形眼鏡或角膜屈光手術，其視力在手術前應先做預估評量。

## 四、具黃斑中心視力，有半邊視野缺失

對於具黃斑中心視力或有半邊視野缺失（Hemianopia with Macular Sparing）的病患，準確的屈光檢查相當重要，因爲患者可能需要倚靠好的視力配合稜鏡或鏡了等輔具反射旁邊視野，將一片小鏡子裝設在左邊或右邊眼鏡鼻側位置，視患者爲左邊視野還是右邊視野的缺失，如此可以提升患者周邊視野能力。

## 五、白內障或圓錐角膜者手術後的高散光

白內障或圓錐角膜手術（Keratoconus, or High Astigmatism After Cataract or Corneal Surgery）後，散光軸度都會變化達幾個月，角膜弧度儀雖然可測得當下的散光度數，卻不能固定使用此散光度數，因爲散光軸度時常改變，反而戴用針孔眼鏡或配戴硬式隱形眼鏡比較能解決屈光問題。

## 六、馬凡氏症候群或水晶體鬆脫移位

馬凡氏症候群（Marfan's Syndrome）或水晶體鬆脫移位病患，矯正屈光需透過其瞳孔內分別有水晶體（Phakic）及無水晶體（Aphakic）的部分，患者可以配戴隱形眼鏡矯正已脫離的水晶體眼睛；沒有脫位的眼睛則可透過視軸閱讀，通常此眼爲高度近視眼。

## 七、黃斑退化、近視或青光眼的單眼無水晶體患者

此類患者有一眼屬於無水晶體的人可能對於單眼隱形眼鏡矯正屈光的反應特別好，因爲有助於改善其周圍視野及深度知覺能力，可以配戴常戴型高透氧的隱形眼鏡。對於黃斑退化、開放性隅角青光眼及無法忍受或適應隱形眼鏡者，則考慮前房植入晶體方式矯正其屈光異常。

## 八、高度近視者

退化型近視者（Degenerative Myopia）通常是低矯正屈光，特別是患者患有核心白內障（Nuclear Cataracts），因爲一般患者需要戴加入度閱讀眼鏡或不戴眼鏡閱讀。對於高度近視者，隱形眼鏡可增加周圍視野及改善影像大小，因此若患者處方遠距離的硬式或軟式隱形眼鏡時，看近距離可加戴近用眼鏡即可，甚至患者可以戴比較輕度的隱形眼鏡做近點工作，看遠時再配戴剩餘的遠度數差眼鏡。

檢查兒童屈光異常，若發現有異常突發大量近視，應注意排除水晶體鬆脫異位，成人則注意是否核心化白內障。當需要做白內障手術時，必須仔細考慮患者的需求以便植入適當的水晶體度數，很少患者想要成爲正視眼的狀態，如果他們習慣於閱讀、看近不戴眼鏡的話，可能適當的近視會有比較滿意的結果。

## 九、術後視網膜剝離

患者鞏膜可能因爲手術限縮而使眼軸長發生變化，通常造成過矯的近視或低矯的遠視，患者需要重新驗光矯正。另外如果發生

垂直眼肌的不平衡，患者可能需要稜鏡幫助，或者黃斑部也有受損，就需要處以高加入度及稜鏡。

## 十、網膜色素炎

網膜色素炎（Retinitis Pigmentosa）患者限縮的視野內視力模糊，許多來自於其屈光異常未矯正，而非其眼睛疾病。假如將其遠距屈光異常矯正而使其視力清楚後，患者近距離僅需低度數的閱讀眼鏡或手持放大鏡即可；但是如果患者的中央視野非常狹小，要注意屈光矯正的視力並不能保障其行動的安全。對於有做白內障手術的網膜色素炎患者，人工水晶體的植入或隱形眼鏡可是他們矯正屈光異常的方式，因爲這些方法最有利於視野限縮的患者。

# 附錄：例題

### 例題一

若個案之屈光檢查距離爲 1 公尺，得到的屈光度數爲 −6.00D，則其最後之遠距離屈光處方應爲何？

解答：−7.00D

檢查距離不足 6 公尺時，將對患者造成調節刺激，1 公尺所造成之調節刺激爲 −1.00D，個案的度數當中將包含 1D 的調節量，因此個案眞正的遠距離屈光處方應將此調節去除，爲 −6.00 − 1.00 = −7.00D

### 例題二

個案測得 1 公尺可見 10M 視力，請問其恰能辨別差 JND 判別起點爲何？

解答：±1.00D

其視力爲 1/10，轉爲分數視力 10/100，將分母除 100，100/100 = 1；因此預期個案將能夠辨別 ±1.00D 的屈光度變化。

### 例題三

依據恰能辨別差 JND 的判斷，視力值爲 0.05 應採用之球面度數檢查之參數爲何？

解答：±2.00D

小數視力 0.05 轉爲分數視力爲 10/200，將分母除 100，200/100 = 2，因此預期個案將能夠辨別 ±2.00D 的屈光度變化。

### 例題四

個案在 40 公分處可閱讀 4M 大小視標，若欲閱讀 1M 文字，試計算此個案所需之屈光度爲何？

解答：10D

所需之放大倍率爲 4 倍，因可閱讀 4M 大小爲欲閱讀 1M 之 4 倍；而所需之屈光度則爲 10D，因參考距離在 40 公分，因此 1/0.4 = 2.50D 爲 1 倍放大，4 倍放大則爲 4×2.50 = 10D。

## 例題五

承上題，個案原本的視力與加入屈光度之後的視力爲何？

解答：

原本小數視力爲 0.1，加入屈光度之後的視力亦爲 0.1

個案原本的視力爲在 40 公分（0.4 公尺）處可見 4M，因此視力爲 0.4/4 = 0.1；加入 10D 屈光度之後，需在 1/10 = 0.1 公尺處可見 1M 文字，因此視力爲 0.1/1 = 0.1。

## 參考文獻


American Optometric Association (2007). Care of the patient with visual impairment (low vision rehabilitation). St. Louis (MO): American Optometric Association.

Benjamin, W. J. (2007). Borish's Clinical Refraction. Butterworth-Heinemann.

Brilliant, R. L. (1998). Essentials Of Low Vision Practice. Butterworth-Heinemann.

Dickinson, C. (1998). Low Vision Principles and Practice (4th Edition). Butterworth-Heinemann.

Grosvenor, T. (2007). Primary Care Optometry. Butterworth-Heinemann.

Nowakowski, R. W. (1994). Primary Low Vision Care. Norwalk: CT Appleton & Lang.

# 第7章 視野缺失與重建

吳承臻

視野缺失對生活的立即影響性不像視力驟降那麼明顯，但是視野的缺損，會導致生活的不便性。譬如：走路常常撞到東西、容易踩空、閱讀的效率下降、交通的安全性、頭痛、夜間視力較差、辨色力的改變等等。當患者主訴日常生活的狀態改變，且無法透過屈光的矯正得以改善時，這些都是對臨床工作者所提供的重要線索，而身爲專業的評估人員，不應忽略視野對生活空間的重要性。

## 壹、視野的定義

視野（Visual Field）在臨床上的定義，是指眼睛在任何特定的時間裡，所能看到的空間；簡單的來說，就是當下視覺感官系統所能辨識的範圍。在視光學、眼科學與神經科學的領域裡，視野檢查通常用來判斷視野是否受到疾病與外傷的侵襲，而導致視覺的喪失或者是周邊的視覺敏感度下降，因爲閾值提高，需要更多的刺激，此甚至與視覺知覺有關。視覺知覺（Vision Perception）的形成是可見光將外界周遭的資訊，經由視覺的傳遞系統和大腦的感官系統整合處理過後，所形成的一種知覺。人類的知覺主要分爲：視覺、聽覺、嗅覺、味覺、觸覺等五種感覺，視覺所提供給大腦的資訊，占了人類感官的八成以上，是最重要的知覺之一。

眼睛是視覺處理過程中最重要的一個器官。以解剖學的觀點，視覺的傳遞始於視網膜上的感光細胞。若要了解視野、視覺路徑與視覺形成的交互關係，那麼從視網膜的介紹開始，則會是一個好的起始點。

## 一、視網膜

胚胎發育時，視網膜（Retina）是由神經外胚層所分化而來的一層透明神經組織，視網膜的基礎結構約在母親懷孕期的六個月內分化完成。依視網膜的結構來組織劃分，可簡易的分為外層的色素細胞層與內層的神經細胞。

當光線經由眼睛的光學系統，聚焦在視網膜後，會透過第一道的濾光層（虹膜色素層與視網膜色素層）來吸收紫外光與部分的可見光，以減少光在眼內的散射。而後經由視網膜內層的感光細胞，桿狀細胞與錐狀細胞，將光線轉換為電子訊號，透過神經衝動的傳導方式，將訊息經由視覺的路徑，傳遞到後腦的枕葉視覺皮質區（Visual Cortex，又稱 17 區、V1、條紋皮質區 Striate Cortex），訊息在此重新整合所有的視覺資訊後，再回傳到大腦的各個區域處理，進而形成感官知覺（圖 7-1）。

## 二、視神經傳導

對於大腦裡的視覺訊息處理，可參考由 Felleman 和 van Essen 於 1991 年所繪製的視覺處理流程圖。這個圖表的其中一個用意是在告訴我們，在視覺皮質區之後，有很多的視覺訊息連結，傳遞到各個外條紋皮質區（Extrastriate Regions）。其二，即使有的區域會處理特定的視覺訊息，例如：V4 處理色彩知覺，但是其實各個

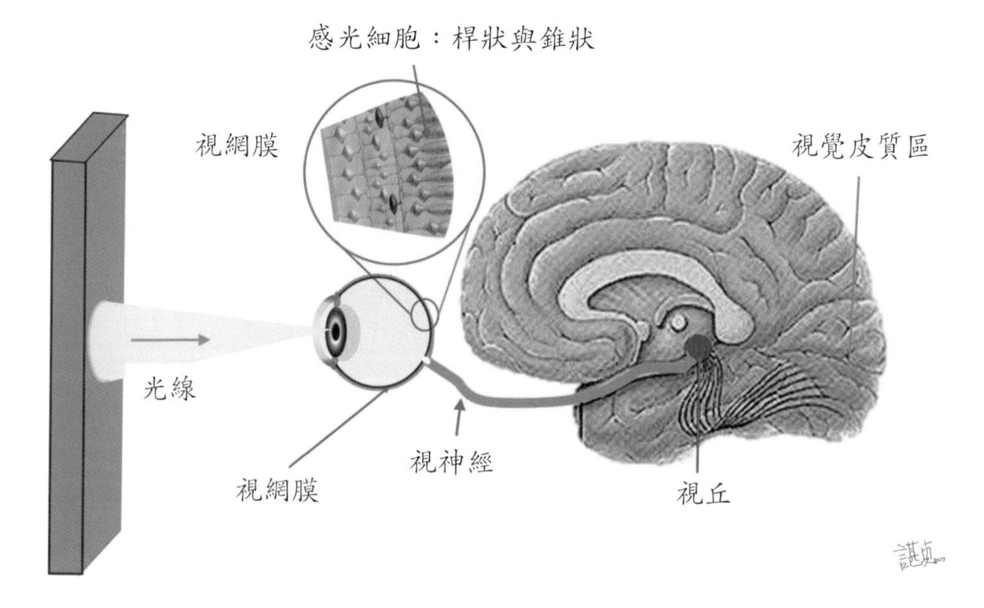


圖 7-1　光線的傳遞與視覺整合的路徑圖

區域的作用與連結是會互相連結的。

美國加州州立大學柏克萊分校 Maneesh Agrawala 教授，將 Felleman 和 Van Essen（1991）的視覺流程圖，再做進一步的重新設計（如圖 7-2）。視覺訊息在經由初級視覺皮質的處理之後，會劃分爲兩條路線，分別是腹側流（Ventral Stream）與背側流（Dorsal Stream），重整過的資訊，會經由兩條路線，傳遞到枕葉（Occipital Lobe）、頂葉（Parietal Lobe）、顳葉（Temporal Lobe）、額葉（Frontal Lobe）與海馬迴（Hippocampal Formation）等各個區域，訊號透過彼此之間的訊息互相連結，再由大腦整合後形成視覺知覺（Visual Perception）。因此視覺知覺又包含了色彩知覺、空間知覺、視覺分析、視覺辨識、視覺完形、視覺聽語與視覺記憶等領域。

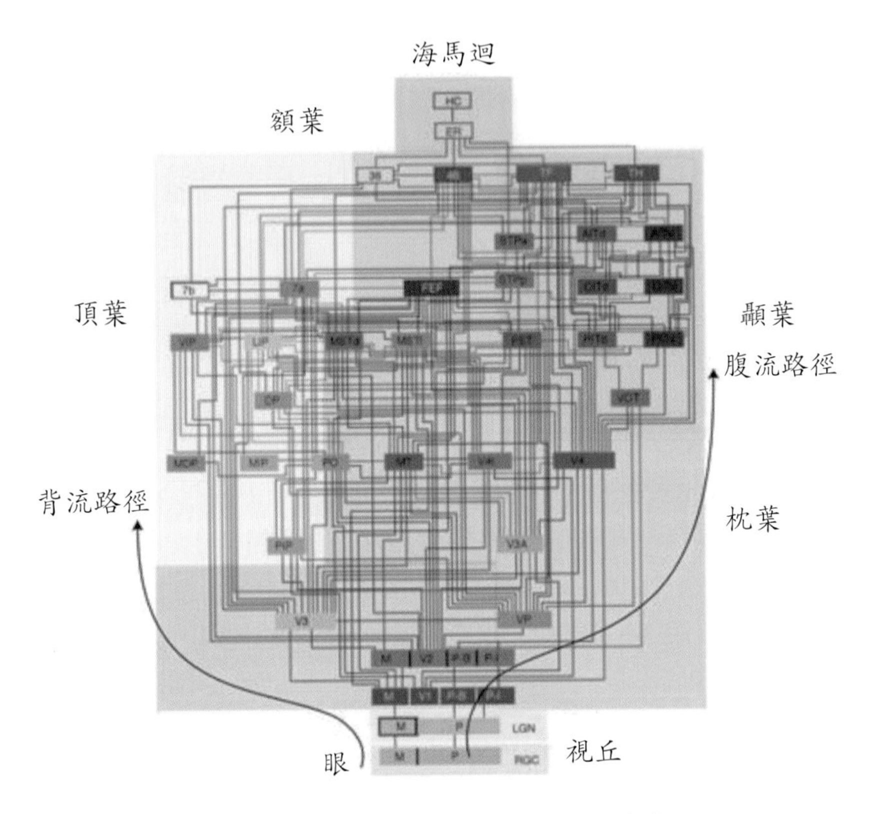


圖 7-2　Maneesh Agrawala 大腦視覺訊息處理圖

資料來源：Visualization Lab, 2016

## 貳、臨床上視野的評估

視野是指眼睛在正視前方的狀態下，所能明視的範圍。視野的檢查可以用來評估患者的視網膜或是視覺路徑是否有病變。大部分的人平均的視野約爲，上方 60 度、鼻側 60 度、下方 75 度與顳側 90 至 100 度的範圍（圖 7-3）。

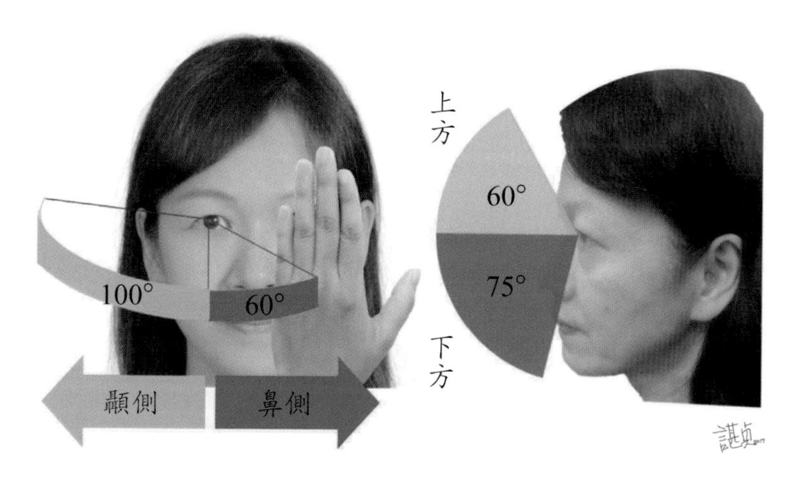


圖 7-3　人類單眼的正常視野範圍

而因爲負責將訊息傳入大腦裡的神經節細胞（Ganglion Cells），在神經纖維集結處的視神經盤，該位置沒有任何的感光細胞（錐狀細胞和桿狀細胞），因此無法感受光覺，故此區域又稱爲生理性的盲點（Physiological Blind Spot）。此區域大約落在視野中心偏顳側的 15 至 20 度，高度約 7 度和寬度約 5 度的範圍（圖 7-4）。

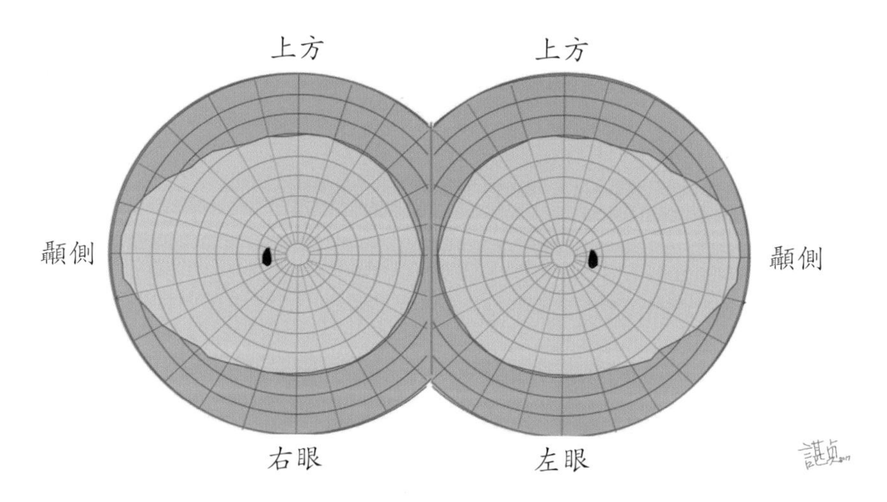


圖 7-4　視野範圍與生理性盲點位置圖

然而臨床上，在評估低視力病患時，有時會評估雙眼融像狀態下，整體的視野區域。在正常的情況下，水平的融像範圍約爲中心130度，垂直的融像範圍約爲中心130度（圖7-5）。在特殊的情況下，會依據患者的視野情況與生活上的需求，來做視野偏移的處置；身爲專業臨床工作者，在視野的評估上，應有單眼視野、雙眼視野範圍與大腦整合視覺資訊的相關知識。

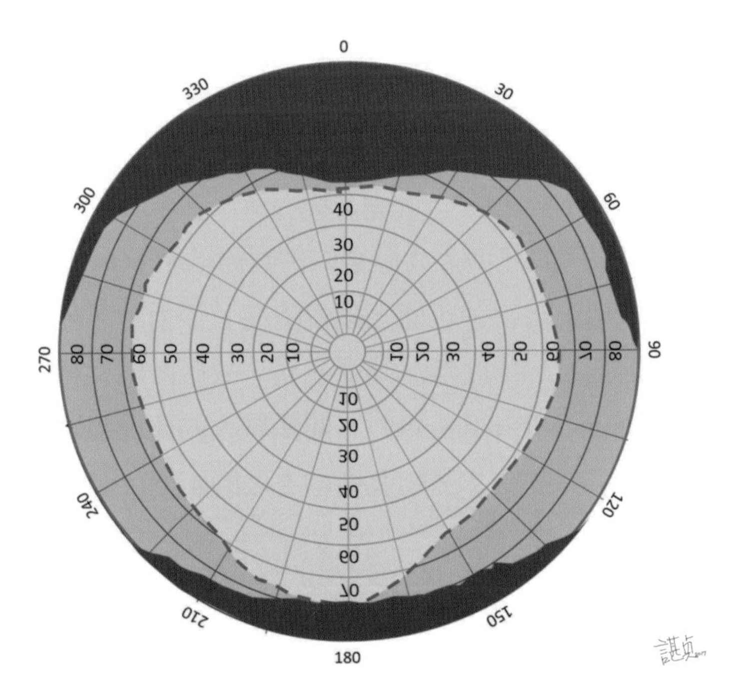


圖 7-5　雙眼視野範圍與融像區域

臨床上視野的檢查會依區域性來劃分，分別是中心30度以內的視野檢查和周邊的視野檢查。醫院大多使用高階的Humphrey自動視野計，其優點是較不受環境燈源的變化而干擾施測的背景，進而影響判讀數據的分析，且可依據醫師的判斷需求設定檢測的項目，如檢測中心或周邊視野區域、神經的敏感度、閾值、與疾病的預測等等；但缺點是價格昂貴與場地的限制，因此相對應的視野檢測方式應運而生。

常見的周邊視野檢查，有對坐視野（Confrontation Visual Field Test）篩檢或是 Humphrey 自動視野計、弧形視野計（Arc Perimeter）與 Goldmann 視野計（Goldmann Perimeter）；而常見的中心視野檢查有阿姆斯勒方格（Amsler Grid）和正切視野屏幕（Tangent Screen）等。在此章節所介紹的視野評估，會以最簡易的方式，不需任何昂貴的儀器，即能快速篩點出病患的視野範圍。

## 一、周邊視野檢查

### （一）對坐視野篩檢（Confrontation Visual Field Testing）

傳統上，對坐視野檢查指的是檢查者與患者以水平等高的單眼面對面方式，手指比數字或是手拿白色的物品（與背景對比較強的顏色即可），以等距離的平面施測方式，慢慢從患者周邊的視野移進來，而檢查者藉由自己的反向視野對照與患者的單眼視野比較，進而判斷患者的視野範圍（圖 7-6）。對坐視野檢查的優點是施測容易、無場地的限制，缺點則是檢查者的視野必須正常，且主觀影響較多、準確性也較差。

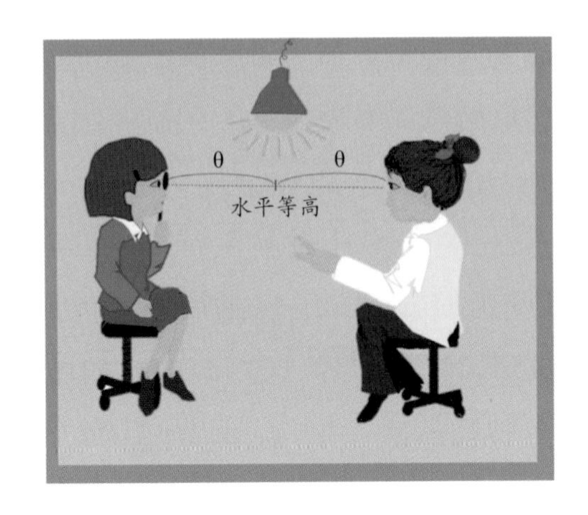


圖 7-6 對坐視野篩檢的模擬圖

施行對坐視野檢查前，檢查者需注意以下細節，因爲所有的變數都可能會影響檢查出來的數據：

1. 視標或施測品的形狀、大小、顏色和亮度。
2. 實際的檢測距離、施測的背景和檢測的視野區域。
3. 施測視標或物品移動的速度。
4. 檢查室的亮度設置，施測的照度爲 300 至 600 勒克斯之間，接近辦公室的標準照度範圍（如表 7-1）。

表 7-1 眼科檢查照度標準簡表

| 照度（Lux） | 場所 | 備註 |
| --- | --- | --- |
| 7500～10000 | 視功能檢查室、眼科明室 | 最好能調光至 50 Lux |
| 500～750 | 診療室、治療室、辦公室 | |
| 300～500 | 一般檢查室、生理性檢查室 | 視力篩檢 |
| 200～300 | 候診室、會客室 | |
| 75～100 | 眼科暗室 | 最好能調光至 0 Lux |

（資料來源：CNS 國家照度標準，2012）

5. 依據三角函數的公式 $\tan\theta$ = 檢測工具的高度 ÷ 檢查的距離，檢查者可以自行設計檢測的距離與施測工具的大小，來換算視野的檢測範圍（參考表 7-2）。

表 7-2　施測工具的挑選

| 直徑（公分） | 檢測距離（公分） | 視野檢測範圍 |
|---|---|---|
| 3 | 34 | 視野 5 度 |
| 5 | 57 | 視野 5 度 |
| 10 | 57 | 視野 10 度 |

### 操作方式

環境燈源均勻，照度依據施測標準，檢者與患者的對坐距離約爲 1 公尺，檢查者手拿施測工具，確認工具到患者眼睛之間的距離，約一塊 60 公分乘 60 公分地磚的距離（可參照表 7-2 施測工具的挑選）。以分角爲概念，1.0 視標的設計爲五分角，一度等於六十分角。若患者的視力值大於 0.08，則可以直接執行裸視的對坐視野篩檢；若患者的視力低於 0.08，則建議可搭配使用輔助鏡或是請患者配戴隱形眼鏡來進行檢查。需注意輔助鏡的直徑與高屈光度會導致影像的扭曲，可能會影響周邊視野檢測結果與影響檢者對數據的判斷；而隱形眼鏡的鏡片材質、弧度、直徑是否符合患者的眼睛，與患者生理性的穩定度，如：淚液品質等，皆會影響篩檢的結果。檢查者手執施測工具，請患者使用自己的手掌或是非透光性的黑色遮眼棒，遮蓋左眼，右眼注視對坐檢查者張開的左眼，兩人互相水平直視，眼角高度等高，眼睛儘量保持不轉動（圖 7-6）。

將施測工具從患者的周邊視野逐漸向中心緩慢移動，當檢查者能見到工具時，若患者表示也能見到施測工具，則代表患者的視野正常。若患者無法見到施測的視標時，則記錄患者缺損的位置與範圍約爲幾度角。患者的左眼施測方式，反之亦然。檢查者需分別檢測患者每眼至少八個方位（類似中文「米」字的八個方向），0°、45°、90°、135°、180°、225°、270° 和 315°，測出的方位較多，則能畫出如同 Humphrey 自動視野計所表示的視野圖。如果患者表示特定位置視標消失，檢查者可變換不同大小與直徑的施測工具，如：積木、指偶等常見的物品，來測出特定的視野缺損範圍。

### （二）弧形視野計（Arc Perimeter）

患者坐在弧形視野計前，使用自己的手掌或是非透光性的黑色遮眼棒，遮蓋非測試眼；而測試眼注視著前方黑色弧形正中間的注視目標，此爲視野計的零度位置。檢查者將弧形視野計設置在 0 度（360 度）與 180 度的水平方向，手持白色的視標，從弧形周邊的 0 度（360 度）位置，緩慢的向中心移動，直到患者表示測試眼的餘角，能感覺到有白色的視標，檢查者將此 0 度（360 度）方向的視野範圍記錄下來，而後檢測弧形另一側的 180 度的視野範圍（圖 7-7）。

而後將弧形視野計以 30° 爲一個單位同步檢測兩個方位的視野，如：90 度與 270 度的視野範圍、30 度與 210 度的視野範圍、60 度與 240 度的視野範圍、120 度與 300 度的視野範圍、150 度與 330 度的視野範圍，直到弧形計轉動一周，最後檢查者將各個紀錄點的位置連接起來，即爲測試眼的視野範圍。

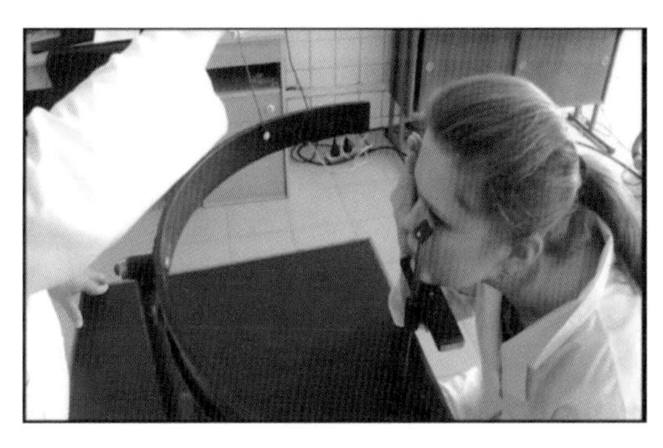
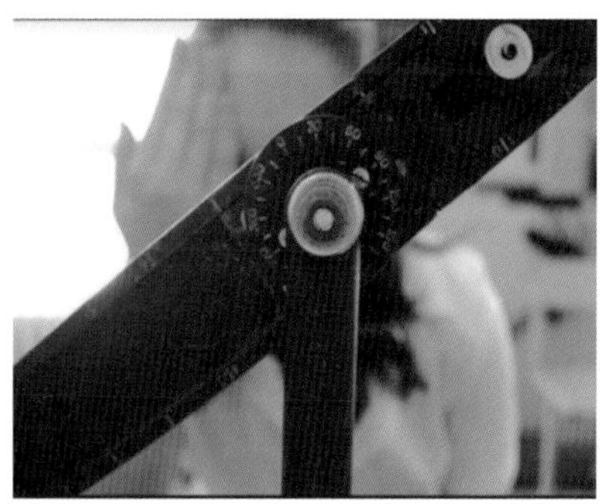

圖 7-7　弧形視野檢查

參考資料：Vitebsk Medical 2016

### （三）Goldmann 視野計（Goldmann Perimeter）

爲白底形狀如同碗狀半球型設計的視野計，半徑爲 33 公分（圖 7-8）。檢測視標的大小、亮度與顏色可呈現多樣性的變化，在臨床上可用來做動態視野與靜態視野的檢查。動態視野的檢查方式，如同弧形視野計。此種檢測方式，需要經驗足夠的檢查者才能勝任。檢查者必須在沒有電腦自動換算的情況下，手動地將所有視野檢測數據繪製出來。

視標爲可調亮度的視標，在 30 公分的檢測距離時，其視標檢測的視野範圍分爲六種，從直徑 6 分角的大小（0.0625 $mm^2$）到直徑 2 度的大小（64 $mm^2$）不等，檢測者用可隨意選用視標大小來做檢測。靜態檢查是針對疑似缺損部位的子午線上每隔 2 至 10° 檢查一個光點。首先，將視野計上的光點視標調到患者看不見的亮度，顯現一秒鐘；若患者無法看到光點，則每 3 秒鐘使用更強一個層級的亮度，如：1 級提升至 2 級，直至到患者看見光點爲止。然後檢查者利用座標的形式，將各點連成曲線以得知患者視野的立體狀態（Island of Vision），而繪製出來的圖形，會如同地形的等高

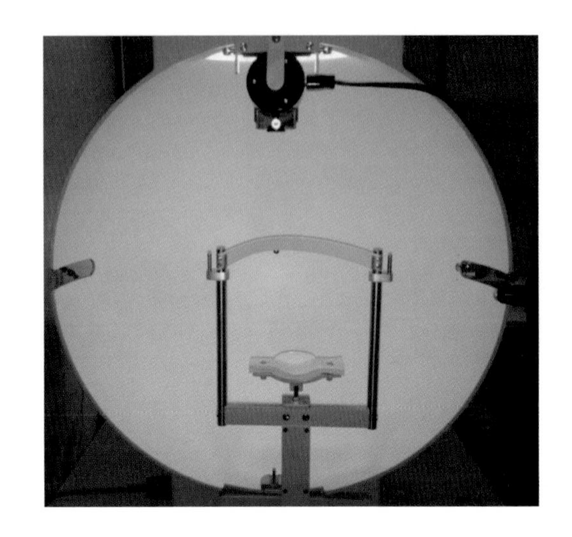

圖 7-8　Goldmann 視野計

資料來源：Carroll, JN & Johnson, CA 2013

線圖。此種檢查方法，能檢測出視野的立體變化，可針對一些特殊的疾病來做追蹤。

## 二、中心視野檢查

### （一）阿姆斯勒方格表（Amsler Grid Test）

阿姆斯斯勒方格表主要用來評估中心視野 20 度的黃斑部區域是否有缺損的情形（圖 7-9，左圖）。依據方格子的間距設計，施測的距離有 40 公分、30 公分、33 公分不等。相關的評估表格，可參考衛生福利部國民健康署的健康九九網站。

#### 操作方式

請患者戴上近方慣用眼鏡或是慣用處方，使用黑色遮眼棒遮蓋弱眼，利眼優先測量。利眼直視前方正中間的黑點，若無法看到中心的黑點，可由四個角落的藍色輔助線（圖 7-9，左圖），找到中心的黑點。請患者感受周遭的垂直與水平線條是否有變形、扭曲、模糊、消失、凹陷、隆起的情況（圖 7-9，右圖）。如果有，檢者依據患者所描訴的位置記錄下來，或者是請患者將看到的影像，描繪在紀錄圖上。檢測完利眼，再以同樣的模式檢測非利眼，兩眼分別記錄之。

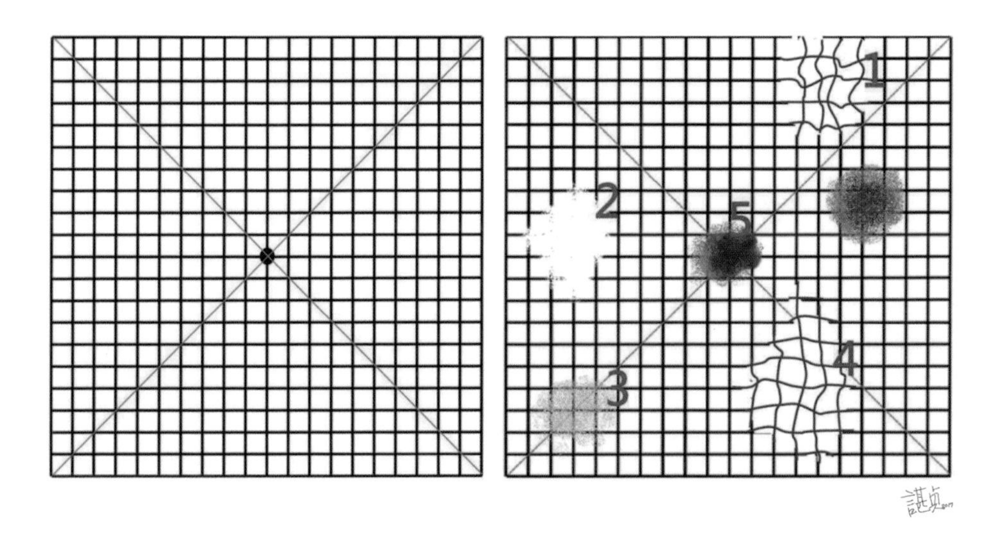


圖 7-9　左圖為阿姆斯勒方格表；右圖為中心視野異常的表現方式。1 為縮小的扭曲線條，2 為消失的區域，3 為模糊的表示方式，4 為擴大的扭曲線條，5 為中心的暗點。

## （二）正切視野屏幕（Tangent Screen）

主要用來評估中心 30 度以內的視野變化。正切視野屏幕的檢測範圍與尺寸會依設計和檢測的距離而改變，主要是由黑色的絨布所製成（圖 7-10）。

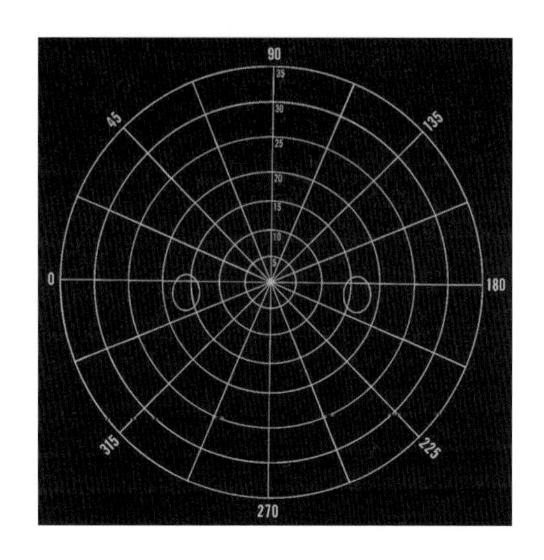


圖 7-10 正切視野屏幕

資料來源：Bernell, 2016

依設計，正切視野屏幕有 1 公尺或 2 公尺的檢測距離。由於視檢測中心 30 度以內的視野範圍，患者可配戴矯視眼鏡。檢測時，請患者面對屏幕，注視屏幕中央的注視點，此時眼睛的高度需與注視點等高，遮蓋一眼，開始檢測。檢查者必須使用頂端為 1mm 大小白色視標的黑色細棒，先檢測出患者的生理性盲點，而後畫出患者顳側的視野範圍，再畫出鼻側視野的範圍，同時詢問患者是否能看見視標，如果看不見視標，則記錄暗點（Scotoma）的位置與範圍，將結果記錄在視野圖上。

## 三、Humphrey 自動視野計

自動視野計是一種標準化的檢查方式，可以快速有效率的偵測視野的缺損範圍、視網膜的光敏感度（dB）、依神經缺損的走向來預測疾病的進展。自動視野計在檢測的過程中，檢測點會以隨機並經過一系列的可靠驗證，來得到患者的數據。

大多數機型的檢查程式有篩檢型（Screening）和閾值（Threshold）兩種，又依檢測的區域性分爲中心視野與周邊視野的檢查。在執行自動視野計之前，檢查者需注意以下情況，如：屈光不正、瞳孔大小、眼瞼下垂、屈光的介質混濁、患者的配合度、患者的注意力、檢測環境的背景與亮度等等，都會影響數據的結果。

在閾值的檢測中，每一個測量點是以分貝（dB）爲表達的方式，指的是視網膜對光的敏感程度，並非光線的亮度。視網膜的敏感度越高（dB 數值高），指的是閾值越低；視網膜的敏感度越低（dB 數值低），指的是閾值越高，需要更多的刺激，患者才能辨識。而視野的缺損程度通常是以灰度圖（Grayscale Printout）、敏感度的缺損程度（Depth Defect Grid）和敏感度（Number Grid）三種方式來做表示。

分貝（dB）越高，則代表該區域的敏感度越高，不需要高亮度刺激的測量點，即可辨識，其灰度圖的顯示會越淺白、敏感度的缺損程度的較少，負值較小、敏感度的分貝 dB 值較高；若該區域視野的敏感度較低，則需要相對較高亮度的測量點才能使患者察覺，其灰度圖的顯示會越黑、敏感度的缺損程度較多，負值數字越大、敏感度的分貝 dB 值越低。

以下相關數據，可以讓臨床工作者判斷該次數據的可靠性（圖 7-11）：

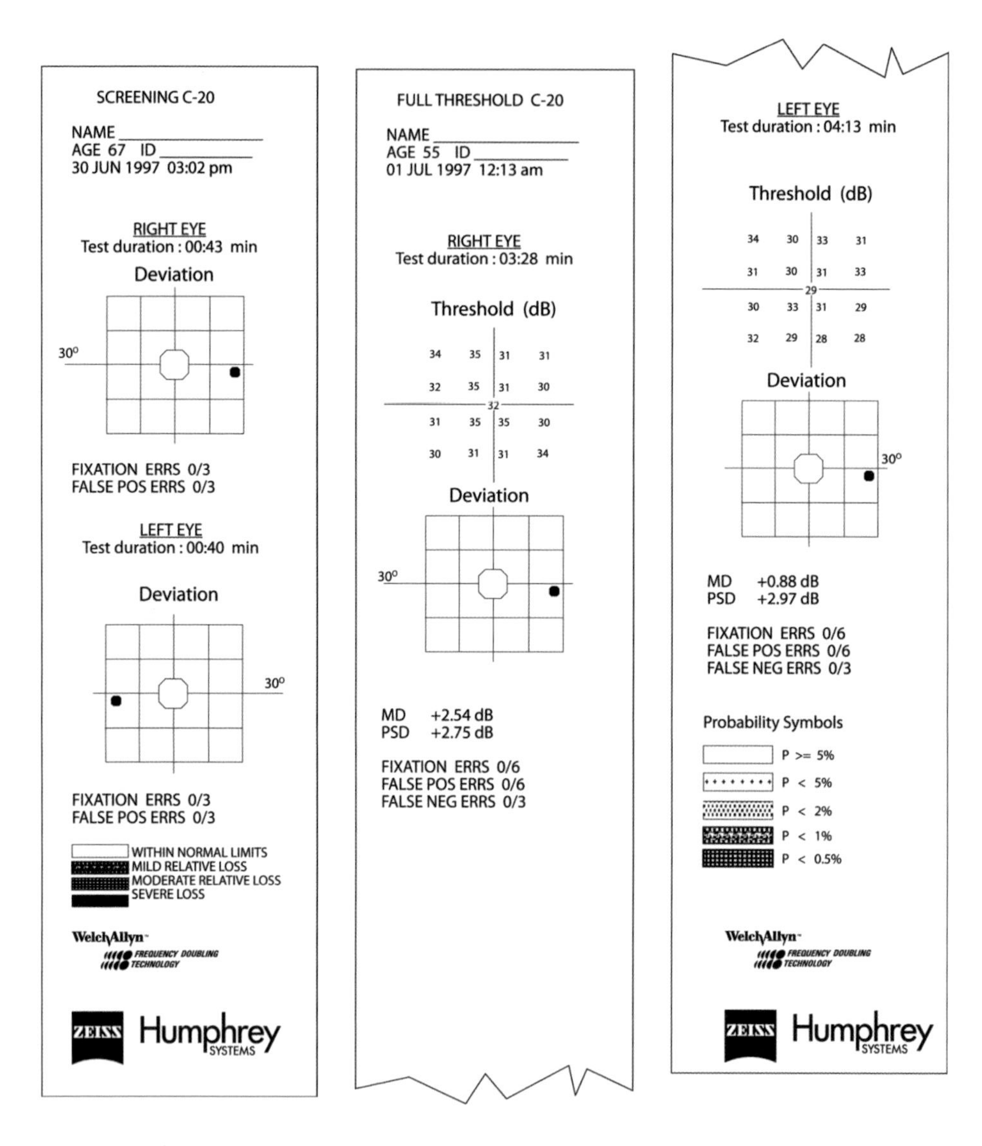


圖 7-11　左圖為中心 20 度的視野篩檢；中間與右圖為中心 20 度的閾值檢測

資料來源：Carl Zeiss Meditec AG, 2013

1. 注視偏離率（Fixation Losses or Fixation Errors）：指的是檢測的過程中，患者沒有維持良好的注視，沒有看視野計的中心注視點或是不理解測試的目的與檢測者的指示。通常比率（%）越高，則代表數據的可靠性越低。
2. 錯誤的正回饋（False Positive Errors）：指的是患者在沒有看見測試點的情況下，按了記錄器或是患者不了解測試的目的。爲了避免測試點位置的變換，所產生的機械聲的頻率影響患者不自覺地按了記錄器，使患者預測亮點的出現時間，所以自動視野計設計成會出現一定比例的機械聲，卻無亮點的方式來干擾患者的預測。
3. 錯誤的負回饋（False Negative Errors）：在已測出敏感度的位置，再以最高的亮度來刺激，如果患者無反應、沒有按記錄器，此數據可用來判斷患者是否注意力分散、無法集中，或是不了解測試的目的。
4. 平均缺損（Mean Deviation or Mean Defects, MD）：與同年齡正常對照組的數據相比，整體視野缺損的嚴重程度。
5. 標準偏差（Pattern Standard Deviation, PSD）：指的是局部視野改變的指數。在正常的視野或是同樣都缺損程度的視野中，PSD 的數值偏小；若 PSD 的數值偏大，則代表測量點之間的缺損程度差異較大。

## 參、視野缺損的生理因素

視野缺損的生理因素與視網膜及視神經傳導路徑有絕對的相

關，以下分別說明：

## 一、與視野空間對應

視網膜與視野的空間對應（Retinal Defects and the Retinotopic Representation of the Visual Field）是以類似投影的方式呈現，因此，臨床視野表現缺損的區域與視網膜的位置呈現上下顛倒、左右相反的形式（圖 7-12）。如圖 7-12 顯示，鼻側的視野會投影到視網膜的顳側位置；而顳側的視野會投影到視網膜鼻側的位置。視神經盤約落在視網膜的鼻側 15～20 度之間，故生理性盲點會投影在顳側 15～20 度之間。兩者之間的關係，以象限圖的表示方式（圖

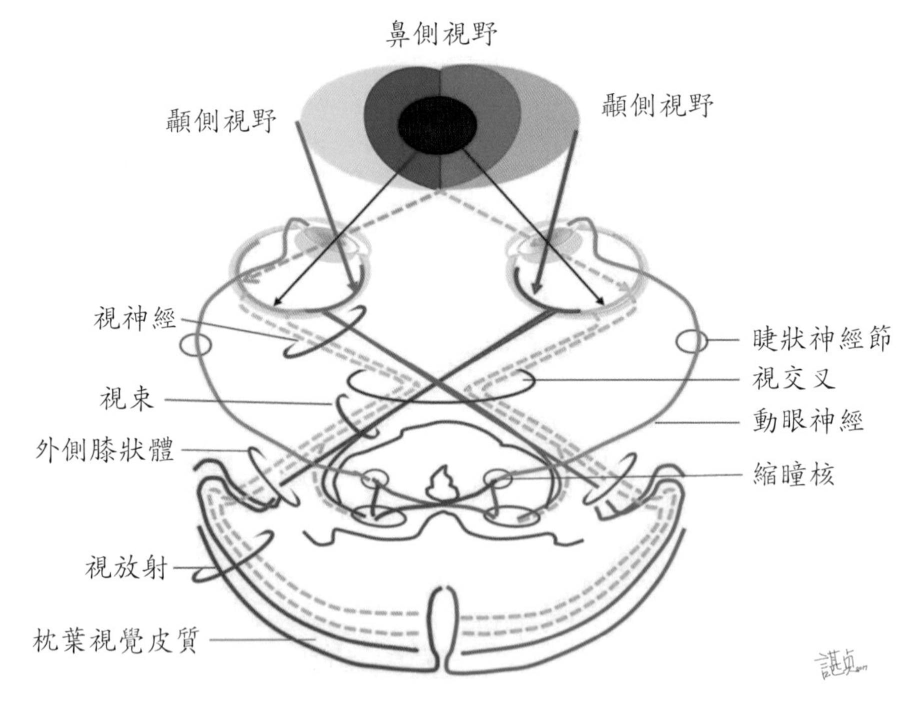


圖 7-12 視網膜與視野空間對應

7-13）較容易說明，可參考表 7-3。

表 7-3　以象限表示的視網膜與視野的空間對應

| 視網膜的區域 | 投影到視野的區域 |
|---|---|
| 第一象限：鼻側上方 | 第三象限：顳側下方 |
| 第二象限：顳側上方 | 第四象限：鼻側下方 |
| 第三象限：顳側下方 | 第一象限：鼻側上方 |
| 第四象限：鼻側下方 | 第二象限：顳側上方 |

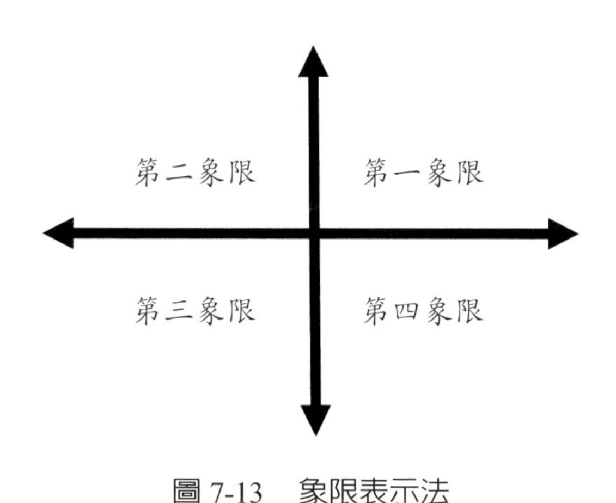


圖 7-13　象限表示法

## 二、視神經傳導路徑

除視網膜對應的視野缺損類型外，視覺路徑的損傷，如：中風、外傷、腦瘤等，也都會直接影響到視野的變化（圖 7-14）。視神經的前段如果出現損傷或是腫瘤的壓迫，則會出現單側性單眼盲視的現象；若視交叉的位置如果出現損傷，因爲鼻側視網膜（顳側視野）的視覺訊息，無法傳遞到腦後的視覺皮質區整合資訊，將導致雙顳側的視野受損（圖 7-14 的 3）；此外，左眼視神經後半段的視束若出現損傷，左眼視網膜顳側的訊息和右眼視網膜鼻側的訊息將無法傳遞到腦後，而導致左眼鼻側與右眼顳側的視野偏盲，此稱之爲視束完全右側性的同側偏盲（圖 7-14 的 4）。

視放射的損傷則會出現一致性的象限盲（圖 7-14 的 5、6）。如圖 7-14 的 5 所顯示，雙眼一致性的第一象限盲，則有可能是雙眼的第三象限的視放射纖維有受到傷害，通常愈靠近視覺路徑終點的視覺皮質損傷，視野的缺損就會愈一致；反之，愈前段的視覺路徑損傷，則視野的表現越相異。如圖 7-14 的 7 所顯示，左腦的視覺皮質損傷，則會出現完全都是右側性同側偏盲。

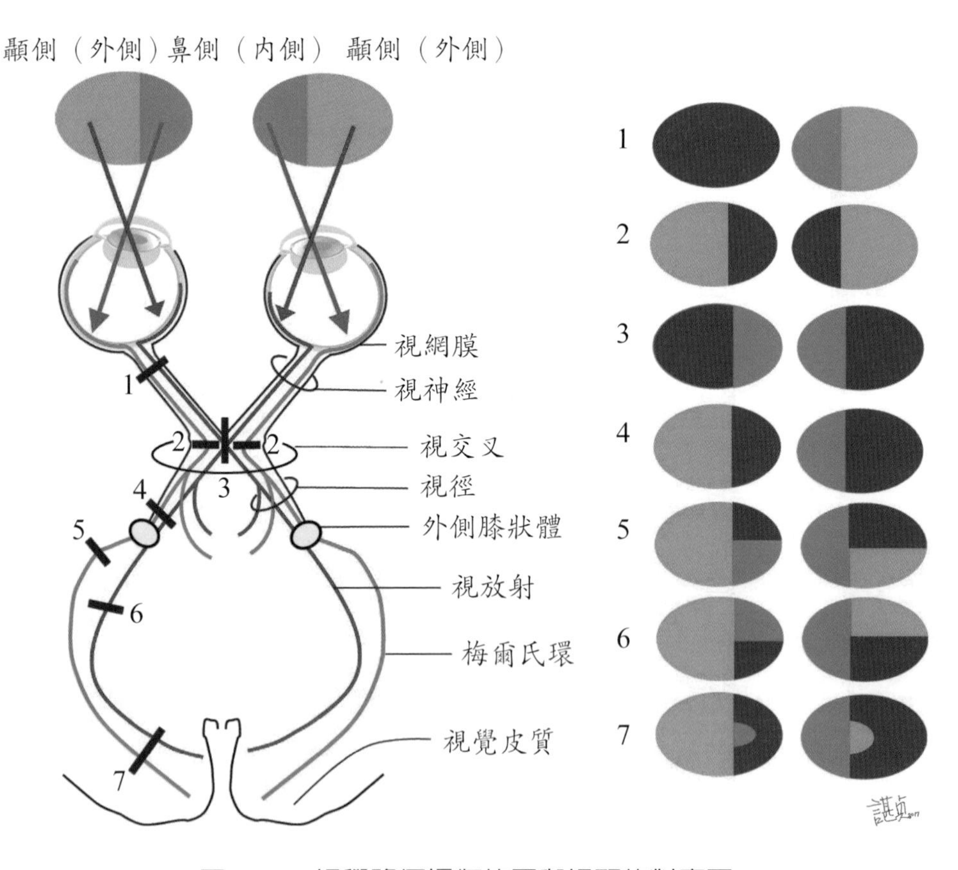


圖 7-14　視覺路徑損傷位置與視野的對應圖

# 肆、視野重建的輔具應用

關於視野的重建（Aids for Fields Loss）並非是讓缺損的視野重生回復到正常的狀態，而是透過使用光學性與非光學性的輔具，來改變大腦對空間感的認知並進一步提升病患的空間意識感。視野的缺損與限制性，會導致患者的空間感、景深知覺與方向感皆受到影響。如果檢查者在問診的過程中，發現患者主訴有行動上的障礙、閱讀上的困難、影像會消失、容易撞到東西與被絆倒，亦或是突然不敢開車等生活上的困擾，那麼視野檢查會是不可或缺的評估項目。

## 一、中心視野缺損應用（Method for Central Visual Field Loss）

臨床上，常見的導致中心視野缺損的因素有：黃斑部退化、視神經發炎、青光眼、視神經的萎縮、視覺皮質的病變、黃斑部病變、視網膜感染（如：弓漿蟲病與梅毒）以及藥物的化學毒性等。中心視野的缺損會直接性的影響患者的日常生活。檢查時除了前述正切視野屏幕（Tangent Screen）和阿姆斯勒方格（Amsler Grid）的應用可用來檢測中心視野缺損的位置外，建議可使用直接眼底鏡的輔助鏡──靶心的注視圖（Fixation Grid）或 Haidinger 光刷（Haidinger Brush）來評估固視偏心（Fixation Disparity）的量，並透過注視訓練讓眼睛使用非黃斑部中心凹的位置來注視，慢慢增加影像的穩固能力。

再者稜鏡的使用亦是常見的處理方式之一，將稜鏡放在患者的眼前，透過旋轉稜鏡的基底，來找到最清楚與舒適的方向，並以此來輔助訓練固視的偏心。當然訓練課程中亦可透過閱讀規的輔助或是放大字體來固定訓練的目標，讓患者習慣使用新的固視點，避免中心視野的缺損，造成生活中閱讀方面與注視方面的困擾。

## 二、周邊視野缺損的應用（Aids for Peripheral Fields Loss）

臨床上，在青光眼、色素性視網膜病變（夜盲症）、視神經萎縮、腦中風、腫瘤壓迫、外傷（車禍、高度墜落、手術等意外）或是化學性中毒（如：一氧化碳與奎寧）的患者身上，容易發現有周邊視野缺損的現象。專業驗光師必須依據患者實際的生活環境、工作與職業、休閒嗜好等需求，來做個人化的視野擴展設計。

周邊視野延展的方法主要分爲兩大類，分別爲光學性的延展方式與非光學性的延展方式。其中，非光學性的視野延展方法，如：徒手前進、使用手杖進行定向行動訓練、聲音反饋裝置與導盲犬的媒合輔助等。而光學性的延展方式又可細分爲以下五種：視野的延展與特定視野的延展、鏡像反射系統、透鏡的運用以及反向望遠鏡等。

### （一）視野的延展與特定視野的延展

其中，關於視野的延展特定視野的延展方面，主要是利用稜鏡偏移光線行進的方向，可以導致影像位移的原理進行處方（圖7-15）。稜鏡的材質可以分爲：玻璃材質的光學鏡片、樹脂鏡片與PVC聚氯乙烯類的貼片；而稜鏡的應用又可分爲「單向性的影像偏移」、「同向性的影像偏移」與「特定視野的影像偏移」等三種方式。以下分別說明：

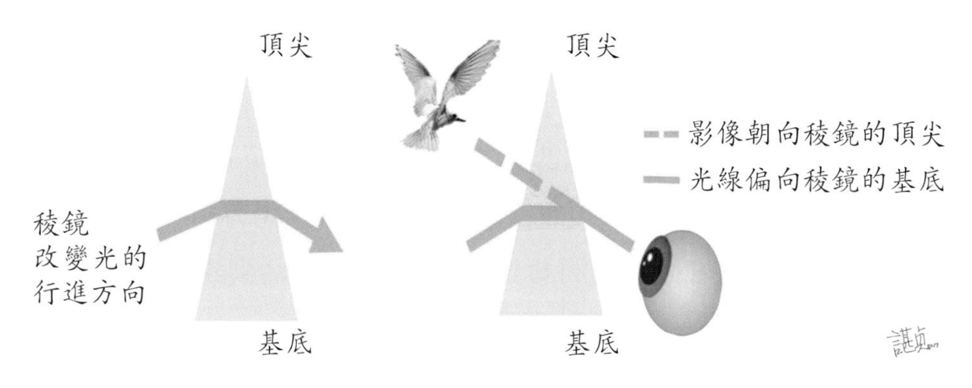


圖 7-15　稜鏡的光學原理

1.單向性的影像偏移，通常運用在特定位置偏盲的患者。

**臨床案例**：小寶的右眼下方視野缺損，時常發生樓梯右腳踩空的意外。此時，可以利用稜鏡的公式來計算影像需要位移多少的偏移量，每公尺偏移一公分則需處置一個稜鏡度。而小寶的右眼下方，相較左眼缺損了 10 度的範圍，故在右眼的鏡片下緣處方單向性的基底朝下的 10 度的稜鏡貼片裁切至輪部（Limbus）的位置，將下方視野的影像往上移至小寶的可見視野範圍內，以避免意外的發生（圖 7-16），亦或是使用白手杖探索空間，提升下方的意識感。

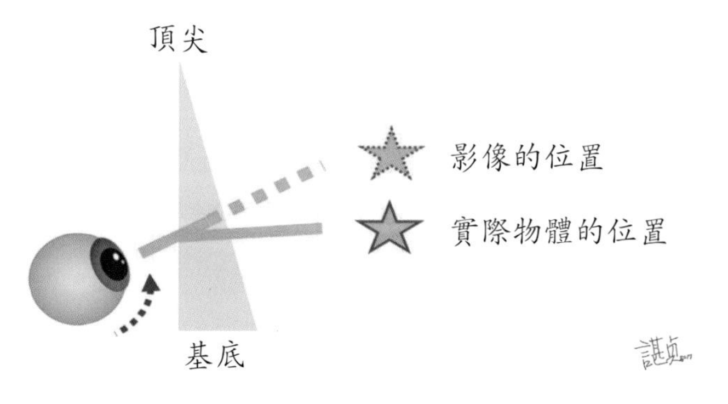


圖 7-16　使用基底朝下的鏡片，將右眼下方空間的影像轉移上來

補充說明與注意事項：

1. 菲涅爾稜鏡貼片可局部應用或整片應用。其優點：輕、薄、便利性佳、可隨時修改處方和單片可處方至 40 △；缺點：材質易老化、導致視覺清晰度下降與需透過有相關經驗的專家來配適，以避免將稜鏡基底的位置黏貼錯誤，而發生危險。
2. 局部應用在不同的書籍，稱爲區段式稜鏡或分段稜鏡，請參閱 Clifford W. Brooks 和 Irvin M. Borish 的 System for Ophthalmic Dispensing 第 17 章和 Susan A. Cotter 的 Clinical Uses of Prism: A Spectrum of Applications 第 11 章。
3. 局部應用的稜鏡貼片，黏貼在眼鏡鏡片的後弧。黏貼範圍大多從鏡框的邊緣裁切至患者的輪部（Limbus）位置，故需依照患者的鏡框，個別測量黏貼的範圍。
4. 局部應用的稜鏡貼片，黏貼的範圍亦可至患者的瞳孔邊緣，但需測量患者的亮 / 暗室的瞳孔直徑，以免產生視覺的干擾與鬼影的現象。
5. 整片的單眼式稜鏡貼片，會影響患者的聚散系統（Vergence System），需排除有聚散異常的患者。
6. 整片雙眼式等量、等方向的稜鏡貼片（Yoked Prism），則不影響患者的聚散系統（需先排除斜視的患者），採用的方式如：基底朝左（Base Left），左眼黏貼 10 △基底朝外的貼片、右眼黏貼 10 △基底朝內的貼片，則會同步將左側的影像偏移至右側（以鏡片移轉的方式，讓患者向右看 20 個稜鏡度，藉此提升右邊的空間意識感）。
7. 整片雙眼式等量、等方向的菲涅爾稜鏡貼片，需考量患者個人的視覺清晰敏感度（Visual Acuity）與對比敏感度（Contrast Sensitivity）。PVC 聚氯乙烯類的材質會導致視力下降 1～2 行，如：1.0 的視力降至 0.8 的視力，臨床上依據患者兩者能力的不同，則結果會有所不同，建議處置後都需再次評估患者視覺清晰度的變化。

### 2.同向性的影像偏移方式，通常運用在單側性偏盲的患者

**臨床案例：** 朵拉因腫瘤的壓迫，導致視野的右側偏盲，右半身的外側視野看不見。可利用稜鏡的原理計算所需求的視野範圍與影像的偏移量以後，以患者的方向來看，使用同向性基底朝左、等量的稜鏡（Base Left），右眼基底朝內（頂尖朝向耳側）和左眼基底朝外（頂尖朝向鼻側）的鏡片，將朵拉左側的部分視野的影像，轉移到右方原本看不見的位置，藉以提升她右側視野的空間意識感（圖 7-17）。

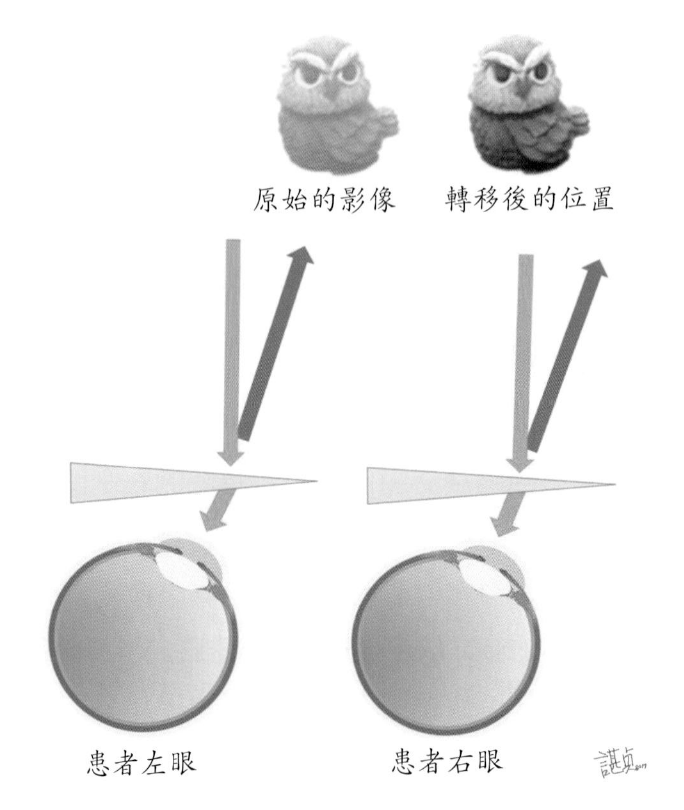


圖 7-17 利用基底朝左的稜鏡，將原始的影像，部分偏移至朵拉的右側視野

補充說明：

1. 此案例視力值爲 0.1，故未使用會使視力下降的菲涅爾稜鏡貼片。
2. 此案例採取雙眼整片式等量、等方向的鏡片處方，並非採用分段式、區段式的局部稜鏡貼片（基底朝向缺損的位置，將看不到的影像移置患者的可見視野範圍內）。
3. 雙眼整片式等量、等方向的鏡片（Yoked Prism）處方並非增加患者的視野範圍，而是透過光學原理將視野轉移，需將基底方向處置在相反的位置（右側視野缺損，處方基底朝左）。

4. 再次強調，雙眼整片式等量、等方向的鏡片處方（Yoked Prism）與局部稜鏡貼片（Fresnel Prism）的基底處方的位置完全相反！
5. 患者左眼水平視野 80 度、右眼水平視野 20 度（右側視野缺損，處方基底朝左），使用同向性基底朝左（Base Left）的稜鏡鏡片，左眼處置 BO，右眼處置 BI，可依據患者在特定距離所告知的左側視野有幾公分寬、右側視野有幾公分寬來推算轉移的稜鏡量，使患者的左眼水平視野呈現 50 度（−30 度），右眼水平視野 50 度（+30 度）的可視範圍，使其平均分攤。

**歷史國考題：**

因腫瘤壓迫導致視野的右側偏盲，右半身的視野是看不見的，建議採用稜鏡的原理來計算所需求的視野範圍，以下處置何者正確？

(A) 右眼稜鏡基底朝內，左眼稜鏡基底朝內

(B) 右眼稜鏡基底朝內，左眼稜鏡基底朝外

(C) 右眼稜鏡基底朝外，左眼稜鏡基底朝內

(D) 右眼稜鏡基底朝外，左眼稜鏡基底朝外

< 106 驗光師特考 · 低視力學 >

**原始答案**：B

**釋疑答案**：C

**爭議**：此題型並未說明採用何種方式的稜鏡處置。雙眼整片式等量、等方向的鏡片處方與局部稜鏡貼片，兩者的基底處方位置完全相反。

3.特定視野的影像偏移方式，通常運用在多重視野限縮的患者

此類型的患者，PVC 聚氯乙烯材質的菲涅爾稜鏡貼片（Fresnel Prism）是一種常見的運用方式（圖 7-18 至圖 7-25）。

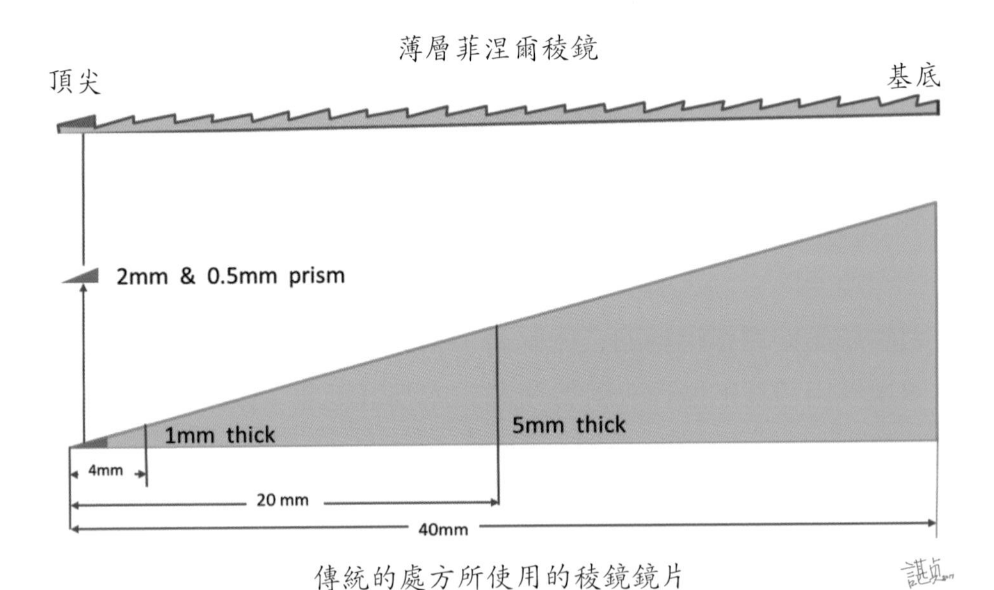


圖 7-18　菲涅爾稜鏡貼片擷取小範圍頂尖稜鏡度的設計。

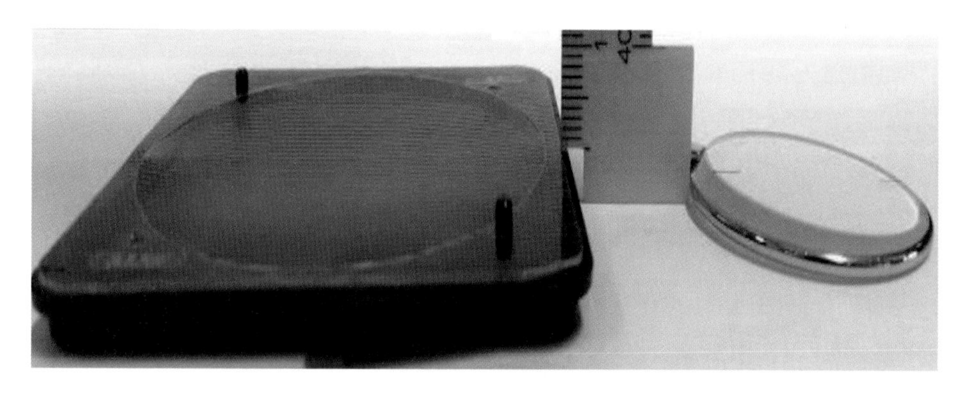

圖 7-19　稜鏡度四度菲涅爾稜鏡貼片（左）與傳統稜鏡鏡片（右）的厚度比較

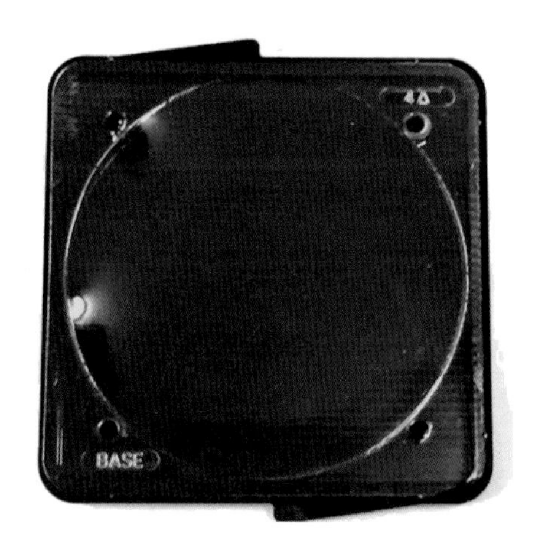


圖 7-20　稜鏡貼片的外觀

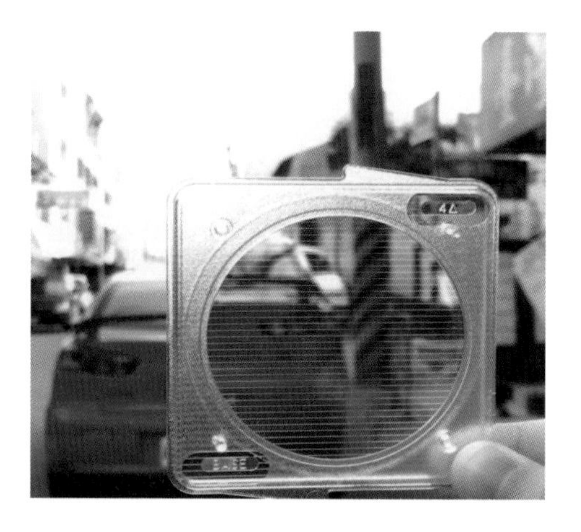

圖 7-21 稜鏡貼片的實際應用效果

**臨床案例：**

現年 38 歲的魏先生目前為科技公司的員工，雙眼因色素性視網膜病變，導致雙眼的顳側視野限縮，影響工作的不便性與交通的安全性。經視覺評估後，右眼視力 0.1，左眼視力 0.8，平日的交通工具為機車的騎乘，因視野限縮的問題，時常與前方車輛發生擦撞的意外事故，因而尋求協助。

此案例，需考量患者的雙眼視覺，若處方以屈光矯正的方式，雙眼搭配稜鏡基底朝外的鏡片，則會導致影像內轉過度，造成眼睛的調節張力過度緊繃。且調節能力會著年齡的增長而逐漸下降，可能會影響患者工作注意力的持續性、引起視覺疲勞，甚至會提高工作通勤上的危險性。臨床研判後，利用稜鏡光學的原理使用稜鏡貼片，來提高案主騎車時雙顳側性的空間意識感，經實際使用案主非常的滿意（圖 7-22、圖 7-23）。

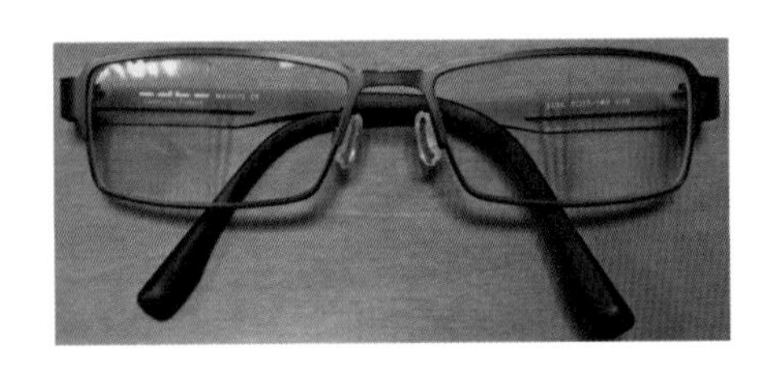

圖 7-22 以原處方加工稜鏡貼片

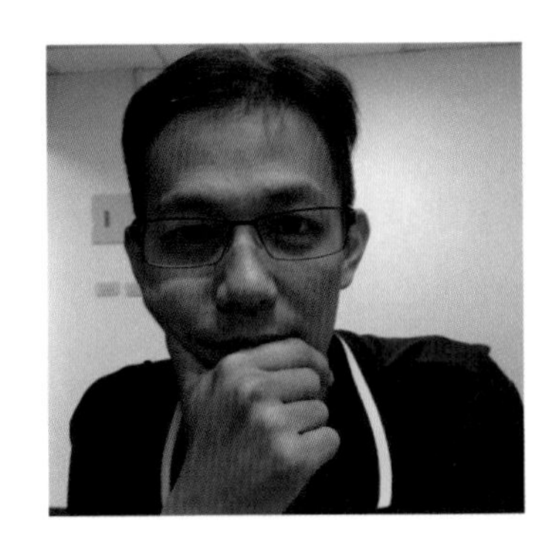

圖 7-23 實戴稜鏡貼片眼鏡的外觀

補充說明：

1. 此案例採用分段式的局部稜鏡貼片（Fresnel Prism 菲涅爾貼片）。
2. 患者的左眼處置基底朝外的菲涅爾稜鏡貼片，裁切至患者左眼的顳側輪部；右眼處置基底朝外的菲涅爾稜鏡貼片，裁切患者右眼的顳側輪部（圖 7-22、圖 7-23）。
3. 患者雙眼視野限縮至中心 15 度、好眼視力值 0.8，故採用分段式的局部稜鏡貼片，將稜鏡貼片的基底設置在缺損的位置（顳側），將兩邊的耳側影像移轉進患者的可見視野範圍內，此爲眞正的視野延展，非整片同側性、等量稜鏡（Yoked Prism）的單純性視野轉移。

4. 臨床的應用上，需考量 PVC 聚氯乙烯類材質的老化、黏貼位置造成視覺干擾、鬼影的與否。
5. 再次眞摯地提醒，子曰：「由，誨女知之乎！知之爲知之，不知爲不知，是知也。」切忌「不懂的教不會的」的事再次發生在臨床的實務上。

**臨床案例：**

現年七十歲的林先生，雙眼開完白內障手術，皆置換過人工水晶體。因人工水晶體異位的因素，眼睛在平視的狀態下影像正常；但是當眼睛往上看時則會出現雙影（複視，一個東西變成兩個），因開車的危險性，而尋求協助。

經視覺評估與屈光矯正後，患者僅在特定的注視角度，會出現視複視的情況，故依據稜鏡的原理計算出每公尺的偏移量，在屈光矯正眼鏡的特定注視位置，使用菲涅爾稜鏡貼片，以改善複視的情況（圖 7-24）。

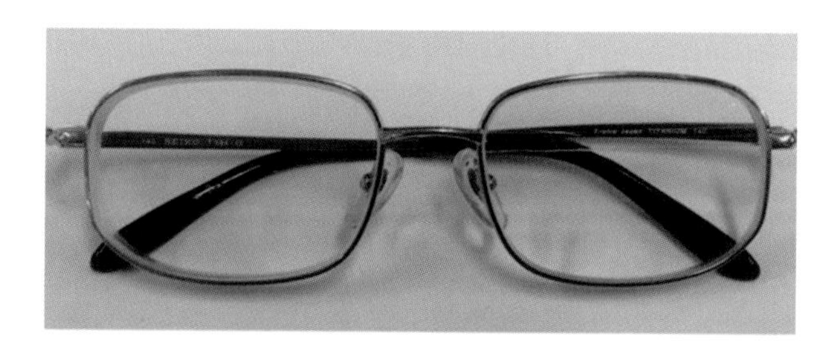

圖 7-24　眼鏡左眼的上方給予菲涅爾稜鏡貼片

補充說明：

1. 此案例採用分段／區段式的局部稜鏡貼片（Fresnel Prism 菲涅爾貼片）。
2. 左眼鏡片處置基底朝下的分段式稜鏡貼片（圖 7-24，左鏡腳上揚），裁切至患者的左眼上輪部（Limbus）。稜鏡光學原理與貼片的注意事項不再贅述。
3. 分段／區段式的局部稜鏡貼片（Fresnel Prism 菲涅爾貼片），各種臨床應用與黏貼的位置，可參閱圖 7-25 的其他稜鏡貼片的局部應用。

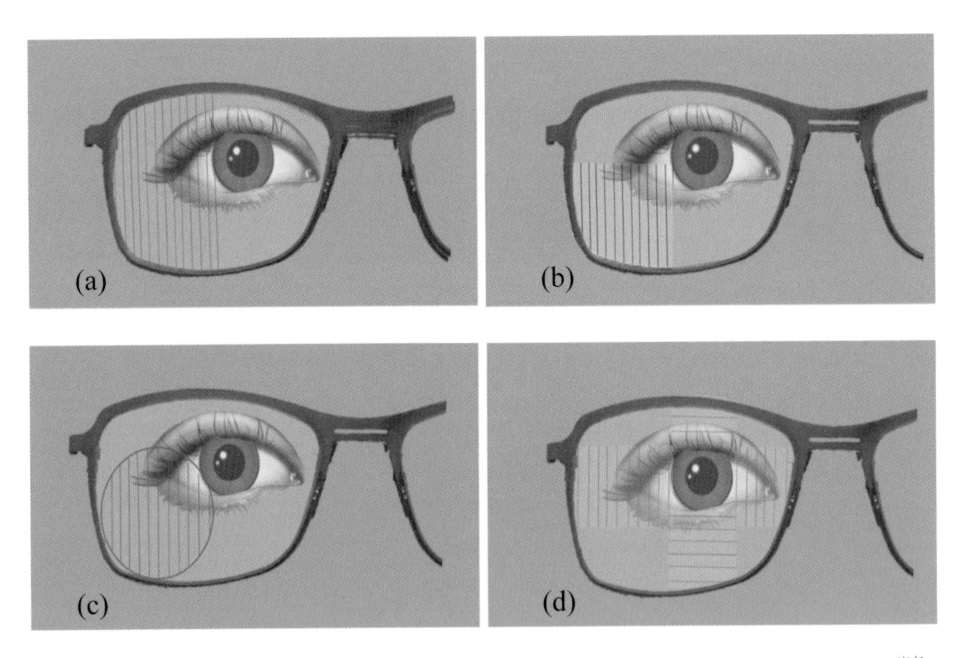

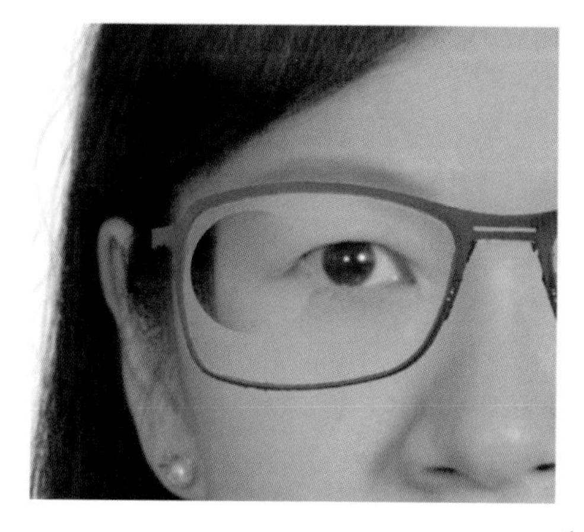

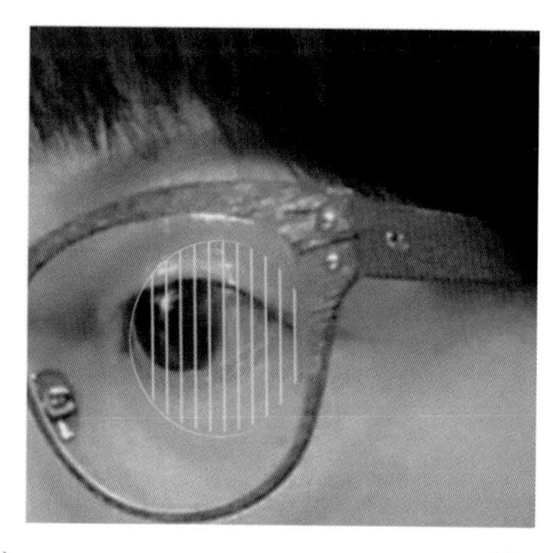

(e)

圖 7-25　其他稜鏡貼片的局部應用

(a) 右半側視野缺損，使用基底朝外的稜鏡貼片；(b) 部分視野的缺損；(c) 使用 Gottleib 的視野意識系統；(d) 視野限縮的多重應用；(e) Gottleib 視野意識系統與菲涅爾稜鏡貼片的應用

## （二）鏡像反射系統

一般搭配上述方法使用，其方法又可細分爲以下三種：

### 1.平面鏡的應用

平面鏡，也就是一般的鏡子；平面鏡是運用鏡面的反射原理，臨床的運用是將鏡子放置於所需求視野的對向，利用反射原理，入射角等於反射角，調整患者所需要的角度與視野範圍，來達到延展視野的目的。

**臨床案例：**

現年 38 歲的魏先生目前為科技公司的員工，雙眼因色素性視網膜病變，導致雙眼的耳側視野限縮。主要困擾是，近方 30 公分的電子零件與面板的操作作業，無法辨識兩眼顳側的工具。

案主本身的矯正視力右眼 0.1、左眼 0.8，30 公分的近方作業。若使用凸面鏡，雖有延展視野功能，但會使影像縮小，會影響案主近方的眼睛調焦需求與需要更高清晰度的解析視力，反而會增加近方作業的困難程度；而稜鏡貼片因材質的因素，會使得影像的清晰度稍微下降、稜鏡的偏移量無法負荷精細的工作項目與視野延展不足，故 30 公分的近方作業建議使用鏡子（兩個），利用鏡面反射的原理與特定放置的夾角來延展兩側的視野。將兩側鏡子與近方的工作項目，夾角設置 5～10 度，雙側即可延展約 30 公分的視野範圍（圖 7-26）。

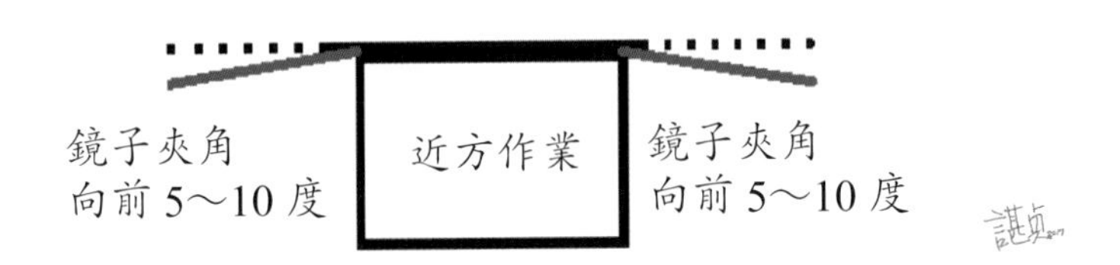


圖 7-26　鏡面反射原理，兩側各增加 30 公分的視野範圍

2.凸面鏡的應用

運用凸面鏡的原理，產生正立縮小的虛像，所有的影像都縮小，使得可看範圍變廣，來達到延展特定視野的目的（圖 7-27）。臨床上的應用，如：轉角鏡和汽車兩側的後視鏡；缺點是患者視覺解析能力需求高、距離感較實際遠與時間的延遲性。

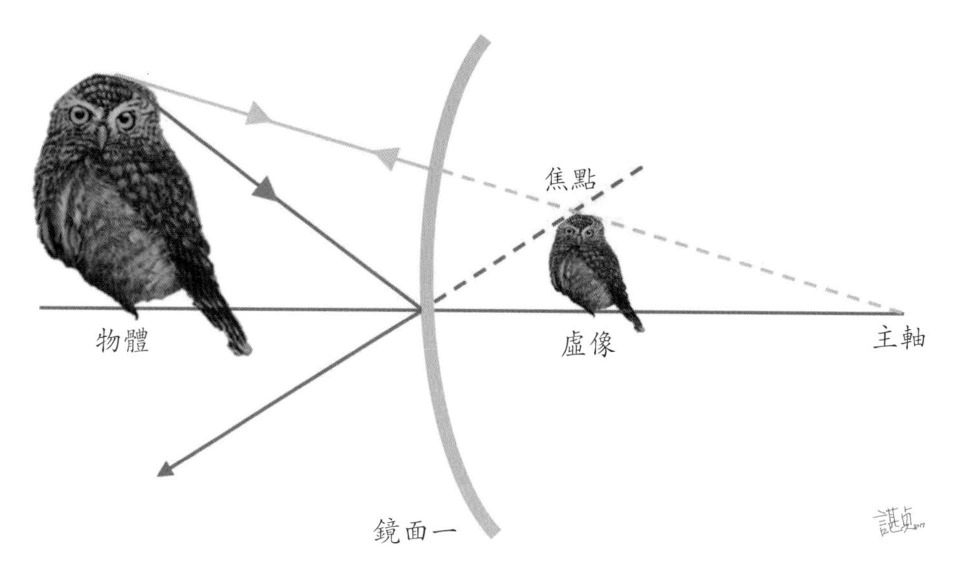


圖 7-27　凸面鏡會形成正立縮小的虛像，使得可看範圍較大

3.凹面鏡的應用

物體位在凹面鏡的兩倍焦距之外，則會形成倒立縮小的實像。優點是可看的範圍較大；缺點是影像顛倒、影像扭曲、患者視覺解析能力需求高。臨床的應用，如：金屬製的碗、八卦鏡、手電筒的會聚鏡。

## （三）透鏡——凹透鏡的應用

利用凹透鏡，讓遠方的物體形成正立縮小的虛像，來增加周邊的可視範圍（圖 7-28）。優點是價格低廉、容易取得；缺點則是影像縮小，患者視覺解析能力需求高，近方注視的調節需求也隨之增加。

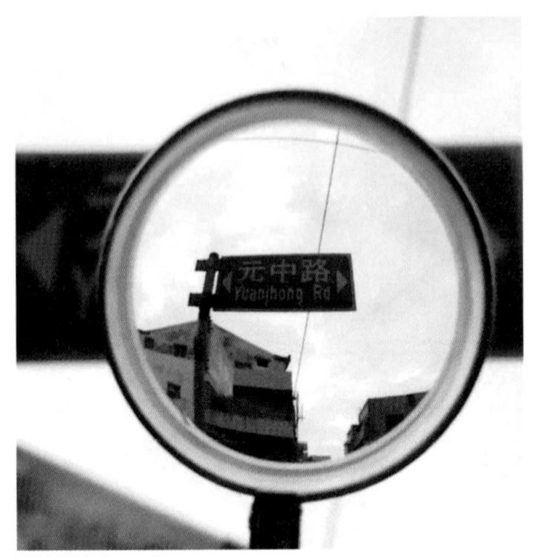


圖 7-28　凹透鏡的應用

## （四）反向望遠鏡的應用

反向望遠鏡的應用是使用目鏡爲凹透鏡，物鏡爲凸透鏡的伽利略系統的望遠鏡。將望遠鏡反向來看，透過物鏡觀看、而目鏡朝外的方式（圖 7-29）。優點是，若放大倍率爲兩倍，其可看視野的範圍也會放大兩倍。譬如：患者原先的視野爲 10 度，透過使用反向的望眼鏡後，則可看的視野範圍會提升至 20 度（圖 7-30）。缺點是影像縮小、患者視覺解析能力需求較高、周邊影像的扭曲、景深判斷困難度高、適合定點的使用，譬如：看路標、找尋非動態特定位置的物品。

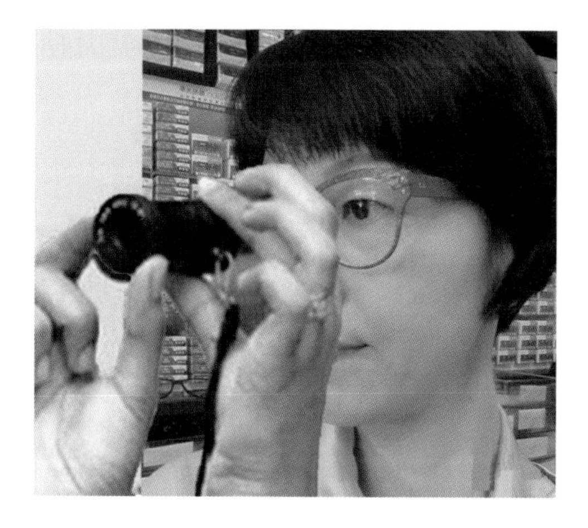

圖 7-29　手持式反轉望眼鏡（目鏡朝外，以物鏡觀看）

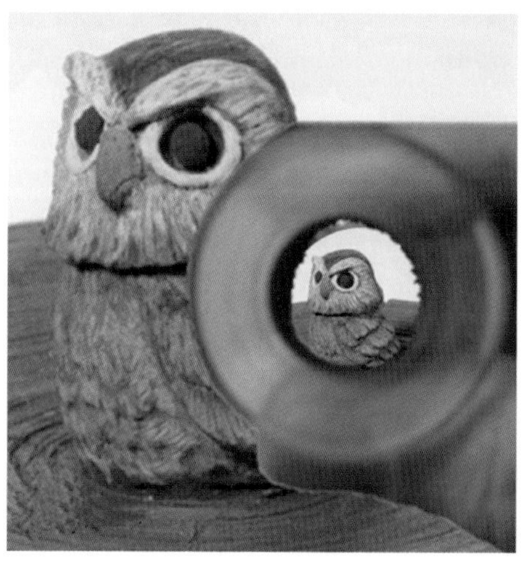

圖 7-30　延展視野範圍，延展的倍率會等同望遠鏡的倍率

## 三、破碎視野的應用

常見的導致破碎視野的因素有：糖尿病視網膜出血、中心視網

膜靜脈阻塞導致的出血（眼中風）、視網膜中央動脈阻塞、視網膜血管炎、視網膜剝離與外傷等。臨床上的表徵，會依據患者個人的情況，而呈現多樣化的情況，故在臨床的處置上沒有特定或固定性的處理方式。

此種類型的視野缺損，對臨床工作者的挑戰程度較高，建議搭配自動視野計的檢測結果，再依據患者生活、職業、興趣或學習的需求，來做特定視野的延展（可參考圖 7-25(d) 的菲涅爾稜鏡貼片的應用），並建議患者向各縣市的輔具資源中心申請白手杖的使用，同時參與定向行動相關的課程，在透過專業的訓練課程與輔具的應用，盡可能地提升患者的空間感與行動的安全性。

## 參考文獻

林世宏等人（2016）。**視覺光學**。新北市：新文京。

曾廣文、許淑芬、關宇翔、沈秉衡（2008）。**眼解剖生理學**。臺中：華格那。

簗島謙次（大嵨楓譯）（2012）。**低視能照護——以認識視覺障礙與提升照護品質爲目標**。臺北：愛盲文教基金會。

臺灣建築照明學會（2012）。CNS 國家照度標準室內工作場所照明 101 年版【網頁文字資料】。2016 年 10 月 12 日，取自 http://alit.org.tw/knowledge/item/95-cns12112-%E7%85%A7%E5%BA%A6%E6%A8%99%E6%BA%96.html

Brilliant, R. L. (1998). *Essentials of Low Vision Practice.* Butterworth-Heinemann.

Brooks C. W. & Borish I. M. (2007). *System for Ophthalmic Dispensing*, 3rd ed. Elsevier.

Cotter, S. A. (2003). *Clinical Uses of Prism: A spectrum of Application*, 2nd ed. Mosby.

Dickinson, C. (1998). *Low Vision: Principles and Practice*, 4th ed. Butterworth-Heinemann.

Lens, A. I., Langley, T., Nemeth, S. C. & Shea, C. (2008). *Ocular Anatomy and Physiology*, 2nd ed. Slack Incorporated.

Eperjesi, F. (2010). CET Continuing education: Qualitative visual field analysis. *Optician*, 12 March, 2010, pp. 14-20.

Savino, P. J. & Danesh-Meyer, H. V. (2012). *Wills Eye Institute: Neuro-Ophthalmology*, 2nd ed. Lippincott Williams and Wilkins.

Snowden, R., Thompson, P. & Troscianko, T. (2012). Basic *Vision: an introduction to visual perception*, Revised ed. Oxford University Press, United Kingdom.

Carl Zeiss Meditec A. G. (2013). *Humphrey FDT Model 710 User Manual*, brochure, CZMAG, Germany.

Carroll, J. N. & Johnson, C. A. (2013). *Visual Field Testing: From One Medical Student to Another*. Accessed 11 December 2016 from http://www.eyerounds.org/tutorials/VF-testing/index.htm.

Vitebsk Medical (2014). *Perimetry Determination of the visual acity with the help of the table for close distance*, media release, accessed 11 December 2016 from https://youtu.be/SHC0z6iJOnA>.

Visualization Lab (2016). *Suboptimal Visualization*. University of California, Berkeley, accessed 28 November 2016 from http://vis.

berkeley.edu/courses/cs294-10-fa07/wiki/index.php/A1-ArielRokem.

Bernell Corporation (2016). *Tangent Screen,* accessed 11 December 2016 from https://www.bernell.com/product/BC400/972.

# 第8章 視覺輔具的教導使用

鄭靜瑩、林則豪

## 壹、視覺輔具的介紹

視覺障礙者使用的輔具依感官媒介可區分爲視覺輔具、觸覺輔具、聽覺輔具，與低視力輔具相對應的即爲視覺輔具，處方輔具時多由簡而繁、一至多依序進行，意即眼鏡搭配擴視機或眼鏡搭配望遠鏡等等。至於手杖、點字機與盲用電腦等非視覺類輔具，則不列屬驗光師的服務範疇。然而在決定任何輔具之前，評估人員多會預期使用輔具所希望得到的成效，以學生爲例，可參考表 8-1。

視覺類輔具以光學的角度爲切截點，可簡單的區分爲光學輔具（Optical Devices）與非光學輔具（Non-Optical Devices）。

### 一、光學輔具

光學輔具包含特製眼鏡，即屈光矯正眼鏡（Eyeglasses）、放大鏡（Magnifier）、望遠鏡（Telescope）、擴視機（CCTV）與電腦螢幕擴視軟體等項目。以下分別介紹：

#### （一）特製眼鏡

眼鏡基本的屈光矯正功能，除了一般認知的近視、遠視、散光、老花眼的矯正外，同時也包含將進入眼睛的光線加以處理的過程，目的在使低視力患者達到最好的視覺效果。以濾光鏡片爲

表 8-1 低視力學生視覺期待量表

父母或監護人姓名：＿＿＿＿＿＿＿＿　評估日期：＿＿＿＿＿＿＿＿

學生姓名＿＿＿＿＿＿＿＿　學生年齡：＿＿＿＿＿＿＿＿

給父母或監護人

數字 1 到 5 表示您期待您的孩子在使用視覺輔具後，可能用視覺來完成下列工作的可能性。請暫不考量孩子現在的視力水準，只需考量您孩子的視力狀況與您對孩子未來使用輔具後的期待。

| | 可能無法完成 --------- 可能可以完成 | | | | |
|---|---|---|---|---|---|
| 可以閱讀標準的街道地圖 | 1 | 2 | 3 | 4 | 5 |
| 可以閱讀食品包裝的標價與製造日期 | 1 | 2 | 3 | 4 | 5 |
| 可以閱讀報紙或雜誌 | 1 | 2 | 3 | 4 | 5 |
| 可以站在街道對面看到路名 | 1 | 2 | 3 | 4 | 5 |
| 可以看到公車接近時的公車號碼 | 1 | 2 | 3 | 4 | 5 |
| 可以看東西和其他同儕一樣迅速 | 1 | 2 | 3 | 4 | 5 |
| 可以閱讀餐廳菜單 | 1 | 2 | 3 | 4 | 5 |
| 可以閱讀電影院或體育場的座位號碼 | 1 | 2 | 3 | 4 | 5 |
| 可以閱讀衣服上的號碼、文字或清洗指示 | 1 | 2 | 3 | 4 | 5 |
| 可以閱讀標準印刷的書本 | 1 | 2 | 3 | 4 | 5 |
| 可以閱讀信件帳單 | 1 | 2 | 3 | 4 | 5 |
| 可以看到教室黑板上寫的東西 | 1 | 2 | 3 | 4 | 5 |
| 可以在 6 公尺處辨認熟人 | 1 | 2 | 3 | 4 | 5 |
| 可以利用建築指引找到辦公室 | 1 | 2 | 3 | 4 | 5 |
| 可以一次閱讀至少 0.5-1 個小時 | 1 | 2 | 3 | 4 | 5 |
| 可以使用標準的字典找到一個單字 | 1 | 2 | 3 | 4 | 5 |
| 可以用視覺使用手機 | 1 | 2 | 3 | 4 | 5 |
| 可以察覺樹上的一隻小鳥 | 1 | 2 | 3 | 4 | 5 |
| 可以使用腳踏車作爲交通工具 | 1 | 2 | 3 | 4 | 5 |
| 可以在一個街道的距離辨識交通號誌 | 1 | 2 | 3 | 4 | 5 |

資料來源：Corn, A. L., & Webne, S. L. (2001). Expectations for visual function: An initial evaluation of a new clinical instrument. Journal of Visual Impairment, 95(2), 111.

例，一般的屈光矯正除考量屈光度與視力值外，低視力患者在視覺上的眩光與對比敏感度亦足以影響或干擾其視力值或視覺方面的辨識。文獻指出，眼球構造相關的疾病，除對患者視力方面的削減外，視網膜和神經性改變所引起的眼科疾病，將使病患在較高空間頻率的對比敏感度降低（Rosenblum et al., 2000），而此一現象亦常見於老年性白內障與青光眼的初期（Stamper, Hsu-Winges, & Sopher, 1982; Stefano et al., 2005）。而眩光又分爲不適眩光（discomfort glare）與失能眩光（disabi1ity glare），在視障者身上所產生的眩光多數指的是失能眩光。失能眩光乃由於散射光線在眼內使視網膜成像產生重疊，成像的對比度下降，因而降低了視覺效能及清晰度；以偏光鏡及濾鏡片處理視障者對比敏感與眩光方面的問題，已經是國內外眼科醫師與驗光師常用的處方之一（Frank Colin, & Bruce, 2002; Rosenblum et al, 2000）。偏光鏡及濾鏡片已被證實對視障者的視力（Zigman 1990, 1992; Rosenblum et al., 2000）、對比敏感度（Rosenblum et al., 2000; Van den Berg, 1989）、光適應與色彩視覺（Lynch & Brilliant, 1984; Van den Berg, 1989）、視野與電位檢查結果（Bremer Regers, Leguire, & Figgs, 1987）等視覺表現（visual performance）有正向的幫助。

此外，稜鏡（Prism）亦可用來擴增低視力患者視野與雙眼視覺的建立。文獻指出視野、雙眼視覺與低視力患者的生活品質有很大的相關（Luo & Peli, 2006）。視野狹小的傷害是無法治癒但可利用鏡片光學的原理加以輔助（Woods, et al., 2004）。驗光師可以利用縮小鏡的原理（Principle of Minification）或是利用鏡射與稜鏡折射原理（Cole & Rosenthal, 1996），企圖改變成像的位置來處理視野所造成的困擾（Kozlowski & Jalkh, 1985; Drasdo, 1976; Kennedy,

Rosten, Young, Ciuffreda, & Levin, 1977; Szlyk, Seiple, Laderman, Kelsch, Ho, & McMa hon, 1998; Loshin & Juday, 1989）。此外，偏盲或稱半盲的光學處置最常見的是稜鏡的應用（Peli, 2000; Szlyk, Seiple, Stelmack, & McMahon, 2005）。近來經裁剪後的稜鏡貼膜（Press-on Fresnel Prism Segments）以不同方向的稜鏡貼法，亦被應用於擴增病患的不同的視野範圍（Bowers, Keeney, & Peli, 2008; Giorgi, Woods, & Peli, 2009）。

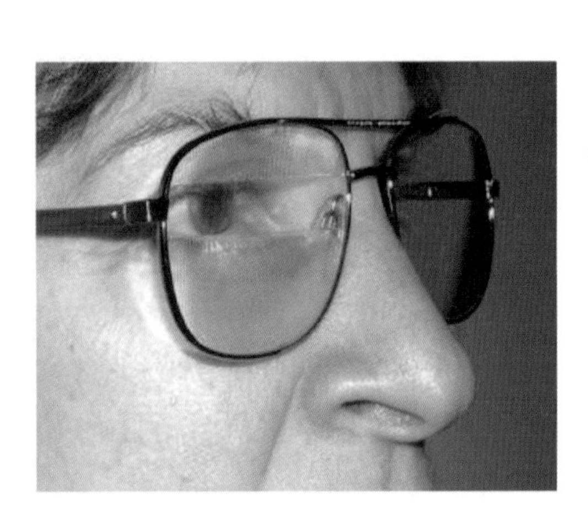

Giorgi, R. G., Woods, R. L. & Peli, E. (2009). Clinical and laboratory evaluation of peripheral prism glasses for hemianopia. *Optometry and Vision Science, 86*(5), 492-502.

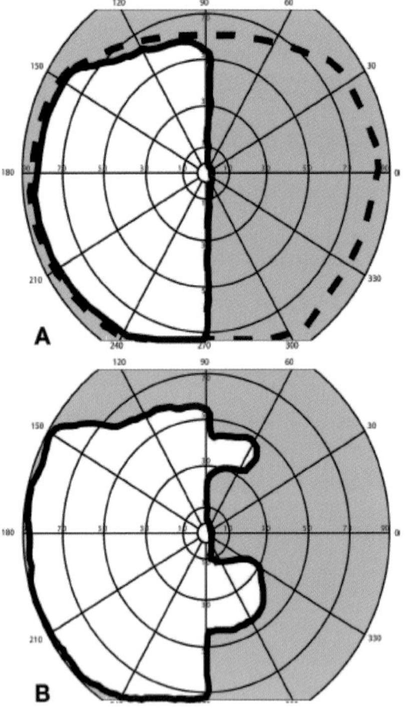


圖 8-1　稜鏡貼膜處方的視野變化

綜合上述，特製眼鏡是所有輔具中最接近一般生活的處理方式，所有低視力病患在處方任何視覺輔具之前，應該都先尋求專科眼科醫師與專業的驗光師的協助，確保低視力病患在最佳矯正視力與最佳視覺品質之下進行後續的評估；而在處方其他視覺輔具的過程當中，亦可搭配眼鏡型放大鏡提升整體的閱讀效能（如圖 8-2 與圖 8-3）。而因科技的進步，虛擬實境系統（Augmented Reality, AR）與 Google 眼鏡應用於低視力患者前方的訊息解讀、視野擴增，以及對比度的提升均有所助益（Hwang, & Peli, 2014），未來臨床人員可嘗試與科技人才結合，以通用設計（Universal Design）的概念取用現行科技產品，應用並處理低視力病患的需求。

- 近視
- 遠視
- 散光
- 調節退化或異常
- 斜視
- 視野缺損
- 眼球震顫
- 放大倍率
- 對比敏感度
- 眩光或畏光
- 明暗適應困難
- 雙眼視覺

凡是將進入眼睛的光線加以處理的過程都屬於屈光矯正

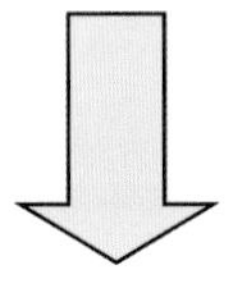

達到最好的視覺效果

圖 8-2　屈光矯正的內容與目的

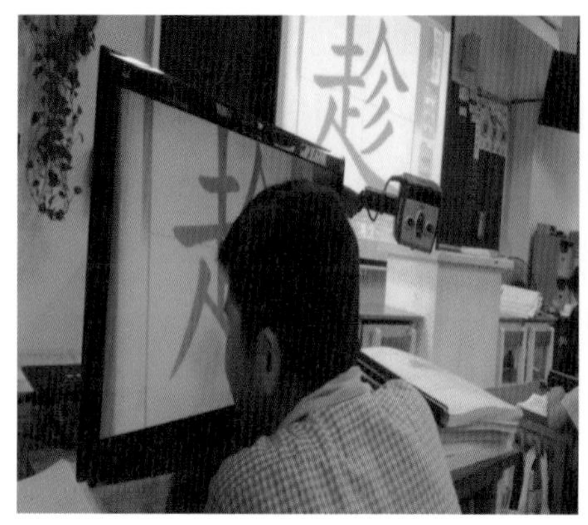

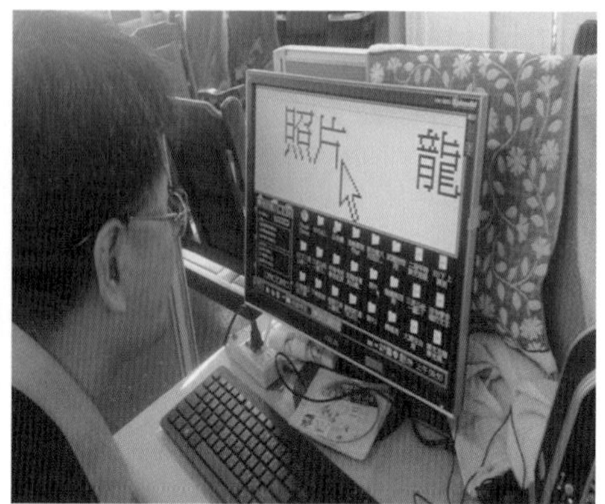


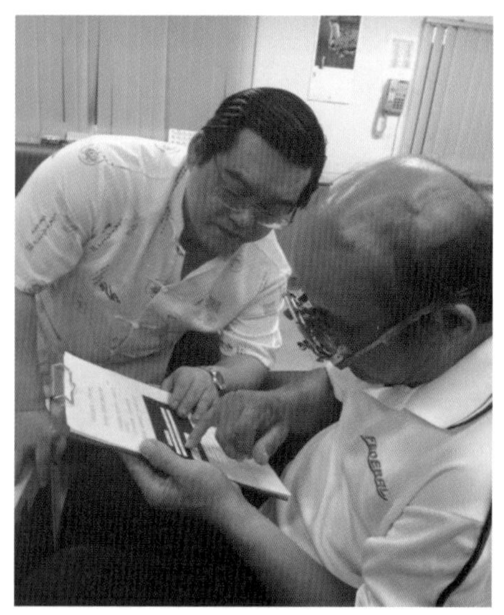

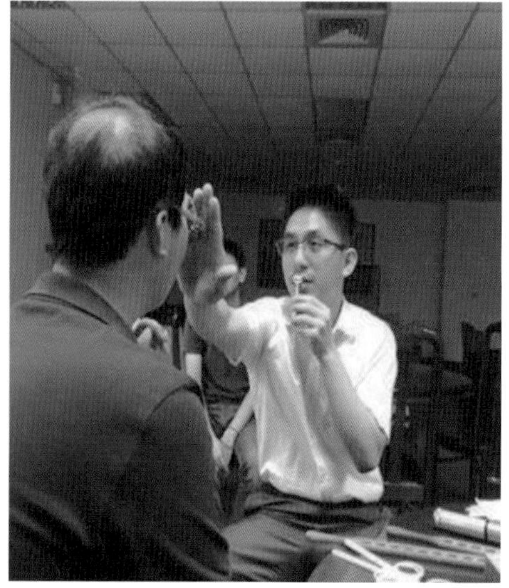

圖 8-3　左上　螢幕上僅呈現一個字，可能造成認知閾值（Perceptual Span）的辨識困難。

右上　擴視機或擴視軟體搭配特製眼鏡合併使用，可將螢幕的放大倍率調降，螢幕同時間可出現 4～5 個字。

左下　腦傷病患閱讀文件，以特製眼鏡搭配閱讀規即可進行閱讀。

右下　低視力合併嚴重斜視病患，先進行雙眼視覺重建。

註：人類的 perceptual span 約爲 7～10 個位元（Corn, & Koen, 2010）

## （二）放大鏡

正常的情況下，低視力病患在經過特製眼鏡的屈光矯正之後，優眼視力應該仍在未達 0.3 的水準，爲了使低視力患者能對視標或文件進行辨識與閱讀，處理視網膜上的成像品質與成像大小即爲臨床專業人員的主要目標。爲使影像在視網膜上的成像（圖 8-4a）放大，低視力患者可以透過將原物體放大（Increase Object Size，圖 8-4b）、拉近與視標的距離（Decrease Viewing distance，圖 8-4c）、實物投影放大（Real Image or Transverse Magnification，圖 8-4d），以及鏡片放大（Telescopic Magnification，圖 8-4e）的方式（Dickinson, 2009）。

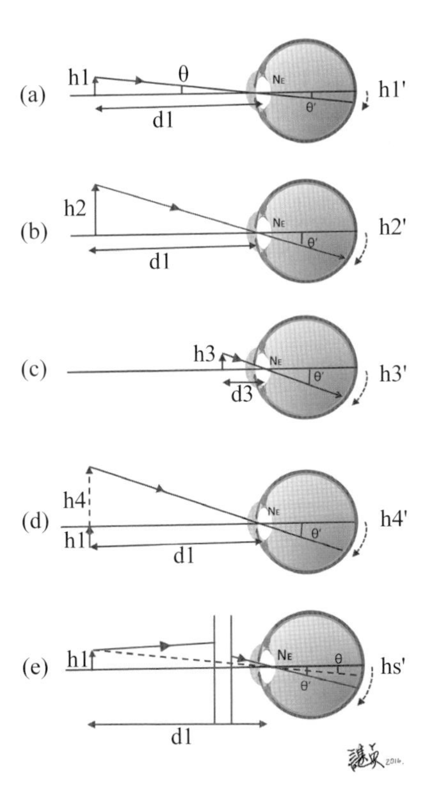


圖 8-4　視網膜成像放大的方法

低視力輔具當中最常見的視覺輔具應爲放大鏡，放大鏡爲凸透鏡的一種，其光學原理如圖 8-4(a) 與下圖 8-5 所示；圖 8-4(a) 顯示眼睛觀看視標時，視標在視網膜上成現的大小，圖 8-4(e) 之 dn 係指在正常明視距離下（25 公分），視角 = yo/dn；圖 8-5 指出放大鏡放大後的視角 = yi/L，兩者視角的放大比率就是放大鏡的放大率，放大鏡的放大率計算公式如下所列。使用放大鏡時，物體與放大鏡的距離即爲焦距（Focal Distance），當物體在焦距之內時，會產生正立放大的虛像，因此使用放大鏡時，物體的位置應放在放大鏡的焦點內側。

$$放大倍率 = (yi/L)/(yo/dn)$$

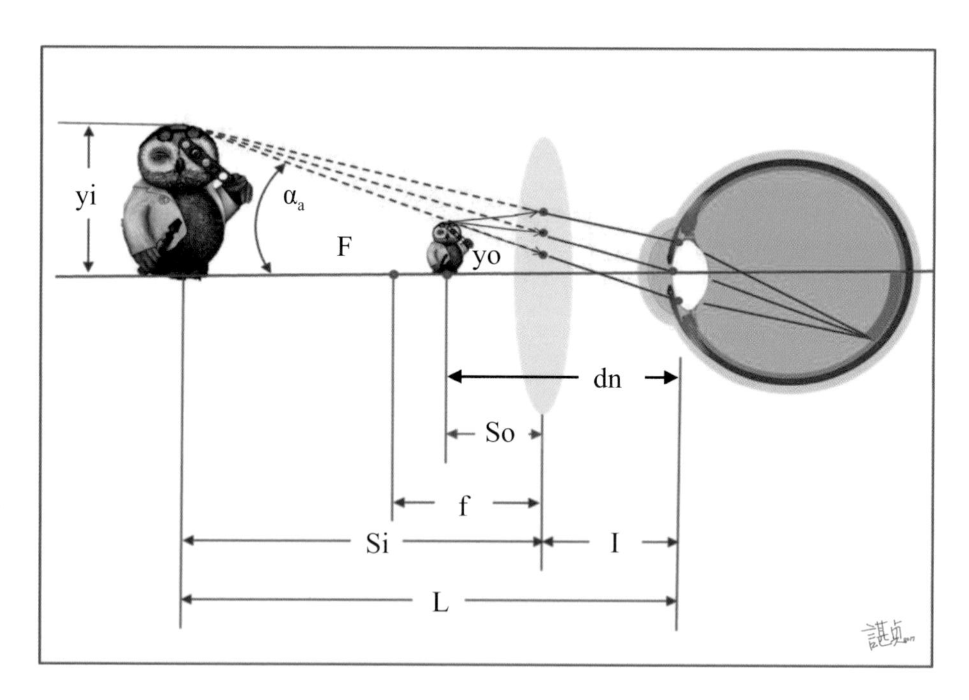


圖 8-5　放大鏡光學原理

一般而言，放大鏡倍率愈高，其鏡面中心的可視範圍就愈小，加上鏡片的設計技術，倍數愈高鏡面設計也愈小，話雖如此，高倍率放大鏡的使用，還是容易導致視野、解晰度、像差、扭曲以及視覺舒適度的困擾；臨床上，高倍率的放大鏡可由兩種光學原理（如大字書與放大鏡）或兩種視覺輔具（眼鏡型放大鏡與手持型放大鏡）來分擔，可緩解上述困擾。例如：如低視力病患所需的放大倍率為 20 倍，可將其拆解為 2 倍的眼鏡型放大鏡，搭配 10 倍的手持型放大鏡進行試用（如圖 8-6）；但切記，決定處方的依據仍以病患的主觀反應以及使用視覺輔具的效能為主。此外，另有特殊的側夾式、上夾式與黏貼式眼鏡型放大鏡（如圖 8-7），驗光師可在處方時參考使用。

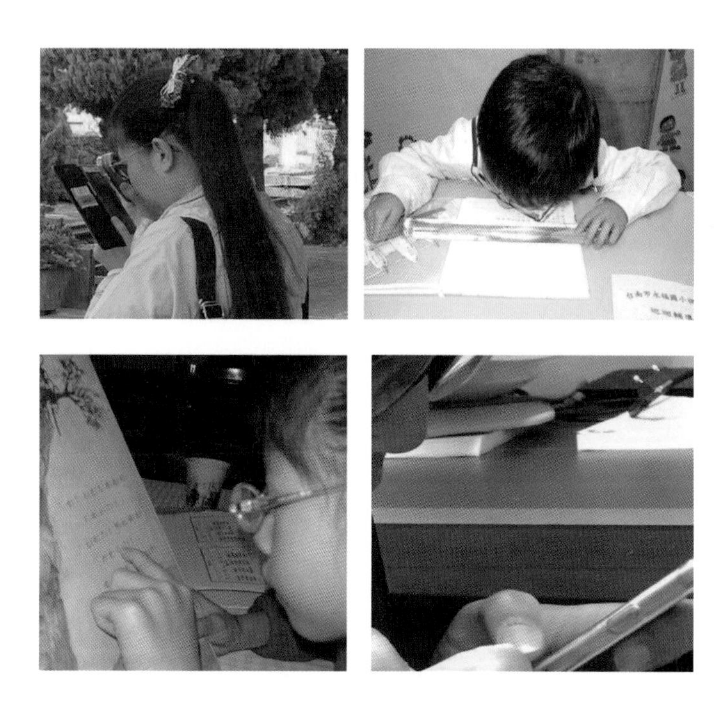

圖 8-6　視覺輔具輔助使用策略

左上：眼鏡與手持放大鏡輔助使用　右上：眼鏡與尺狀放大鏡輔助使用

左下：眼鏡型放大鏡與放大課本　右下：眼鏡與手機放大及高對比設定

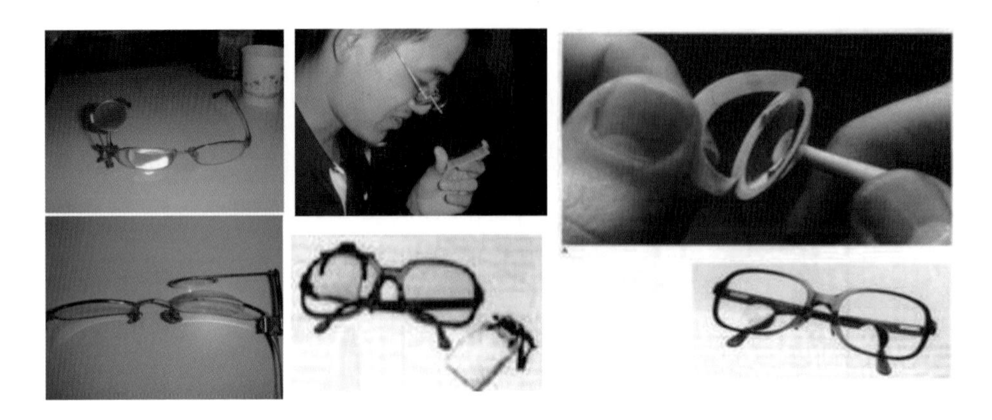

圖 8-7　外加式眼鏡放大鏡處方

了解物距、像距、放大率相關性，與光進行同向爲正，反向爲負，聚集光線鏡片爲正鏡片，發散光線鏡片爲負鏡片，聚散度關係→像聚散度 V = 物聚散度 U + 鏡片屈光度 F。

例題一：物在 +10D 鏡片前 40cm，求像位置及大小？

解答：

像聚散度 V = 物聚散度 U + 鏡片屈光度 F

$V = 1/-0.4 + (+10) = +7.50$

$1/7.5 = 0.133M = 13.3cm$

影像大小率 = $V/U = 13.3/-40 = -0.33$（倒立）

當物高 10cm，則像 = $10 \times 0.33 = 3.3cm$

**例題二**：一物體置於焦距為 20cm 的凹透鏡前 30cm 處，則其成像的位置在

(A) 鏡前 60cm　(B) 鏡後 60cm　(C) 鏡前 12cm　(D) 鏡後 12cm

**解答**：

$1/-0.3 = -3.33D$，$-3.33D + (-1/0.2) =$

$-3.33D + (-5) = -8.33D$，

$1/-8.33 = -0.12M$（鏡前）

### （三）望遠鏡

除特製眼鏡與放大鏡外，望遠鏡亦是低視力患者認爲輕巧且攜帶方便的視覺輔具之一，望遠鏡通常被低視力患者用來視讀黑板或白板、開會時的投影片、紅綠燈或交通號誌、街道招牌與門牌、公車站牌或將進站的公車號碼等（如圖 8-8）；理論上，距離 10 公尺遠的目標，使用 5 倍的望遠鏡觀測時，可將目標拉近到只有 2 公尺的位置，用 10 倍望遠鏡時，目標就可以拉近至 1 公尺左右；當然望遠鏡的口徑相同時，較高倍數的影像會較暗、視野也較小、解晰度也較差；同理推論同一倍數的望遠鏡，口徑較大或是加工鍍膜的接物鏡鏡片，光的穿透、反射與對比等視覺效果都會有所提升，此稱爲入光量或入光品質的差異。一般而言，10～12 倍以上的望遠鏡有視野小或影像偏暗等缺點，加大口徑可增加亮度與解晰度，但相對重量也會跟著增加。

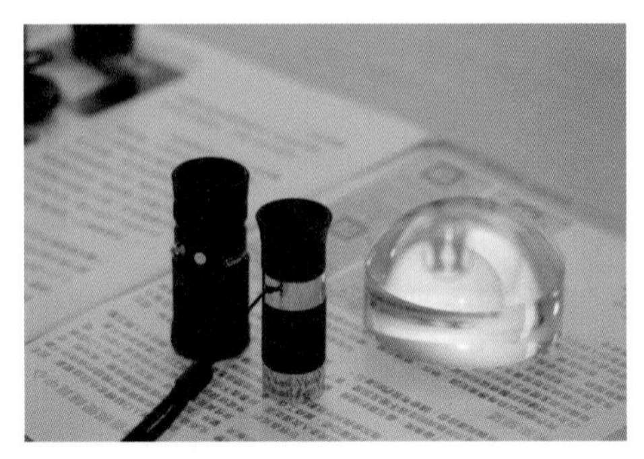

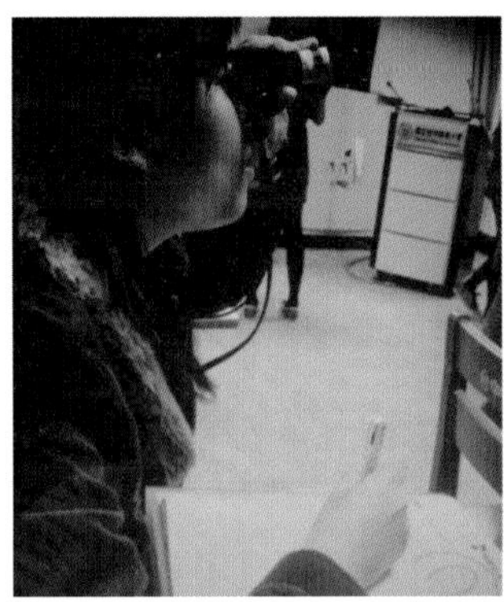

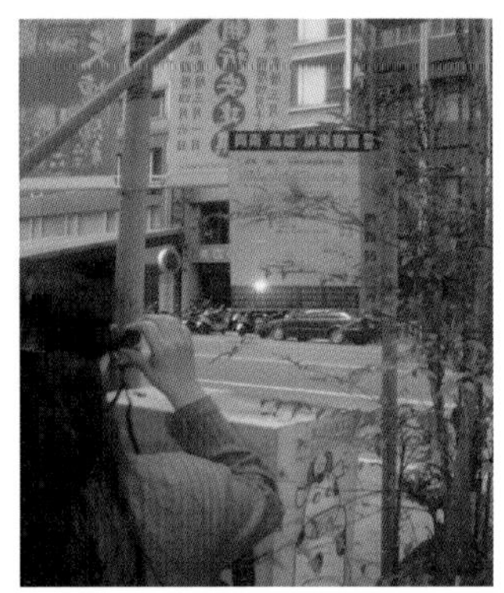

圖 8-8　望遠鏡的使用

望遠鏡的光學原理（如圖 8-9）望遠鏡由物鏡和目鏡組成，接近景物的透鏡叫做物鏡（Objective），靠近眼睛的透鏡則爲目鏡（Eyepiece）。若將遠方景物（Object）的光源視作平行光，平行光經過透鏡後物體會成像於焦點的附近（但此時的影像很小，稱之爲 Intermediate Image），而焦點與物鏡距離就是焦距（fo）。若同時間在物體成像的位置後加上另一個透鏡或稱目鏡，且透鏡焦距就是 Intermediate Image 與透鏡的距離（$f_E$），如此一來就可以把成像放大（Final Image），這時觀察者覺得遠處景物被拉近影像變清楚。

簡而言之，所有望遠鏡都包括兩個光學系統，即上述的物鏡與目鏡。物鏡通常是正透鏡，而目鏡則是屈光度數較物鏡大得多的負

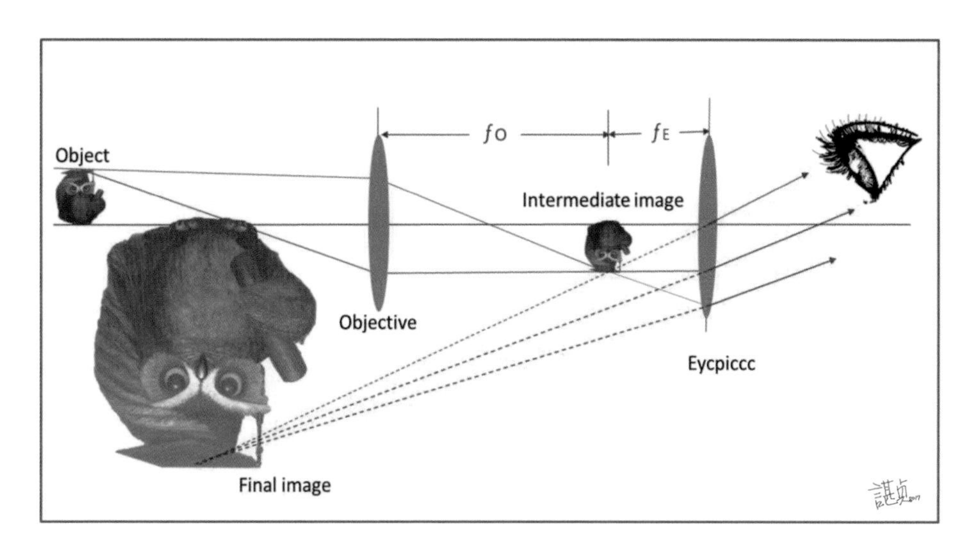


圖 8-9　望遠鏡的光學原理

透鏡或正透鏡。目鏡的正負與望遠鏡的類型有關，例如伽利略望遠鏡的目鏡是負透鏡，而開普勒望遠鏡的目鏡是正透鏡。例如：

目鏡屈光度數爲 −20.00D，物鏡 F1 屈光度數爲 +10.00D，通常稱之爲伽利略式（Galilean）望遠鏡，該望遠鏡的放大率爲：M = 20/10 = 2x，即 2 倍。另一種開普勒式（Keplerian）望遠鏡設計，如接物鏡爲 + 30D 接目鏡爲 + 60D，該望遠鏡的放大率爲：M = 60/30 = 2x，亦爲 2 倍。

望遠鏡的放大倍數是物鏡焦距和目鏡焦距之比。即物鏡焦距愈長，放大倍率愈高；目鏡焦距愈短，放大倍率也愈高。放大率亦可以量度入射瞳孔和出射瞳孔的直徑求得，入射瞳孔通常即望遠鏡物鏡直徑，一般以 p = D / M 做計算，其中 p 代表出瞳直徑，D 代表物鏡口徑，M 代表放大倍數。出瞳直徑在 2.5 毫米到 4 毫米之間的望遠鏡，比較適合日間使用，4 毫米到 7 毫米之間的望遠鏡，日間和低照度環境依然可以觀測，而 2.5 毫米以下的望遠鏡，即使白天成像亮度也很低。市售的望遠鏡上均有標示望遠鏡本身的倍率與接物鏡的直徑，如：4×12 12.5° 表示此為 4 倍望遠鏡，接物鏡的直徑為 12mm，在焦距確定的情況下，可視視野範圍為 12.5 度。而屈光矯正的眼鏡處方是否可與望遠鏡合併使用，此與望遠鏡的種類、低視力病患個人的使用習慣，以及個人視覺的使用舒適度有關，因此藉重臨床相關專業人員的指導是非常重要的。

如下表 8-2 與表 8-3，近視患者與遠視患者在屈光矯正的情況下，不論使用開普勒（Keplerian）望遠鏡或是伽利略（Galilean）望遠鏡，大致上都可以得到約 2.5 倍上下的放大率；然若病患未進行屈光矯正，調整目鏡的屈光度或鏡筒的長度也是可試行的方法。一般而言，在未進行屈光矯正的情況下，近視患者較適合使用開普勒望遠鏡，而遠視患者則較適合使用伽利略望遠鏡。

表 8-2　2.5 倍伽利略望遠鏡

| $F_1 = +20D, F_2 = +50D, t = 3cm$ | | | | | | | |
|---|---|---|---|---|---|---|---|
| $M_P = 1/(1 - zF'_V)M_{TA} = M_PM_{RA}$ | | | | | | | |
| Adapt to suit | 改變 | $F_1$(D) | $F_2$(D) | t(cm) | $M_P$ | $M_{RA}$ | $M_{TA}$ |
| -10D Myope | 目鏡 | +20 | −60 | 3 | 0.87 | 2.5 | 2.17 |
| | 物鏡 | +18.2 | −50 | 3 | 0.87 | 2.19 | 1.91 |
| | 鏡筒長度 | +20 | −50 | 2.5 | 0.87 | 2.0 | 1.74 |
| 10D Hyperope | 目鏡 | +20 | −40 | 3 | 1.18 | 2.5 | 2.94 |
| | 物鏡 | +21.43 | −50 | 3 | 1.18 | 2.8 | 3.29 |
| | 鏡筒長度 | +20 | −50 | 3.33 | 1.18 | 3.0 | 3.53 |

在不矯正的情況下，伽利略望遠鏡較適用於遠視型的低視力患者。

表 8-3　2.5 倍開普勒望遠鏡

| $F_1 = +20D, F_2 = +50D, t = 7cm$ | | | | | | | |
|---|---|---|---|---|---|---|---|
| $M_P = 1/(1 - zF'_V)M_{TA} = M_P M_{RA}$ | | | | | | | |
| Adapt to suit | 改變 | $F_1(D)$ | $F_2(D)$ | t(cm) | $M_P$ | $M_{RA}$ | $M_{TA}$ |
| -10D Myope | 目鏡 | +20 | +40 | 7 | 0.87 | −2.5 | −2.17 |
| | 物鏡 | +18.75 | +50 | 7 | 0.87 | −3.2 | −2.78 |
| | 鏡筒長度 | +20 | +50 | 6.67 | 0.87 | −3.0 | −2.61 |
| 10D Hyperope | 目鏡 | +20 | +60 | 7 | 1.18 | −2.5 | −2.94 |
| | 物鏡 | +22.22 | +50 | 7 | 1.18 | −1.8 | −2.11 |
| | 鏡筒長度 | +20 | +50 | 7.5 | 1.18 | −2.0 | −2.35 |

在不矯正的情況下，開普勒望遠鏡較適用於近視型的低視力患者。

## （四）擴視機

擴視機可簡單的以體積區分爲桌上型擴視機與攜帶型擴視機，而在使用擴視機的目標距離方面，又可以分爲遠用擴視機與近用擴視機，然而因爲高畫質的光學鏡頭研發日新月益，以目前市售的擴視機來看，同一機臺具備有遠、近兩用功能的擴視機愈來愈普遍。同時因應不同需求的使用者，擴視機相對應的功能也愈來愈多。例如：因應畏光型疾病或視網膜疾病的不同光量需求，部分擴視機設計有「調整亮度」的功能；而因應視野狹小或眼球震顫的閱讀需求，部分擴視機有「導讀線」的輔助設計；此外，隨著閱讀量日益增加且低視力者閱讀持久時間較短且較易疲累，近期的擴視機則新增掃描文件及朗讀的功能；而少數視多障患者（如視障合併手部功能障礙）操作鏡頭不易的考量下，又有鏡頭旋轉方向的搖控功能設計。專業人員可依低視力病患不同的視覺條件與生理條件，綜合研判後進行處方、教導與使用（如圖 8-10）。

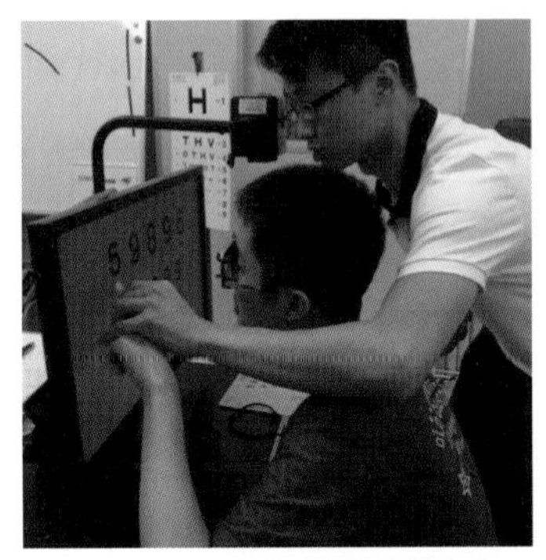
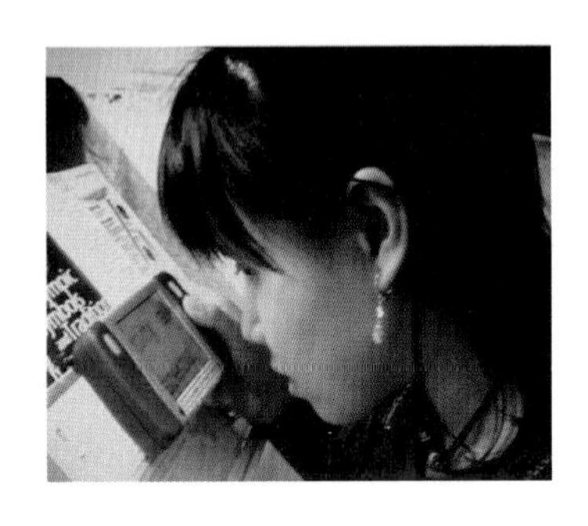
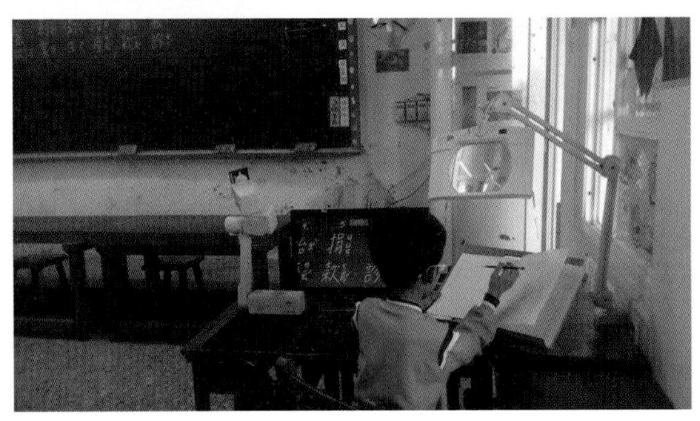

圖 8-10　擴視機的使用

## （五）電腦擴視軟體

電腦擴視軟體的光學原理即是利用電腦軟體或電腦相關設定，放大視標物體大小的方式，使目標物在視網膜上的呈像變大；而除了放大視標之外，相關的電腦擴視軟體同時有反差、對比、放大鏡形狀與放大鏡的位置、以及倍率切換等功能。應用於電腦的擴視軟體有 win7 與 win10 內建放大鏡（按住視窗鍵不放，再按九宮格鍵中的「＋」即可開啓）、Zoomtext、iZoom、Magic 與放大鏡光學滑鼠，可建議有使用電腦習慣的成人，如調節退化或老花眼，以及低視力患者參酌使用。其中 Zoomtext、iZoom、Magic 等擴視軟體的價位偏高，操作上亦較其他方式複雜，需配合一系列的學習課程方可熟練，若病患聽聞朋友或同儕使用效果不錯，但本身卻無學習的動機，評估或訓練人員應建議病患多審視或鼓勵提升其學習的意願。除此之外，擴視軟體的安裝常有作業系統、記憶體超載、語音軟體不相容等問題，是使用者、評估者、教導者需要多思慮的地方（如圖 8-11）。

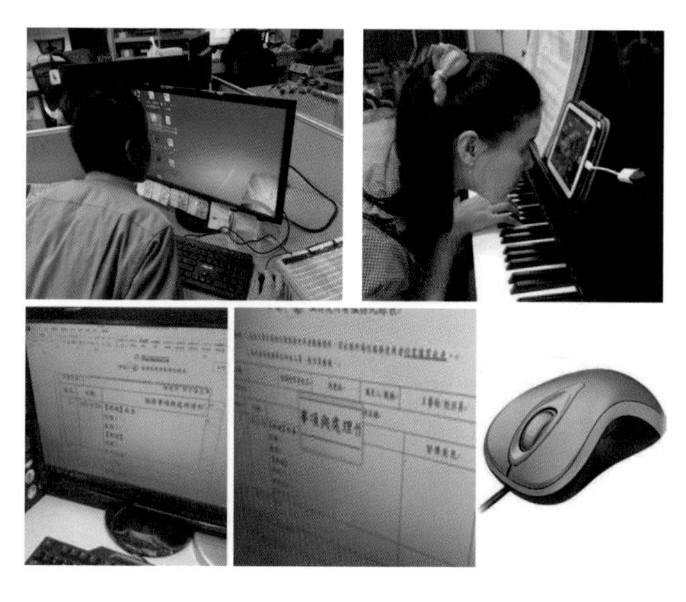

圖 8-11　擴視軟體的操作

## 二、非光學輔具

能提升視覺辨識與舒適度的相關非光學輔具（Non-Optical Devices）種類繁多，舉凡是對低視力病患的主觀感受、閱讀、工作、行動、心理與社交有助益的都可以列入，因此從最簡單的螢光筆與檯燈，到較高規格的螢幕支撐架與人體工學設計的桌椅均含括在內。目前較爲常見的非光學輔具可簡單分類如下：

### （一）放大視標

臺灣低視力服務起源於視障教育，教育單位在每學期開學之前，教育單位均會以公文方式，調查全國各級學校低視力學生對大字體課本的需求，而視障專業教師也會協助學生製作大格線筆記簿與鉛字筆線條加粗、大字試卷、板書字體規範，以及教學環境布置等等，雖然上述策略不一定對應所有低視力學生的特殊性，但放大視標的方法確實解決了多數學生的學習與生活問題。且隨著通用設計的概念漸漸爲國人所接受，許多爲銀髮族所設計的大時鐘、大計算機、大字鍵的電話機、放大的臺灣地圖等等（如下圖 8-12），不但適用於一般民眾，當然也適用於低視力的患者。

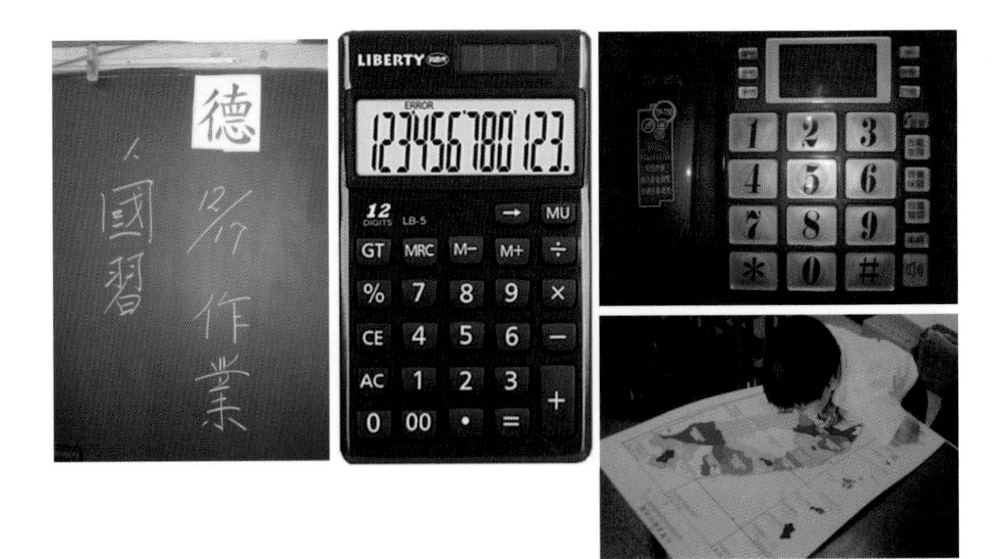


圖 8-12　非光學輔具——放大視標

## （二）輔助光線

輔助光線對多數低視力病患的影響很大，尤其是視網膜疾病的患者，多數病患在較亮的環境之下，行動自信與閱讀效率的反應都較佳，如下圖 8-13，整體的視覺表現（Y 軸）與亮度（X 軸）、對比度以及字體的大小有很大的相關（Weston, 1945）；但若光線太強或光源直射眼睛時，也有可能造成相反的效果。因此專業人員評估時，可藉用一些量測亮度的工具（如下載 APP 的光度計或測光儀 Light Meter，圖 8-14），讓低視力病患了解自己最舒適的亮度單位閾值，並同時將光源的照射角度、光源照射的物件是否會產生眩光干擾，以及光源的高度等因素列入考量。

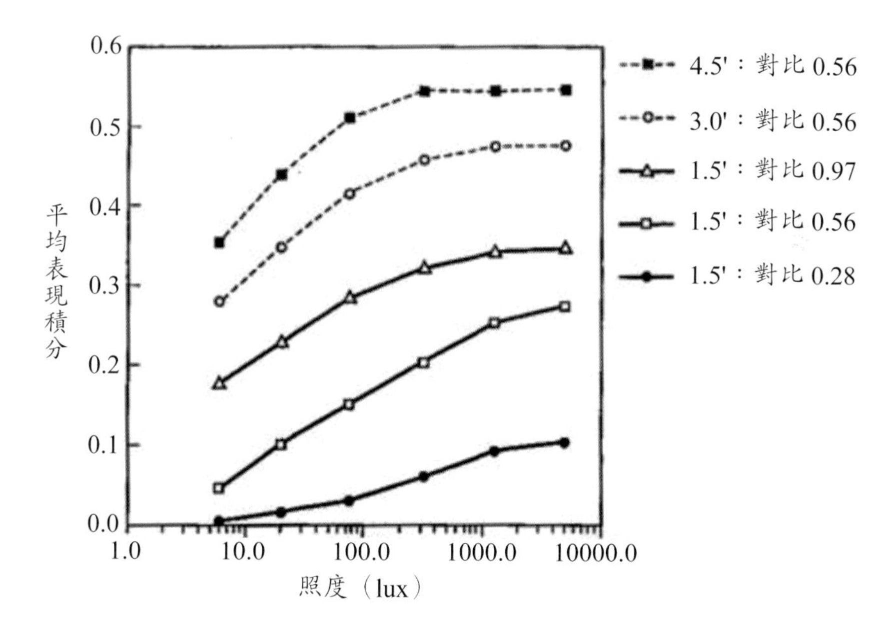


圖 8-13　輔助光源與對比度對視覺表現的影響

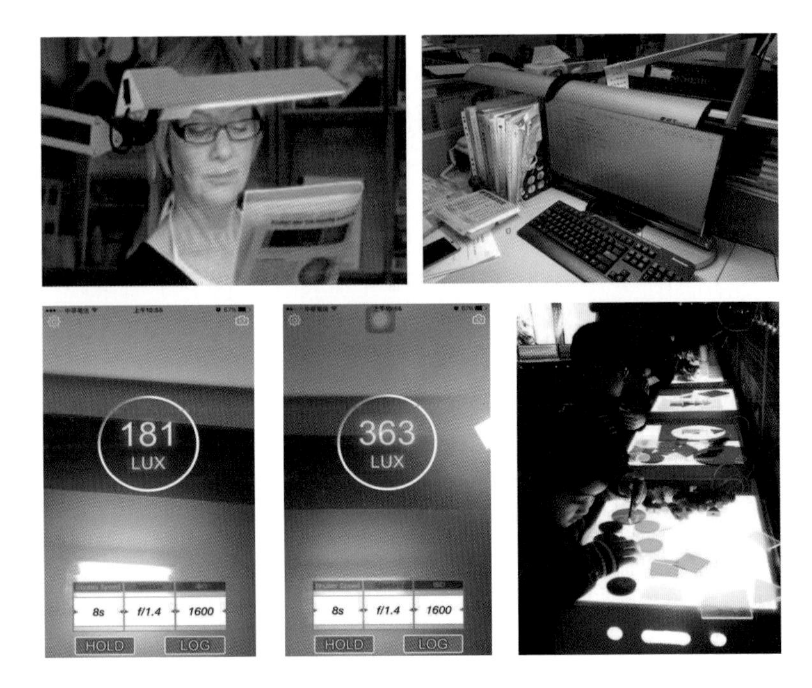


圖 8-14 非光學輔具——輔助光線

正常情況下，最舒適的光源是提升視標與閱讀材料的亮度，因此使用輔助光線投射在書本或電腦鍵盤（圖 8-14）的方式都是臨床上常用的做法；少數特殊狀況，如慣用左眼閱讀的右手利低視力病患，因為閱讀書寫時需將左眼靠近閱讀材料，所需光源由右前方照射書本時可能被右手干擾，此時手持式或立式附燈之放大鏡、黃色濾鏡片與燈箱都是可納入考量的輔助。

## （三）增加對比

如前面章節所述，對比敏感度不佳可能影響駕駛（Wood, 1999）、閱讀（Whittaker & Lovie-Kitchin, 1993）和行動（Marron & Bailey, 1982）等其他生活的表現。腦病變（Bodis-Wollner,

1972）、多發性硬化症（Regan, Silver, & Murray, 1977）、青光眼（Bron, 1989），糖尿病性視網膜病（Howes, Caelli, & Mitchell, 1982）和白內障（劉秀雯、陳純貞，2001）等疾病皆可能引起的對比敏感度的降低；高度近視者的夜間視力（顏美媛、侯罡、劉榮宏，1990）與弱視病患在高空間頻率對比敏感度皆有下降的實證（劉秀雯、陳純貞，2001）。依此，對低視力病患而言，提升對比的視覺效果可能對其行動及閱讀有所幫助。文獻（Dickinson, 2009）指出，高空間頻率的對比度的缺損與視力值有很大相關，但中至低高空間頻率的對比度的缺損，病患仍維持有不錯的視力值，但此一視力看似正常的族群，在生活中則有可能發生不可預期的困擾。

輔助增加對比的方法有最原始的顏色設計（如螢光筆輔助、互補色設計或居家裝潢色彩配置）、濾鏡片或濾光墊片、閱讀規或尺規輔助等，而因應愈來愈多的低視力患者電腦使用需求，鍵盤果凍膜或是高反差設定均是有效實用的策略之一；此外，閱讀規或尺規的輔助亦有緩解低視力病患閱讀時擁擠效應（Crowding Effects）（Jo, 2000）的功能（如圖 8-15）。

註：閱讀時的擁擠效應係指，在文章字體編排過度密集或被其他圖文干擾時，因而降低了原來的閱讀水準，此一狀況多發生在視野狹小、中心視野缺損、眼球震顫或腦皮質受損的病患身上（Liu & Arditi, 2000）。

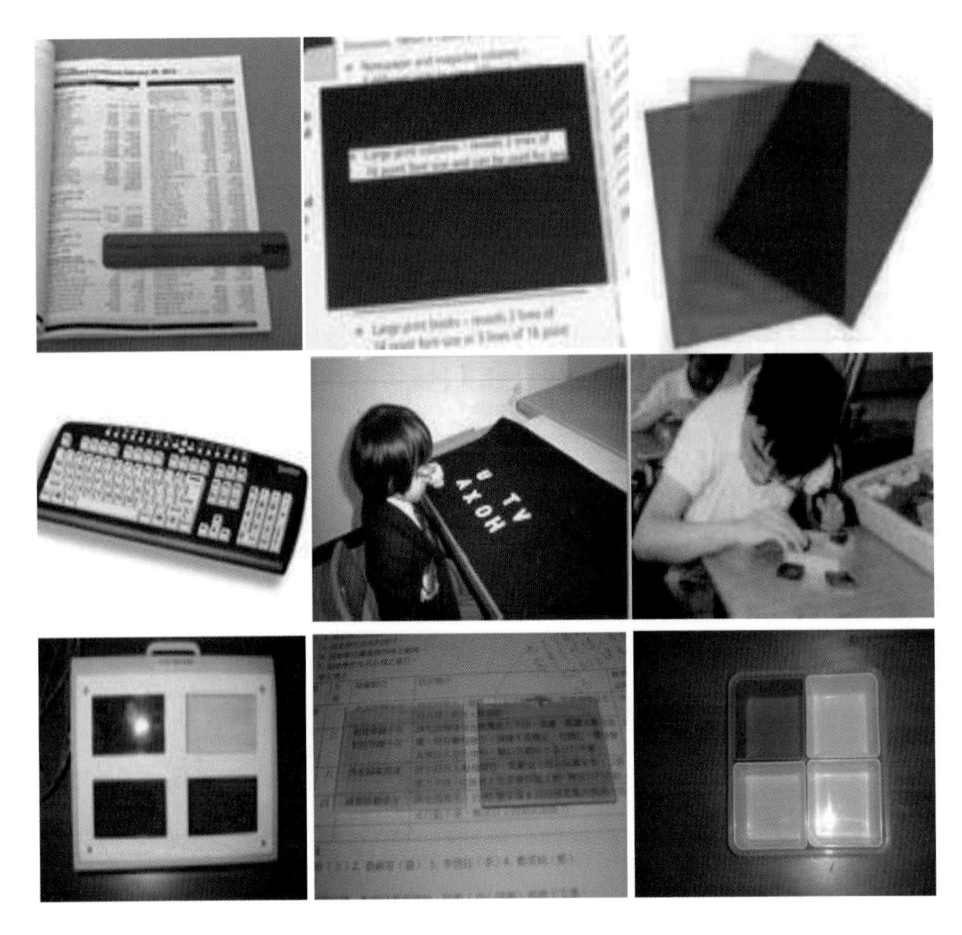

圖 8-15 非光學輔具——對比度增加

（四）人體工學設計

低視力患者因視力不佳，閱讀時常需要貼近閱讀材料或電腦螢幕，甚至部分有眼球震顫的低視力病患，還可能會出現無效閱讀角度（Null Position）的狀況（圖 8-16），而長期的閱讀姿勢不良，可能導致低視力患者頸、椎的傷害，短時間也會影響閱讀的舒適度與閱讀的持久度。在沒有輔助工具的情況下，以「書就眼而非以眼就書」是較佳也較舒適的閱讀姿勢，若加上輔助閱讀的工具，如可調整高度與桌面斜度的閱讀書桌，以及電腦螢幕支架（圖 8-16）等，同時搭配前面提及的光學與非光學輔具，都可能使低視力患者的閱讀工作達到最佳的狀態。

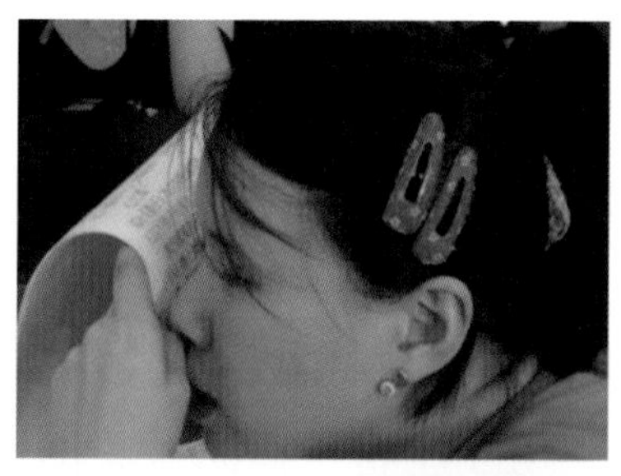

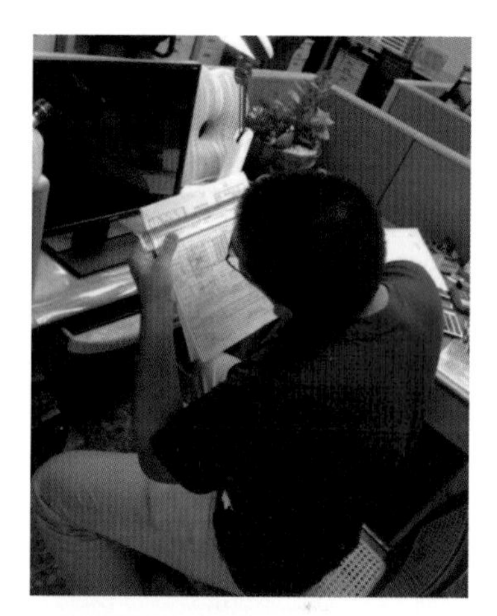

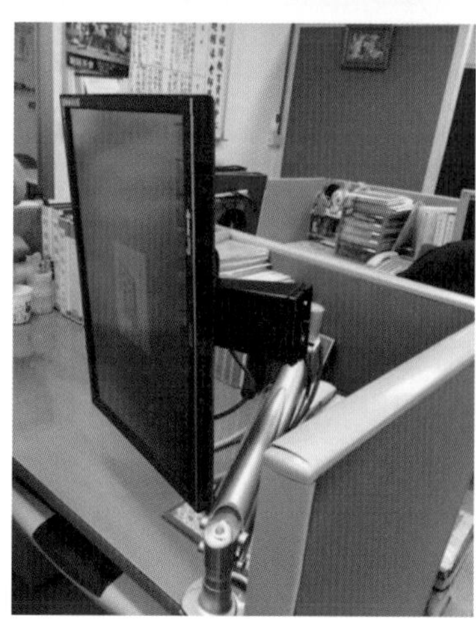

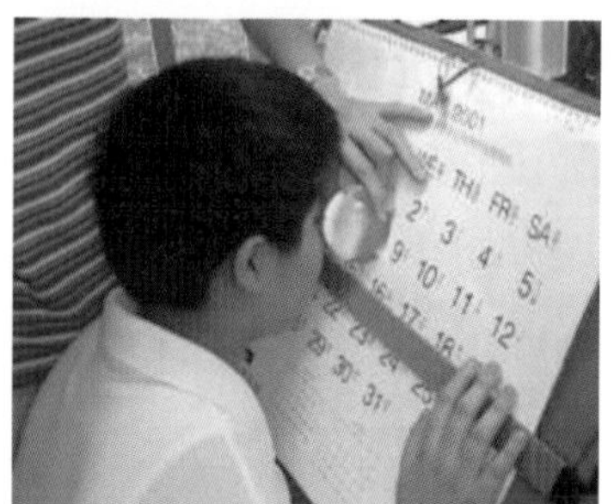


圖 8-16　非光學輔具——人體工學設計

### 本節小結

本節雖然以介紹視覺輔具爲主，但強調不同視覺輔具之間的優缺互補觀念，更進一步希望以非光學輔具增加整體視覺使用的效益；當然，此與專業人員本身的素養，以及不同專業間的合作有很大的關係。

## 貳、視覺輔具的教導與使用

低視力患者的輔具選用建議以非光學輔具優先考量，少數低視力病患最佳矯正視力仍維持在 0.1 至 0.3 左右，輔助一些檯燈、大時鐘或大字鍵電話等非光學輔具即可完成日常生活作業，當低視力患者需要進行的工作無法以非光學輔具滿足時，才嘗試進行光學輔具的處方。光學輔具的使用與人類慣用的視覺使用方式畢竟不同，雖然有助於視覺辨識的提升，但初始的適應問題，是經常導致低視力病患放棄使用光學輔具的原因之一；因此鼓勵低視力患者確實有效的使用光學輔具，才能使視功能評估與功能性視覺評量的專業得以延伸。作者整理 Bell Coy, & Andersen（2010）與臨床的經驗，認爲近距離和遠距離光學輔具的指導原則有：

1. 使用光學輔具的先決條件是，病患需具備基本視覺能力，像是能定位或是能注意到特定目標的方位。
2. 處方光學輔具之前必須通過一個臨床低視力評估，準確屈光矯正是第一步驟；並以最佳矯正之下的遠、近距離視力進行光學倍數的換算。
3. 光學倍數計算應嘗試以屈光度（Diopter）而非倍數的方式進

行微調（大多數的情況下 1 X = 4.00 D，也就是說調整一倍等於一次調整了 400 度的屈光度）。

4. 光學輔具應被用在特定的距離與特定的工作，且其使用指導需要考慮到個人不同的需求。
5. 輔具的放大倍率越高，可視的視野範圍就越小，合理推論，輔具提供的視野越大，使用者可以更容易找到要看的物件。
6. 教導時，由簡單且熟悉的日常生活例行性工作開始，如信用卡帳單。
7. 多角度評估低視力患者的需求，可嘗試搭配不同的非光學輔具，亦可考量聽覺輔具與觸覺輔具的輔助。
8. 個人化光學輔具，爲輔具加上有趣的裝飾，例如貼紙、掛繩或用安全漆。
9. 輔具的使用需有指導學習的課程相互搭配，除了詳細介紹光學輔具的優缺點外，同時可說明光學輔具對低視力患者在生活、就學、就業各層面的正向改變。引用實徵研究或請邀請光學輔具的使用者進行說明與指導，設定長短期目標，依病患的能力與目標，以「回診」或「到訪」的方式，循序漸近的教導。
10. 團隊合作的評估與討論可以使低視力病患更具信心（如圖 8-17）。

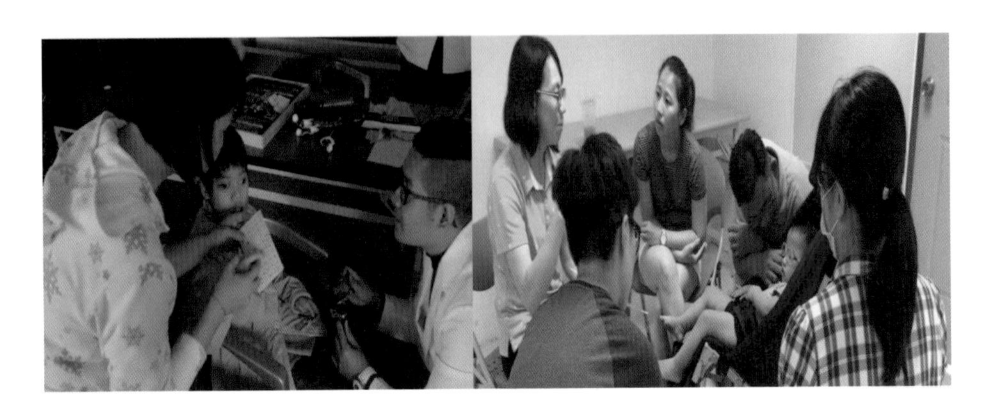

圖 8-17　專業團隊合作的低視力服務

## 一、放大鏡

### （一）選擇放大鏡時應注意的事項

#### 1.基本倍率的換算

最簡易的放大倍數計算可以距離及視標大小進行換算，其公式如下。舉例來說，原先設定在 40 公分的視標，低視力患者需拿到 20 公分處才可辨讀，簡單計算其所需要的倍數約為 2 倍。再者，若在正常固定的閱讀距離之下，低視力患者僅能看到 10M 的字體大小，對照一下閱讀材料約為 1M 的字體，簡單計算其所需要的倍數約為 10 倍。此外，假設病患的視力為 20/400，其視標所需視力值為 20/100，那麼病患所需的倍數約為 4 倍。

$$M1 = \frac{\text{同一視標原先設定的辨識距離}}{\text{同一視標低視力患者可辨識的距離}} = \frac{40\text{ 公分}}{20\text{ 公分}} = 2X$$

$$M2 = \frac{\text{同一距離低視力患者可辨識的字體大小}}{\text{同一距離閱讀教材的字體大小}}$$

$$= \frac{10\text{ M}}{1\text{ M}} = 10\text{X}$$

$$M3 = \frac{\text{視標辨讀所需視力}}{\text{低視力病患視力值}} = \frac{20/100}{20/400} = 4\text{X}$$

放大倍數的意義就是將內容物放大，並不是將內容物變清楚，而輔具所標示倍數不一定等於使用者所用倍數，因製造商的設定參考距離不一定符合使用者。計算倍率只是一種手段，使用閱讀字體的評估表只是衡量個案所需放大倍數之參考，個案尚有其他生活上的用途，而不是僅只於在使用閱讀文件，如食物、家事與外出視標等。

2.屈光度換算——需確認低視力病患所需的閱讀速度及其閱讀目標

若選擇以放大鏡的屈光度（Diapter）做計算，應先確認病患所需的閱讀材料與閱讀速度（如表 8-4），再依閱讀目標決定視力表的種類，例如：

- 病患想閱讀報紙或教科書、課本（建議使用閱讀式視力表測量）。
- 病患想閱讀藥品說明或製造日期（建議使用單字型視力表測量）。

接著，確定病患所需的閱讀速度，例如：

- 病患想流暢式的閱讀（Fluently Reading）報紙或教科書、課本。

表 8-4　所需閱讀速度與視標值換算表

| 所需閱讀速度 | 視力保留程度 | 閱讀目標往下調整階層 | 閱讀材料例舉 |
|---|---|---|---|
| 快速閱讀 | 3:1 | 5 log steps | |
| 流暢的閱讀 | 2:1 | 3 log steps | 教科書、報紙、雜誌工作報告 |
| 點式（spot）閱讀 | 1.3:1 | 1 log steps | 製造日期、藥品說明書消費帳單、食品熱量表 |

- 病患想點狀式的閱讀（Spot Reading）藥品說明或製造日期。

對低視力病患而言，能夠進行快速閱讀的機會不高，大部分僅能要求對教科書與報紙、雜誌、工作報告等閱讀材料進行流暢的閱讀；亦或是對食品的製造日期、熱量表、藥品說明書或消費帳單等進行點狀式閱讀；確定病患的閱讀教材（也就是閱讀的目標）與閱讀速度後，可依其視力保留的程度將閱讀目標往下調整（如表 8-5）。例如：小明想要流暢的閱讀 2M 大小的字體，依表 8-5 自 2M 往下調整 3 列至 1M，在計算屈光度時，則以 1M 為計算的標準。

而另一種計算放大鏡倍數的方式，必須在閱讀速度的考慮下，直接將放大的倍數換算成屈光度，其計算公式如下，詳細的練習計算請參考下例說明：

最佳有效閱讀距離（公尺）= 視力值 × 閱讀速度考量下的閱讀材料字體大小

最佳有效閱讀距離（公尺）= 1 ÷ D

註 1：此一調整計算方法僅適用於量測近距離視力時以單字型視力表為工具，若以閱讀型視力表為工具者則不需要再另行調整目標。

註 2：此一調整計算方法僅適用在屈光度的換算，不適用在倍數的換算。

註 3：最佳有效閱讀距離請參考下頁重點 7. 焦距（Focal Distance）或稱最佳有效閱讀距離（Equivalent Viewing Distance, EVD）。

表 8-5　閱讀材料與視力值對照表

| 近距離視力值 | M 字體大小 | 閱讀材料例舉 |
|---|---|---|
| 20/625 | 12.5 | 報紙大標題 |
| 20/500 | 10 | |
| 20/400 | 8 | |
| 20/300 | 6 | |
| 20/250 | 5 | 報紙次標題 |
| 20/200 | 4 | |
| 20/150 | 3 | |
| 20/125 | 2.5 | 大字書 |
| 20/100 | 2 | 小朋友故事書 |
| 20/75 | 1.5 | 一般書藉 |
| 20/65 | 1.3 | 報紙小字體 |
| 20/50 | 1.0 | 報紙與聖經 |
| 20/40 | 0.8 | 藥品標示 |
| 20/30 | 0.6 | |
| 20/25 | 0.5 | |
| 20/20 | 0.4 | |

**例題一**

小華以單字型近距離視力表量測其近距離視力，右眼可在 40 公分看到 4M 的字，左眼可在 40 公分看到 8M 的字，小華需流暢的閱讀報紙約 1M 大小的字體，試問小華所需的放大度數約為

(A) 8～10 D (B) 12～15 D (C) 18～20 D (D) 25～28 D

步驟 1：欲流暢的閱讀可將表 8-3 的 1M 字體往下調 3 列至 0.5M

步驟 2：計算視力值

小華的右眼視力 = 0.40 / 4 = 20 / 200（雙眼視力相較→較佳）

小華的左眼視力 = 0.40 / 8 = 20 / 400（雙眼視力相較→較差）

以視力較佳的右眼處方放大鏡（臨床中仍需考量視野等其他變項）

步驟 3：最佳有效閱讀距離（公尺）= 20 / 200×0.5= 20 / 400 = 0.05

0.05 = 1 / D D = 20 Diapter

答案是 C

**例題二**

小英以單字型近距離視力表量測其近距離視力，左右眼均可在 25 cm 看到 5M 的字，欲對藥罐上的 0.8 M 字體做點式閱讀。試問小英所需的放大度數約為：

(A) 12～15 D (B) 18～20 D (C) 25～28 D (D) 30～35D

步驟 1：欲點式閱讀可將表 8-3 的 0.8M 字體往下調 1 列至 0.6 M

步驟 2：計算視力值

小英的左右眼視力 = 0.25 / 5 = 20 / 400

兩眼視力相等時，以利眼或視野較大、對比較佳的單眼處方放大鏡

步驟 3：最佳有效閱讀距離（公尺）= 20 / 400 × 0.6 = 0.03

0.03 = 1 / D　D = 33 Diapter

答案是 D

### 3.倍率選擇

依上面計算，不論是計算成放大倍率（X）或是屈光度（D），臨床上都還需要進行試用與調整，依其倍率或是屈光度的計算結果，約選擇 2～3 種倍率進行實際閱讀操作，其試用順序依心理學的角度，建議從高倍數開始試用，再漸進至較低的倍數，例如對於有 20D 或 5X 需求的病患而言，其試用順序爲 22 D → 20 D → 18 D 或 6X → 5X → 4X，而最後的處方仍以病患工作目標或閱讀習慣與需求爲主。

### 4.眼球與身體的舒適度（Eye Relief and Ergonomics）

影響眼球舒適度的可能原因，除了與病患本身的生理疾病或症狀有關之外（如乾眼或眼球震顫），同時與光學鏡片的效果、眩光、扭曲、視野或移動時的暈眩有關；此外，視物的角度、姿勢以及較符合人體工學的閱讀距離等，均可提供低視力患者較大的視野與較舒適的閱讀姿勢，更進一步影響其閱讀的效率與閱讀的持久度。

### 5.燈光與鍍膜（Lighting and Coating）

如同第三章所提到的，畏光、眩光障礙、對比敏感度差，或是對光需求度高的病患，評估人員或輔具教導人員應注意放大鏡的燈照設計，或是鏡片鍍膜的功能，加入此變項評估是否對病患的整體視覺有所助益。

### 6.手部操作能力與放大鏡型號的選擇

目前市售的放大鏡的種類除了上述的眼鏡型放大鏡外，較常見的有：傳統手持式、站立式、紙鎮型、尺狀、桌上型或夾桌式放大鏡、懸臂式圓形放大鏡、高倍率珠寶放大鏡、眼鏡前掛型與眼鏡夾式放大鏡、頭掛式與頭戴式放大鏡，與頭戴照明放大鏡等等；而輔助光源的放大鏡也開發出不同的色光以因應不同病患的需求，而近期的手持型放大鏡則有左手利與右手利的慣用手設計。

一般而言，手部穩定定較差的病患，如 6～7 歲的學童或帕金森氏症（Parkinson's Disease）的病患不太適合用手持型放大鏡、倍數需求太高（約在 20 D 以上）的病患不建議使用眼鏡型放大鏡、而散光與眩光障礙的病患較建議使用光源可集中的立式輔助燈源放大鏡等。

### 7.焦距（Focal Distance）或稱最佳有效閱讀距離（Equivalent Viewing Distance, EVD）

焦距係指放大鏡到閱讀材料的距離，放大鏡倍率愈高，鏡片的鏡面愈小，焦距或最佳有效閱讀距離（EVD）就愈短；舉例來說 10D 表示放大鏡的屈光度數，鏡片會把平行的光線聚焦在 1 / 10 公尺（也就是 10 公分）的地方。通常放大倍率越大，最佳有效閱讀距離也會越短。

8.工作距離（Working Distance）可視範圍（Field of View）

係指眼睛到放大鏡的距離，微調兩者之間的距離，使可視範圍與放大倍率呈現變化。選擇放大鏡時可依閱讀的目的，如雜章雜誌等較不需完整細緻閱讀的材料，可用輕鬆瀏覽的方式閱讀；而教科書或作業等與工作相關的內容，則應用較精細的方式閱讀內容；因此，瀏覽式閱讀可選用前述，經第 2 點倍率或屈光度換算後較低倍數的放大鏡，而精緻式閱讀則可選用換算後較高倍數的放大鏡。而同一倍率或同一屈光度的放大鏡，亦可透過調整放大鏡到眼睛之間的距離，再微調放大的倍數，且原放大鏡的倍率或屈光度愈高，調整放大鏡到眼睛之間距離的改變量就愈大（如圖 8-18）。當同樣放大率之下，眼睛遠離放大鏡時比靠近時看似大些，而在工作距離增加的情況下，能看見視野也相對變小。

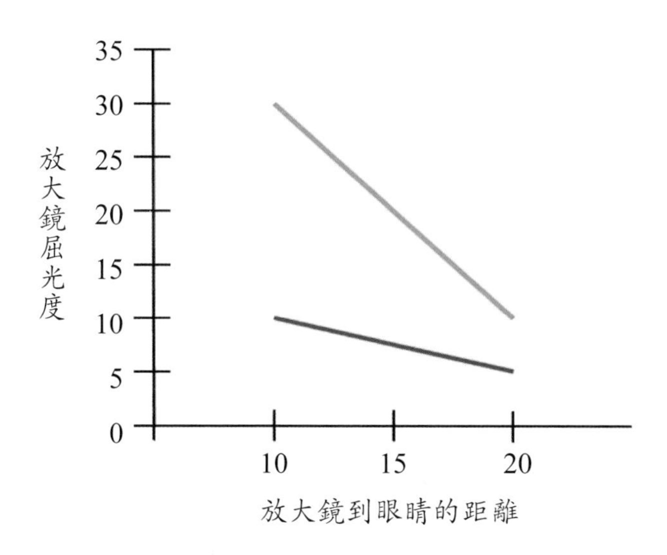


圖 8-18　工作距離與放大鏡屈光度

綜合上述，屈光檢查後，可估計多少 ADD 能夠看見預期目標（1M），這是要處方的光學輔具度數，不包含個案眼睛屈光不正度數，整體輔具度數可以是光學輔具本身（F1）及患者需要的近用眼鏡（F2），若無近用眼鏡，眼睛調節力也算 F2，等效度數 Equivalent Power（Fe）常應用到所有光學輔具，其公式為：

$$Fe = F1 + F2 - ZF1F2$$

Fe：Equivalent Power

F1：光學輔具度數

F2：個案使用的調節力或近用眼鏡度數

Z：光學輔具及近用眼鏡的距離（M）

不同型式的光學輔具，計算方式也會略有不同，請參考本章末範例。

### 9.善待另一眼

處方放大鏡時，因為倍數與屈光度的關係，病患使用時的工作距離多在 10 公分以內甚至更低，此時以人類雙眼視覺的概念已無雙眼融像的需求，因此大多數建議以視力較佳、視野較大或完整，以及對比度較佳的優眼進行視讀。那麼未使用的另一眼是否有再利用的必要呢？一般而言，若另一眼造成整體視覺的不舒服或干擾，可以鏡片霧視、遮眼、稜鏡或進行治療的方式予以處理；此外，另一眼若功能尚可運用，也可利用於不同的閱讀工作，如流暢閱讀時用優眼，而點式閱讀時用另一眼。

### （二）教導低視力病患如何使用放大鏡

處方任何的光學與非光學視覺輔具，都必須配套相關的教學課程，教導低視力病患如何使用放大鏡的教導內容大致如下：

1. 教導放大鏡的清潔、保養與保存方式。
2. 將閱讀材料放在「已調整過斜面度」的夾板、閱讀架或特製書桌上，身體坐直面對閱讀材料，並將放大鏡平貼在閱讀的材料上面。
3. 慢慢將放大鏡往上水平提起，離開閱讀材料表面，直到看到最清楚的影像爲止。注意放大鏡鏡面要與閱讀材料平行，並記得要從放大鏡的中央處觀看。
4. 調整眼睛與放大鏡的距離。慢慢將眼睛靠近放大鏡，一直到看見的文字是清晰完整，並且可以呈現最多字數爲止。
5. 初始訓練時，建議以行距較大的教材入手，或先將閱讀材料進行加工，例如單數行塗上黃色，偶數行塗上淺藍色。
6. 以 E 字閱讀法進行閱讀，將左手食指放在第一行（黃字處），右手持放大鏡往右進行閱讀，待第一行讀畢，右手所持的放大鏡回頭與左手會合，然後往下移至第二行（藍字處），繼續向右進行閱讀（如圖 8-19），以此類推。
7. 待熟練後，指導者以拆鷹架的方式漸近移除輔助策略，同時能獨立的將熟練後的技巧用於不同材料與不同情境的閱讀。
8. 教導使用放大鏡的檢核表如表 8-6 所列。

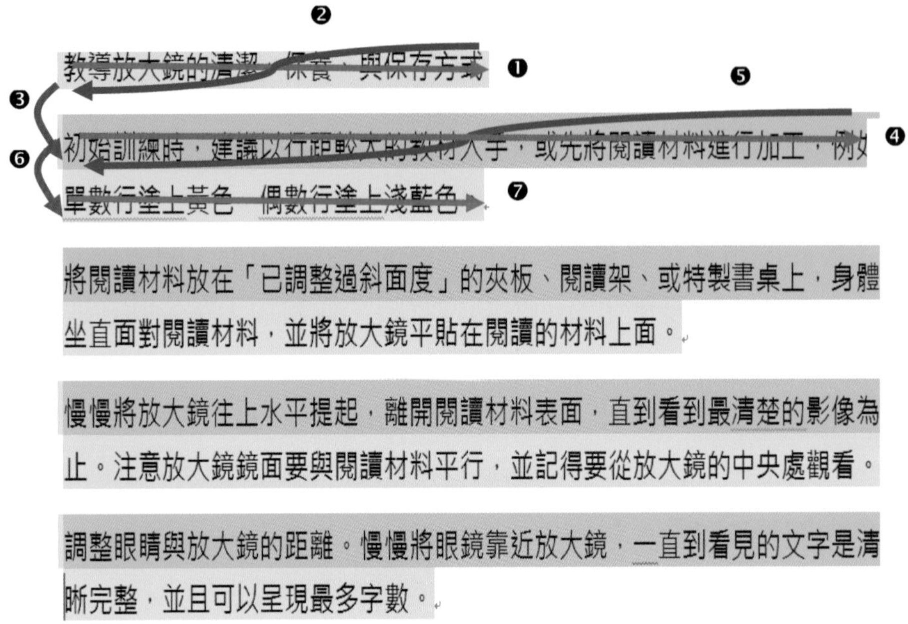

教導放大鏡的清潔、保養、與保存方式

初始訓練時，建議以行距較大的教材入手，或先將閱讀材料進行加工，例如單數行塗上黃色、偶數行塗上淺藍色

將閱讀材料放在「已調整過斜面度」的夾板、閱讀架、或特製書桌上，身體坐直面對閱讀材料，並將放大鏡平貼在閱讀的材料上面。

慢慢將放大鏡往上水平提起，離開閱讀材料表面，直到看到最清楚的影像為止。注意放大鏡鏡面要與閱讀材料平行，並記得要從放大鏡的中央處觀看。

調整眼睛與放大鏡的距離。慢慢將眼鏡靠近放大鏡，一直到看見的文字是清晰完整，並且可以呈現最多字數。

圖 8-19　放大鏡閱讀指導方式

表 8-6　放大鏡教學內容檢核表

| | 非常好 | 好 | 勉強 | 檢討改善 |
|---|---|---|---|---|
| **一般知識** | | | | |
| 了解放大鏡的功能 | | | | |
| 了解使用放大鏡的目的 | | | | |
| 清潔步驟 | | | | |
| 鏡片角度 | | | | |
| 光學中心 | | | | |
| 不使用時的放置位置 | | | | |
| 不使用時的放置方式 | | | | |
| **定位** | | | | |
| 符合人體工學的定位 | | | | |

| | 非常好 | 好 | 勉強 | 檢討改善 |
|---|---|---|---|---|
| 穩定的閱讀材料 | | | | |
| 持用手的選擇 | | | | |
| 持握放大鏡的姿勢 | | | | |
| 手部的穩定 | | | | |
| 照明的加強 | | | | |
| **獲得正確焦距** | | | | |
| 調整頭—鏡—物的距離 | | | | |
| 頭、手、眼的動作協調 | | | | |
| 搭配其他光學與非光學輔具 | | | | |
| **閱讀工作** | | | | |
| 同行協調掃視 | | | | |
| 換到下一行 | | | | |
| 流暢的閱讀文字 | | | | |
| 閱讀地圖 | | | | |
| 閱讀表單 | | | | |
| 閱讀其他的資訊 | | | | |
| 閱讀持久度 | | | | |
| **獨立使用** | | | | |
| 能自行評估對放大鏡的需求 | | | | |
| 能在多種不同的情況下使用 | | | | |

## 二、望遠鏡

低視力患者最常用的望遠鏡型號爲手持型單筒望遠鏡，單筒望遠鏡主要由接目鏡、鏡筒和接物鏡組成，望遠鏡上的倍率與視野的標示，如：4×12 12.5° 表示此望遠鏡能將物體放大 4 倍，接物鏡的直徑為 12mm，可視之最大視野為 12.5 度。以下針對選擇望遠鏡時應注意的事項與望遠鏡的指導方式進一步說明：

## （一）選擇望遠鏡時應注意的事項

### 1.倍數的換算

最簡易的望遠鏡倍數計算與放大鏡的倍數計算相同，可用距離及視標大小進行換算。舉例來說，原先設定在 6 公尺的視標，低視力患者需前進到 2 公尺處才可辨讀，簡單計算其所需要的倍數約為 3 倍。此外，若在固定的距離之下，低視力患者僅能看到 300 point 的字體大小，估計一下目標（如老師的板書）約為 100 point 的字體，簡單計算其所需要的倍數約為 3 倍。

### 2.倍率選擇

依其倍率的計算結果，臨床上都還需要進行試用與調整，評估人員可選擇 2～3 種望遠鏡倍率進行實際的遠距離操作，其試用順序與放大鏡雷同，建議由高倍數開始試用，再漸進至較低的倍數。主要原因是使用望遠鏡將使原來的視野縮小，倍率越大視野越窄，且移動時產生的影像晃動程度也會越明顯，有視野缺損者可盡量選擇較低倍率的望遠鏡。

### 3.接物鏡口徑大小的選擇

望遠鏡接物鏡的直徑大小不同，可解釋為入光量的差異，接物鏡直徑較大者，能讓較多的光進入鏡筒，看到的影像會較亮，但相對就重量也會越重。舉例來說，同樣都是四倍的兩支望遠鏡，(A)

4×12 12.5°，(B) 爲 4×10 10°，畏光型疾病的病患較傾向建議 (B) 款望遠鏡，而視網膜疾病的病患則較傾向於用 (A) 款望遠鏡。至於是否搭配使用屈光矯正的眼鏡共同使用，或是具備兩眼共用雙筒望遠鏡的條件（圖 8-20），要視屈光異常、雙眼視覺的狀況，以及使用的望遠鏡款式，建議尋求專業合格的驗光師協助。

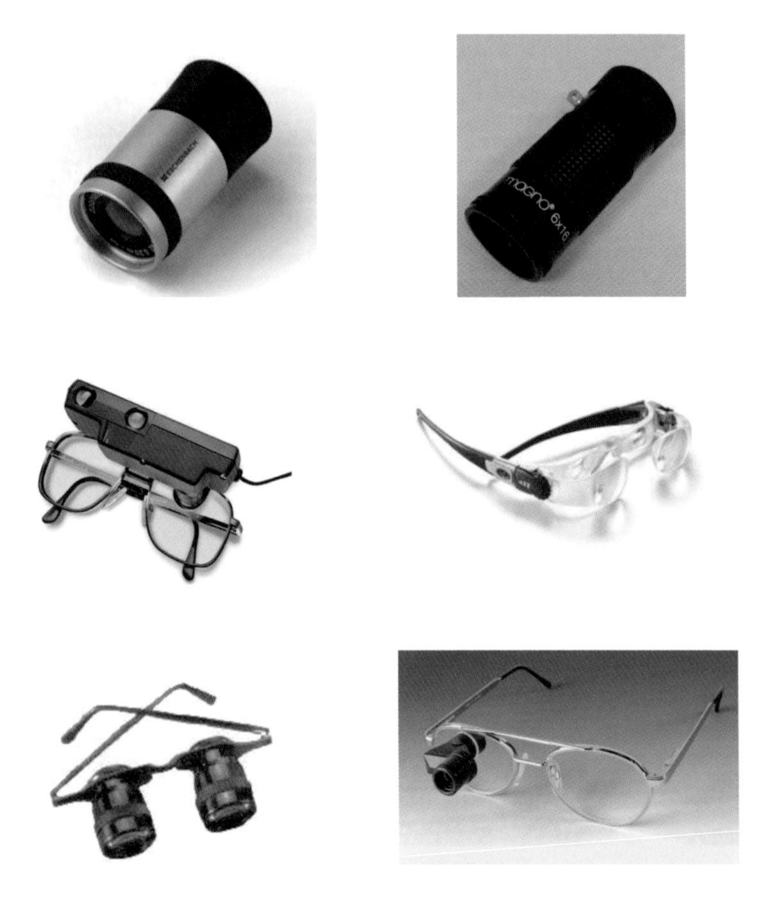


圖 8-20　望遠鏡型號

### （二）教導低視力病患如何使用望遠鏡

教導低視力病患如何使用望遠鏡，教導內容大致如下：

1. 教導望遠鏡的清潔、保養與保存方式。
2. 以主力眼或優勢眼使用望遠鏡，最好的狀況下，未使用望遠鏡的另一隻眼不閉上較佳，可以協助觀看環境全貌，但並非所有人都能雙眼並用，只是要定點使用望遠鏡或確定周遭環境的安全，是否閉上並沒有太大的不良影響。
3. 練習單手使用望遠鏡，病患可以將望遠鏡的鏡筒托在手上，將小指放在物鏡的下面，然後用食指和拇指調整焦距。
4. 指導低視力病患慢慢的拉長望遠鏡的鏡筒直到物體最清楚。
5. 訓練方式以定點（Spotting）辨識→直線躍視（Saccade）→追視（Pursuit）→搜尋（Scan）等方式循序漸近教學（如下圖 8-21），教導使用望遠鏡的檢核表如表 8-8 所列。
6. 手部的穩定度、肌耐力、或是固定架的設計（請參考表 8-7）。

表 8-7　教導光學輔具定位的小提醒

| |
|---|
| ‧以同一隻手進行光學輔具的訓練。<br>‧以非主力手拿輔具，讓低視力患者可以用主力手寫字。<br>‧當使用手持式放大鏡時，病患可以用他的手背，手側面或手掌來穩定輔具以減少移動和搖晃。<br>‧立式放大鏡有時可以被單手握著操作而手指擺成 C 形，拇指靠近自己放在輔具的一側，其他手指放在輔具另一側遠離自己。<br>‧爲了減少使用光學輔具時姿勢不當所造成的傷害，固定器或固定支架的使用是必要的。<br>‧當使用手持式單眼望遠鏡時，爲了減少輔具的晃動，病患可以將手臂靠近自己的身體。<br>‧手肘放在桌上或用身體的其他部位（如低坐的時候可以藉用膝蓋）幫助穩定手臂和輔具。 |

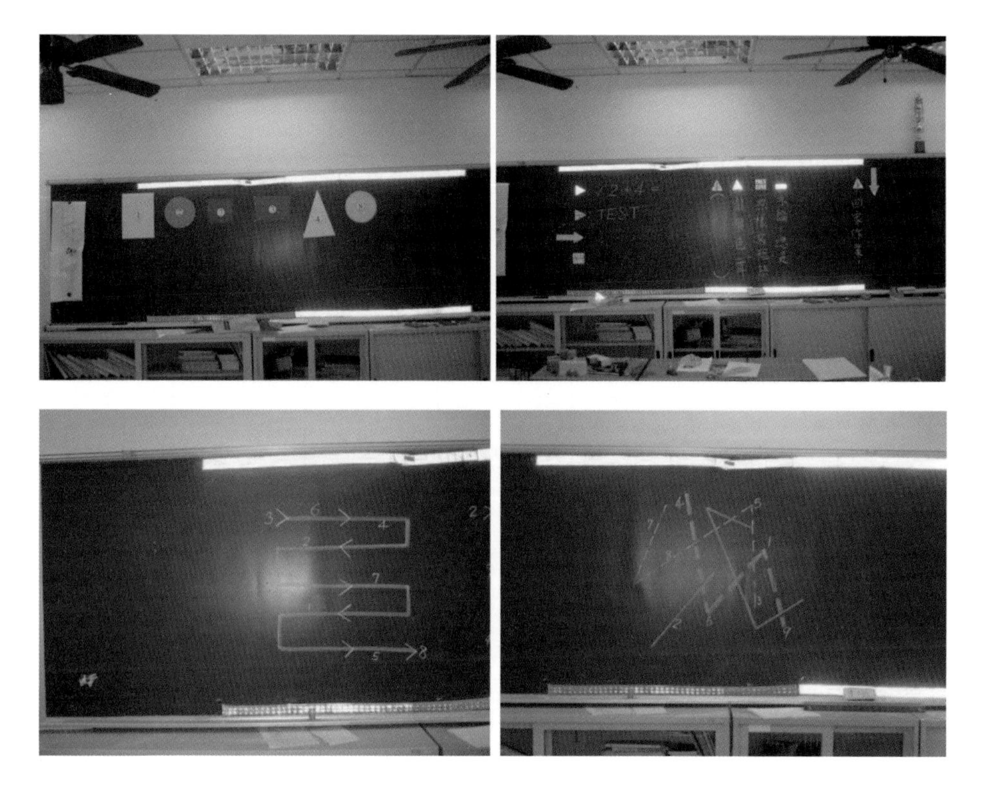

圖 8-21　望遠鏡教導方式（楠梓特殊教育學校葉旭培老師提供）

表 8-8　望遠鏡教學內容檢核表

| | 非常好 | 好 | 勉強 | 檢討改善 |
|---|---|---|---|---|
| 一般知識 | | | | |
| 鏡筒<br>物鏡<br>目鏡<br>繫帶<br>其他：＿＿＿＿ | | | | |
| 清潔步驟 | | | | |
| 使用望遠鏡的目的和功能 | | | | |

| | 非常好 | 好 | 勉強 | 檢討改善 |
|---|---|---|---|---|
| **定位** | | | | |
| 意識到主力眼 | | | | |
| 使用手的選擇 | | | | |
| 持握望遠鏡 | | | | |
| 在臉上的位置 | | | | |
| 穩定持用手的技巧 | | | | |
| 在不放大的狀況下掃視 | | | | |
| 定位 | | | | |
| 定點放大 | | | | |
| 用聽覺和視覺線索來預測信息的位置 | | | | |
| **掃視** | | | | |
| 系統性的掃視需辨識的物體 | | | | |
| 辨識紅綠燈 | | | | |
| 抄寫板書 | | | | |
| 辨識路牌或招牌 | | | | |
| 追視大物件 | | | | |
| 追視小物件 | | | | |
| 獨立使用 | | | | |
| 能自行評估對望遠鏡的需求 | | | | |
| 能在多種不同的情況下使用 | | | | |

## 三、擴視機

市面上常見的擴視機可依其體積、重量與操作方式，簡單分爲桌上型擴視機與攜帶型擴視機兩種，若依其可調整聚焦的工作距離，可分爲遠用擴視機、近用擴視機與遠近兩用擴視機。而不同品牌與不同型號的擴視機配備有不同的功能，除基本的 HD 高解析度鏡頭、螢幕尺吋與放大倍數外，尙有亮度調整、閱讀定位線、對比、焦距鎖定、可拆式或可折疊式的支架、無線遙控、大十字搜尋、畫面凍結、拍照、儲存與遮蔽視窗等功能，近期更開發擴視機具備有掃描閱讀文件等功能；而攜帶型擴視機則因應不同的需求，另有手持握柄與斜置閱讀的功能。

Burggraaff（2010）提出的六項桌上型擴視機的訓練計畫，內容分別爲符合人體工學的環境、基本操作教學、閱讀各種資料、書寫各種資料、看各種圖片與符合使用者的興趣。歸納上述各項訓練內容，在近距離工作環境之下，桌上型擴視機教學的素養應包含三大範圍，分別爲物理環境安排、主體操作功能與閱讀書寫策略，相關的說明如下：

### （一）物理環境安排

指低視力患者使用桌上型擴視機時，安排其周遭物理環境的能力，包含桌上型擴視機與空間的關係、桌上型擴視機與身體的關係、桌上型擴視機與距離的關係、桌上型擴視機與環境光源的關係，此與本章第一節所提及之光源與人體工學概念相同。

### （二）主體操作功能

低視力患者不僅需要具備操作桌上型擴視機按鍵或旋鈕之能力，更需具備配合其視覺評估、不同學科教材、休閒與興趣等來操作桌上型擴視機之功能，包含放大倍率、對比色反轉、亮度調整、彩度對比、對焦、定位、閱讀桌與生活應用。

### （三）閱讀書寫策略

低視力患者在使用桌上型擴視機學習時，使用能夠提升其閱讀和書寫效能的策略之能力，包含增加閱讀的正確度、增加閱讀的速度、增加閱讀的理解、增加閱讀的持久度、增加書寫效率。

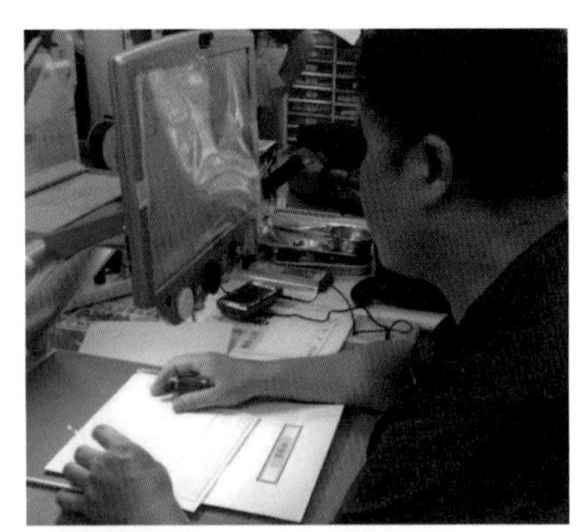

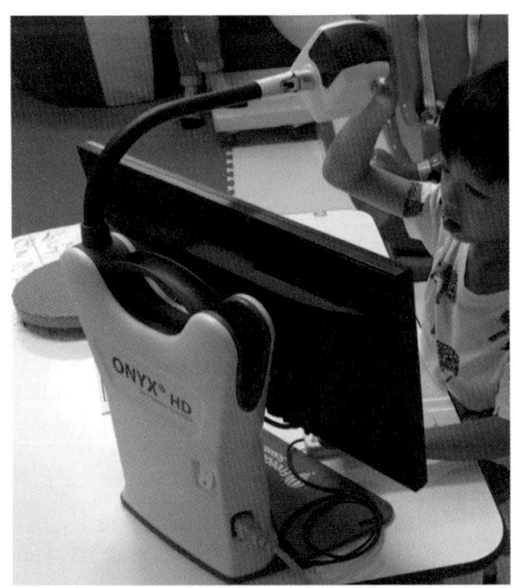


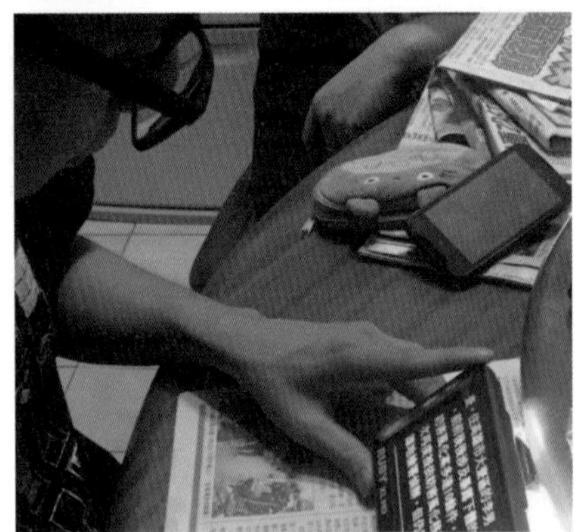

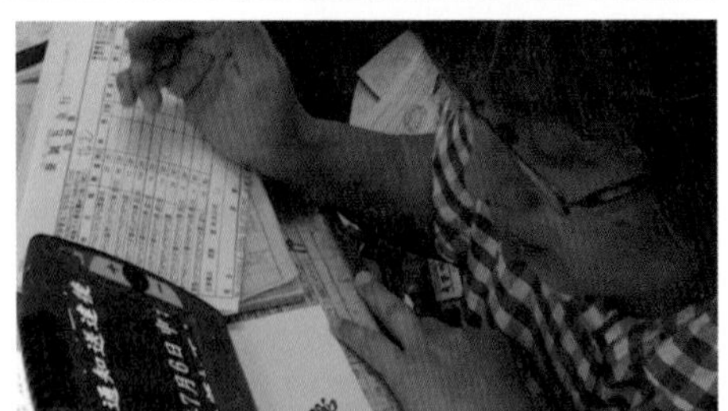

圖 8-22　桌上型與攜帶型擴視機

一般而言，擴視機的選擇可依病患閱讀的需求、閱讀的質量、工作移動位置的機率，甚至是經濟層面的考量等因素，選擇桌上型與攜帶型擴視機；而在擴視機細部功能的考量方面，相對應的疾病、視覺功能與臨床症狀，和擴視機的功能選擇有蠻大的相關，例如：

1. 視力值較差（如矯正後視力仍未達 0.1 者）或調節能力不佳的病患較適合選用擴視機，而視力值不錯或是尚有調節能力的病患，則可考量較便宜、輕巧的放大鏡。
2. 畏光型疾病的病患需注意擴視機「亮度調整」的功能。
3. 視網膜疾病與對比敏感度不佳的病患，需注意擴視機「亮度調整」、「燈光補強」與「對比色調整」的功能；必要的話應再搭配環境亮度的調整。
4. 眼球震顫的病患需注意擴視機「閱讀定位線」與「遮蔽視窗」的功能。
5. 視野縮限的病患除了需注意擴視機「閱讀定位線」、「遮蔽視窗」的功能外，「大十字搜尋」的功能對此類病患也有極大的幫助。再者，螢幕大小應視患者的視野狀況予以調整，例如管狀視野病患可選用一般大小的螢幕，而中央視野缺損的病患可選擇螢幕水平較寬的螢幕。
6. 螢幕的眩光干擾可用濾鏡片、濾藍光貼膜或濾藍光面板嘗試調整，近期開發的螢幕中，部分品牌或型號有內鍵濾藍光的功能，病患反應較舒適且不閃頻的視覺效果，因而普遍受到低視力患者的喜愛。
7. 合併手部功能障礙的病患需注意擴視機「鏡頭手臂可調整高度」或「無線遙控鏡頭角度」的功能。

8. 有大量閱讀需求的病患需注意擴視機「大螢幕」或「掃描閱讀文件」的功能。
9. 視力值極差，需貼近螢幕閱讀的病患，需注意擴視機「可調整螢幕高度、角度與閱讀距離」的功能，必要時擴視機的螢幕亦可改裝爲支架式螢幕。
10. 使用攜帶型擴視機者，若同時有讀與寫的需求，需注意擴視機「可斜置」、「手持握把」或「鏡頭位置可調整」的功能。

## 本節小結

本節討論的內容爲光學輔具的教導與使用爲主，不論是視覺評估亦或是功能性視覺評估，雖然專業且重要，但都僅爲達到「提升低視力病患生活品質」的手段而已；因此是否能讓病患眞正具備使用輔具的能力？是否能讓病患眞正把輔具應用在解決生活、就學、就業與休閒娛樂等各方面的問題？教導與使用策略的介入才是完善低視力服務的重要工作；當然，「專業」與「耐心」，兩者缺一不可。

註：光學輔具相關之計算概念

1. 手持放大鏡是否需要近用眼鏡

$$Fe = F1 + F2 - ZF1F2$$

$$Fe = F1 - F2\ (Z/f1 - 1)$$

Fe 要有效率，則當 $Z = 0$ 或 $Z <$ 或 $= f1$ 時，才使用近距眼鏡，其他情況都使用遠距離眼鏡才能發揮最大輔具鏡度效率。

若病患戴 +4.00 加入度眼鏡，使用 +20D 手持放大眼鏡

⑴ Z = 0CM

Fe = +20 + (+4)−0 = +24D，可與近用眼鏡並用

⑵ Z = 5CM

Fe = +20 + (+4) − 0.05(20)(4) = 20D，與手持放大鏡鏡度相同，是否戴近用眼鏡無太大的差別

⑶ Z = 10CM

Fe = +20 + (+4) − 0.1(20)(4) = +18D，反而少於手持放大鏡鏡度，戴近用眼鏡反而降低 Fe

2. 定焦立式放大鏡（Fixed Focus Stand Magnifiers）

物在放大鏡焦距（f1）內，形成正立放大虛像於透鏡（F1）前，需加入度或眼睛調節力才能使光源平行進入眼睛，眼睛所需調節或加入度與放大鏡成像位置有關。放大鏡影像位置也決定其最大能使用的 ADD。

立式放大鏡

像高 / 物高

像距 / 物距

物聚散度 / 像聚散度

像聚散度 − F1 / 像聚散度

Fe/TM = ADD

由正鏡片加至模糊求像聚散度繼而求像距，ADD 或 ACC；如某立式放大鏡於加上 +5D 時產生模糊，即表其像聚散度 = −5D，像距 −20cm（鏡前），其最大 ADD 需要 +5D（請參考例題一至例題三）。

例題一：

F1 = +15D（放大鏡）

F2 = +3D（近用眼鏡）

u = −5cm（物距）

像距換算像聚散度 = 1/−0.05 = −20D

像聚散度 = 物聚散度 + 放大鏡鏡度

像聚散度 = (−20) + (+15) = −5

像距 = 1/−5D = −0.2M → −20cm

因 u = −20cm，ADD 最高 5D

TM = 像距 / 物距 = −20/−5 = 4X

ADD = +3D，等效鏡度為 4×3 = +12D

例題二：

個案經評估後需要 +15D（所需 Fe）可見一般書報，查表選用 5428 立式放大鏡其 F1 = +16D，TM = 3.3，L = 6.75

1. 依其所需 Fe 計算所需 ADD

   TM = Fe/ADD

   最大 ADD = Fe/TM = 15/3.3 = 4.55

   （表示 +4.50 近用眼鏡 ADD 可配合使用）

   1/4.50 = 22.2cm（ADD 眼鏡焦距，也就是 ADD 眼鏡至影像的距離）

2. 計算等效鏡度

Fe = TM×ADD = 3.3×4.50 = 14.85（放大鏡等效鏡度）

3. 計算立式放大鏡與 ADD 眼鏡距離

1/L = 1/6.75 = 14.8cm（立式放大鏡像距）

(1/4.5) − (1/6.75) = 22.2 − 14.8 = 7.4cm（ADD 眼鏡與放大鏡之間的距離）

例題三：

使用 +3.00 進用眼鏡配合高 5cm 立式放大鏡，在立式放大鏡放 +5.00D 鏡片，所看見的影像開始模糊，其等效鏡度為何？

放大率 = 物聚散度 / 像聚散度 (−20/−5) = 4X

等效鏡度 = 放大率 × 近用眼鏡 ADD = 4×3 = +12D

## 參考文獻

劉秀雯、陳純貞（2001）。Contrast Sensitivity Changes in Amblyopia Patient。**中華民國眼科醫學會雜誌**，**40**（2），112-118。

顏美媛、侯罡、劉榮宏（1990）。Contrast Sensitivity in High Myopia。**中華民國眼科醫學會雜誌**，**29**（1），21-24。

Bell Coy, J. K., & Erika A. Andrsen (2010). Instruction in the Use of Optical Devices for children and Youths. In Corn, A. L., & Erin, J. N.

(Eds.), *Function of low vision: functional and Clinical perspectives* (pp.527-588). New York: American Foundation for the Blind.

Bodis-Wollner, I. (1972). Visual acuity and contrast sensitivity in patients with cerebral lesions. *Science, 178*(4062), 769-771.

Bowers, A. R., Keeney, K., & Peli, E. (2008). Community-based trial of a peripheral prism visual field expansion device for hemianopia. *Archives of Ophthalmology, 126*(5), 657-664.

Bremer, D. L., Rogers, G. L., Leguire, L. E., & Figgs, L. (1987). Photochromic filter lenses for cone dystrophy. *Contemporary Ophthalmic Forum, 5,* 157-162.

Bron, A. J. (1989). Contrast sensitivity changes in ocular hypertension and early glaucoma. *Surv Ophthalmol, 33*, 405-411.

Burggraaff, M. C., Van Nispen, R. M., Melis-Dankers, B. J., & Van Rens, G. H. (2010). Effects of standard training in the use of closed-circuit televisions in visually impaired adults: design of a training protocol and a randomized controlled trial. *BMC health services research, 10*(1), 62.

Cole, R. G., & Rosenthal, B. P. (1996). *Remediation and management of low vision*. ST. Louis: Mosby.

Corn, A. L., & Koenig, A. J. (2010). *Foundations of Low Vision Clinical and Functional Perspectives*. NY: American Foundation for the Blind (AFB).

Dickinson, C. (2009). *Low vision: principles and practice* (pp. 69-71). UK: Butterworth-Heinemann.

Drasdo, N. (1976). Visual field expanders. *American Journal of*

*Optometry and Physiological Optics, 53*(9), 464-467.

Frank, E., Colin, W. F, & Bruce, J. W. E. *(2002).* Do tinted lenses or filters improve visual performance in low vision? *Ophthalmology Physiology Optics, 22*, 68-77.

Giorgi, R. G., Woods, R. L. & Peli, E. (2009). Clinical and laboratory evaluation of peripheral prism glasses for hemianopia. *Optometry and Vision Science, 86*(5), 492-502.

Howes, S. C., Caelli, T., & Mitchell, P. (1982). Contrast sensitivity in diabetics with retinopathy and cataract. *Aust J Ophthalmol, 10*(3), 173-178.

Hwang, A. D., & Peli, E. (2014). An Augmented-Reality Edge Enhancement Application for Google Glass. *Optometry and Vision Science, 91*(8), 1021-1030.

Jo, E. (2000). *Crowding affects reading in peripheral vision*. Oct 1st 2016 retrieved from http://www.psych.nyu.edu/pelli/docs/EuniceJoIntel.pdf

Kennedy, W. L., Rosten, J. G., Young, L. M., Ciuffreda, K. J., & Levin, M. I. (1977). A field expander for patients with retinitis pigmentosa: A clinical study. *American Journal of Optometry and Physiological Optics, 54,* 744-755.

Kozlowski, J. M., & Jalkh, A. E. (1985). An i mprove d negative-lens field expander for patients with concentric field constriction. *Archives of Ophthalmology, 103*(3), 326.

Liu, L., & Arditi, A. (2000). Apparent string shortening concomitant with letter crowding. *Vision Research, 40*(9), 1059-1067.

Loshin, D. S., & Juday, R. D. (1989). The program mable remapper: Clinical applications for patients with field defects. *Optometry of Visual Science, 66*(6), 389-395.

Luo, G., & Peli, E. (2006). Use of an augmented-vision device for visual search by patients with tunnel vision. *Investigative Ophthalmology & Visual Science, 47*(9), 4152-4159.

Lynch, D., & Brilliant, R. (1984). An evaluation of the Corning *CPF550* lens. *Optometric* Monthly, 75, 36-42.

Marron, J. A., & Bailey, I. L. (1982). Visual factors and orientation-mobility performance. *Am J Optom Physiol Opt, 59*(5), 413-426.

Minto, H., Butt, I. A. (2004). Low Vision Devices and Training. *Community Eye Health, 17*(49), 6-7.

Peli, E. (2000). Field expansion for homonymous hemianopia by optically induced peripheral exotropia. *American Academy of Optometry, 77*(9), 453-464.

Regan, D., Silver, R., & Murray, T. J. (1977). Visual acuity and contrast sensitivity in multiple sclerosis-hidden visual loss: an auxiliary diagnostic test. *Brain, 100*(3), 563-579.

Rosenblum, Y. Z., Zak, P. P., Ostrovsky, M. A., Smolyaninova, I. L., Bora, E. V., Dyadina, N. N., &Aliyev, A. G. D. (2000). Spectral filters in low-vision correction. *Ophthalmology Physiology Optics, 20,* 335-341.

Stamper, R. L., Hsu-Winges, C., & Sopher, M. (1982). Arden contrast sensitivity testing in glaucoma. A*rchieve Ophthalmology, 100(6), 947-950.*

Stefano, A. G. Luca, C. Chiara, S. Nicola, U., Paolo, M., & Maria, G. T. (2005). Improvement of spatial contrast sensitivity threshold after surgical reduction of intraocular pressure in unilateral high-tension glaucoma. *Investigative Ophthalmology* & Visual *Science, 46*(1), 197-201.

Szlyk, J. P., Seiple, W., Laderman, D. J., Kelsch, R., Ho, K., & McMahon, T. (1998). Use of bioptic amorphic lenses to expand the visual field in patients with peripheral loss. *Optometry and Visual Science, 75*(5), 518-524.

Szlyk, J. P., Seiple, W., Stelmack, J., & McMa hon, T. (2005). Use of prisms for navigation and driving in hemianopic patients. *Ophthalmic and Physiological Optics, 25*(2), 128-135.

Van den Berg, T. J. T. P. (1989). Red glasses and visual function in retinitis p*igmentosa. Ophthalmology, 73,* 255-274.

Weston, H.C. (1945). *Industrial Health Research Board Report 87.* London: HMSO

Whittaker, S. G., & Lovie-Kitchin, J. (1993). Visual requirements for reading. *Optom Vis Sci, 70*(1), 54-65.

Wood, J. M. (1999). How do visual status and age impact on driving performance as measured on a closed circuit driving track?. *Ophthalmic and Physiological Optics, 19*(1), 34-40.

Woods, R. L., Peli, E., Giorgi, R. G., Stringer, D. W., Goldstein, R. B., Berson, E. L., Easton, R. D., & Bond, T. (2004). Extended wearing trials of two spectacle-based prism devices for visual field restriction. *Optometry & Vision Science, 81*(12), 280.

Zigman, S. (1990). Vision enhancement using a short wavelength light-absorbing filter. *Optometry & Vision Science, 67*, 100-104.

Zigman, S. (1992). Light filters to improve vision. *Optometry & Vision Science, 69*, 325-328.

# 第9章 視皮質損傷之認識與評估

莊素貞

由於現代醫療技術設備的進步，大幅提升早產兒的存活率，根據 Als（1999）的資料顯示，8～12 週提早誕生並享有先進醫療科技與設備支持的早產兒，其存活率超過 95% 以上。極度早產的嬰幼兒其大腦神經受損比率相對較高，也是視皮質損傷（Cortical Visual Impairment, CVI）高危險族群，雖然文獻上有關視皮質損傷出現率之數據並不一致，但被診斷爲 CVI 人數逐年不斷攀升是相當確定之事（Griffin-Shirley & Pogrund, 2010），而這種發展趨勢是世界性的，並非僅於美國（Roman-Lantzy, 2007）。

美國最著名的視障教育學術刊物 Journal of Visual Impairment & Blindness，以視皮質損傷做爲 2010 十月發行期刊的焦點主題，主要用意是呼籲社會大眾對 CVI 個案醫療、教育和復健服務的重視，因爲他們極可能成爲未來美國視障教育的主要服務族群。美國高等教育視障教育師資培育機構也都強烈意識到這種不可擋的發展趨勢，包括：范德比爾特大學、密西西比大學、德州理工大學、亞利桑那大學、佛羅里達州立大學等校（Erin, 2010; Griffin-Shirley & Pogrund, 2010; Hatton, 2010; LeJeune, 2010; McKenzie, 2010）已相繼將 CVI 相關議題正式納入視覺障礙教育師資培育課程中。

# 壹、定義、成因和影響

## 一、視皮質損傷之定義

視皮質損傷是一種非眼球部位病變，而是因後視神經傳導徑路或大腦視皮質區受傷所造成的視覺損傷（Alexander, 1990; Jan, Groenveld, & Sykanda,1990; Whiting, et al,1985）。一般人普遍認為視覺問題一定與眼睛有關，然而視力問題可能與個體的視覺敏銳度、眼球運動、聚焦、視野和色覺辨識功能等有關，但也有可能是因為大腦視覺處理區域的損傷。視皮質損傷患者通常與一般人一樣有正常的眼睛，但他們大腦負責視覺圖像處理區域受損。腦部受傷很容易會影響個體看的能力，因為視覺圖像處理過程與大腦 40%～80% 的區域運轉有關連（Morse, 1990）。

個體透過眼睛獲取大量的外界訊息，眼睛要能清楚地觀看大千世界，不僅眼球各部位功能正常發揮，尚需有健全視神經傳導徑路與大腦視覺中樞，否則視覺功能就會受影響（莊素貞，1998，2000，2012）。換言之，個體視覺功能異常可能的病因大致可分為二：

1. 眼器質病變或受損（Ocular Impairment），如：角膜受損、水晶體混濁、玻璃體液化、黃斑部病變、眼肌功能不協調等。
2. 視神經傳導徑路和枕葉功能異常，如：視皮質損傷。

Dutton（2003）指出，除了損傷部位不同，這兩類視覺損傷患者所表現出來的視覺反應亦有差異，包含：眼睛外觀、注視的光源、擠壓眼睛、色彩感知偏好、學習環境調整以及將認知物挪近觀看等方面，兩者差異比較詳如表 9-1 所示。

表 9-1　眼器質病變與視皮質損傷患者之視覺反應差異

| 項目 | 眼器質病變 | 視皮質損傷 |
| --- | --- | --- |
| 眼睛外觀 | 看起來不正常，可能伴隨眼球震顫或斜視 | 看起來正常，極少伴隨眼球震顫 |
| 喜愛看著光源 | 多數沒有 | 不常見 |
| 擠壓眼睛 | 非常普遍 | 不常見 |
| 色彩感知偏好 | 通常沒有 | 非常普遍 |
| 將認知物挪近觀看 | 可以將影像放大，看得更清楚 | 可以減少進入眼睛的視覺訊息量，降低視覺畫面複雜度，看起來較清楚 |
| 學習環境調整 | 大致比照一般學習環境，視覺環境調整幅度不大 | 需簡化學習環境，視覺環境調整幅度較大 |

資料來源：Dutton, G.N. (2003). Cognitive vision, its disorders and differential diagnosis in adults and children: Knowing where and what things are. *Eye*, 17, 289-304.

## 二、視皮質損傷病因

在西文文獻上，視皮質損傷（Cortical Visual Impairment）與視皮質盲（Cerebral Blindness）是最常被普遍使用的名詞。然而「皮質盲」中含有「盲」，容易讓人誤以爲患者完全看不見；事實上，許多視皮質損傷患者，尚有剩餘視力，並非完全看不見外界事物，爲避免誤導，美國和加拿大等國比較偏好使用「視皮質損傷」一詞，而歐洲國家則慣用「皮質盲」。導致視皮質損傷的病因很多，主要包括以下幾種（Cohen-Maitre & Haerich, 2005; 何世芸，2012）：

1. 窒息：通常在分娩過程中發生，分爲缺氧及缺血兩種，約有

60% 缺氧和缺血的早產兒有視皮質損傷的問題。

2. 大腦發育不正常。

3. 頭部受傷，如顱腦損傷、腦積水等。

4. 中樞神經系統受到感染，如腦膜炎、腦炎。

5. 腦室內圍白質軟化。

研究指出，體重極低的早產兒出生後可能有視網膜病變、腦性麻痺、發展遲緩、嚴重腦部病變等併發症（藍郁文、吳愛卿，1999；林哲玄、羅鴻基、鄭素芳，2005；何昭德等，1997；宋怡慧、王藍浣、黃雅淑、徐永玟，2008）。另外，現代醫療科技設備日新月異，提高許多嚴重腦傷孩童或後天腦傷成人的存活率，也因此多重障礙的病患人數也隨之提升，其中以孩童以腦性麻痺人數比例最高，成人則是以腦傷或中風的成分居多，且部分腦性麻痺和腦傷患者伴隨永久性視覺損傷（Smith, 2007; Edmond & Foroozan, 2006; Kelly & Wedding, 1995）。Arnoldi, Pendarvis, Jackson 和 Agarwal Batra（2006）從 131 位腦性麻痺個案中發現：46% 有視覺問題，包含 24% 為弱視、16% 有視神經異常及 14% 有視皮質損傷。他們的復健服務普遍偏重於物理、職能和語言治療；相較之下，視覺功能復健需求，往往被嚴重的肢體損傷和溝通問題所掩蓋，視覺功能訓練的重要性經常被忽略或被認為是次要的。然而吾人必須正視的事實是，個體接收外界訊息百分七十以上乃是透過視覺管道，透過教育途徑提升個體視覺功能，對於日常生活、學校課業學習及各項復健療效，如：肢體復健、聽能復健、語言治療等，絕對有相當助益。

## 三、視皮質損傷對個體之影響

大腦皮質可分爲顳葉、額葉、頂葉與枕葉四大部分，各部位功能不同，但會彼此互相合作聯繫以發揮作用。大腦視覺區主要位於枕葉區域（約在後腦的部分），視覺刺激及訊息，由角膜→水晶體→玻璃體→投影於視網膜而產生影像、再經視神經、視交叉、視束、外膝狀體，而後視覺訊息進入大腦皮質作用區域，視覺訊息抵達的第一個區域稱爲第一視覺區（V1），又稱初級視覺皮質（Striate Cortex），初級視覺皮質細胞會將訊號由兩條路徑傳出至其他區域，分別爲背側流（Dorsal Stream）和腹側流（Ventral Stream）（如圖 9-1）。背側流與物體移動、跳視、手眼協調及伸手取物等動作反應有關；腹側流與物體辨識及記憶能力有關聯，假若這兩條路徑功能發生問題，就可能造成不等程度視覺障礙或動作反應困難，詳見表 9-2。

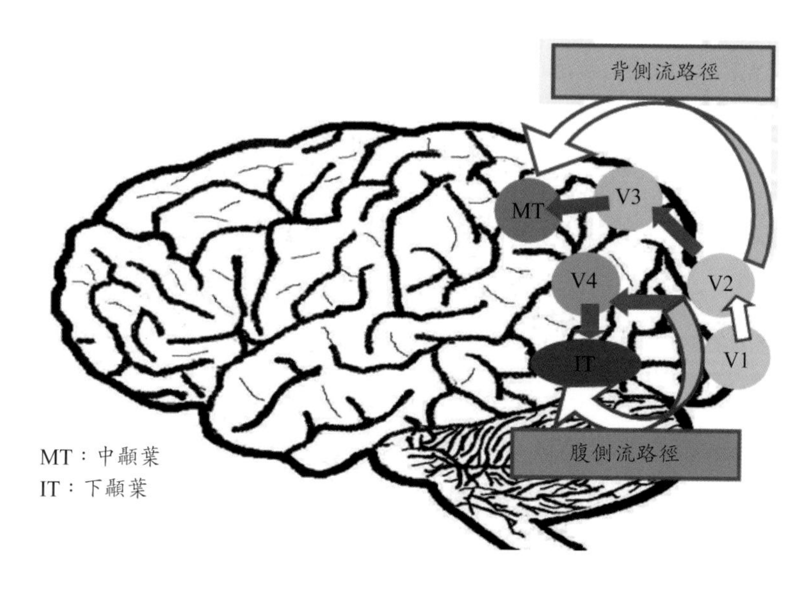


圖 9-1　後側視覺傳導路徑

（資料來源：蕭佳雯，2013）

表 9-2 背側流和腹側流功能障礙可能造成的困難

| 背側流 | 腹側流 |
|---|---|
| 可能造成的困難 | 可能造成的困難 |
| 1. 對視覺複雜環境的適應或處理 | 1. 視覺上辨識他人<br>失認症（Prosopagnosia） |
| 2. 通過空間移動，尤其是擁擠的地方和路肩 | 2 從臉部表情判別情緒的變化 |
| 3. 視覺注意力 | 3. 路線的尋找<br>地形失認症（Topographic Agnosia） |
| 4. 從一群人或一堆物品尋找特定目標 | 4. 各種失認症，包括：顏色，形狀，物體的長度的辨識 |
| 5. 在同一時間「看見」多種物品（Simultanagnosia） | 5. 視覺記憶 |
| 6. 無法精準地視覺碰觸 | |
| 7. 無法雙手腳在空間精準地移動 | |
| 8. 情緒和行爲的反應，特別是挫折或不聽使喚 | |
| 9. 下視野缺損範圍逐漸擴大 | |

From: Dutton, G.N. (2003). Cognitive vision, its disorders and differential diagnosis in adults and children: Knowing where and what things are. *Eye*, 17, 289-304.

## 貳、CVI 醫學診斷

在過去幾十年來，CVI 確診病患率呈持續上升趨勢，主因包括：極早產嬰兒存活率增加、現代醫學對腦功能有更多的研究與了解，及與診斷方法的改進（Groenveld, 1994）。實際上，CVI 發生率在文獻中一直是呈現多變不定的數字。在加拿大的不列顛哥倫比亞省（British Columbia）有十分之一的視覺障礙幼童被診斷有 CVI（Groenveld & Jan, 1990）；另外一份研究指出，20% 的視覺障礙幼童，其病因來自 CVI（Hyvarinen, 2005）。2008 年嬰兒人數調查方案（Babies Count Project, Personal Communication, November 5, 2008）報告顯示，在過去七年約 5000 名登記爲視覺障礙嬰幼兒中，約 24% 爲 CVI 確診個案。雖然前述有關 CVI 出現率並不一致，但 CVI 確診個案人數逐年攀升是不爭事實。

Dr. Jan 是一位研究 CVI 最具國際知名的醫師，在不列顛哥倫比亞一間由他主持的視力門診中心，約有半數轉介過來的 CVI 患者是被誤診的（Shaman, 2009）。由於多數 CVI 患者眼睛外觀看起來不像盲人，眼球構造與視覺機能運轉正常，卻又無法從一般視力檢查中解釋其視覺功能異常原因，使得診斷視皮質損傷變成一件高難度工作。通常醫師會根據臨床症狀和患者身心特徵，搭配下列一些先進醫療技術和儀器，來進一步確認有無 CVI 問題。

1. 視覺誘發電位檢查（Visual Evoked Response, VEP）。
2. 腦波圖（Electroencephaloqram, EEG）。
3. 電位圖（Electro Oculogram, EOG）。
4. 網膜圖（Electroretinogram, ERG）。
5. 視覺激發電位圖（Visual Evoked Potential Mapping, VEPM）。
6. 電腦斷層攝影（Computer Tomography, CT）。
7. 核磁共振掃描（Magnetic Resonance Imaging, MRI）。
8. 功能性核磁共振掃描（Functional Magnetic Resonance Imaging, fMRI）。需要在個案清醒、不會亂動且合作的情況下進行，所以小孩子使用上可能會有限制。

## 參、CVI 視覺行爲特徵

許多個案可能同時具有眼球與腦傷所造成的視覺功能問題，在此種情況下，腦傷造成的視皮質損傷問題極可能被忽視；Roman-Lantzy（2007）指出，可以利用以下三項做爲疑似 CVI 個案以及轉介醫學診斷的依據：

1. 眼球視力檢查報告正常，但有低視力相關的特徵。
2. 曾有中樞神經或大腦受損的醫學紀錄。
3. 具有典型 CVI 視覺行爲特徵。

視皮質損傷患者經常表現下列十項典型視覺行爲特徵，這些特徵可作爲特教教師和相關復健專業人員初步篩選疑似個案之依據（Roman-Lantzy, 2007；Lueck, 2010）：

1. 顏色偏好（Color Preference）：多數 CVI 患者對特定顏色有所偏好，特別是紅、黃兩種顏色。
2. 移動物品能引起視覺注意（Attraction to Movements）：CVI 患者對於固定不動物品較少有反應，反之對於移動或晃動的物品表現出較高的興趣，尤其是有閃光或反光的移動物品。
3. 視野偏好（Visual Field Preference）：CVI 患者的視野範圍個別差異大，有的在中間，有的在左右兩側，但研究顯示多數患者喜愛下方邊緣的視野範圍。
4. 在視覺複雜的環境情形下，辨識有困難（Difficulties with Visual Complexity），CVI 患者喜歡簡單的顏色、排列、背景……等，對於複雜視覺層次排列有其辨識上的困難。
5. 非典型視覺本能反射（Atypical Visual Reflexes）：一般人在

被觸摸鼻梁 / 額頭或有視覺威脅下，會有眨眼的本能反射動作。但許多 CVI 患者的眨眼保護反應會延遲或甚至沒有反應。

6. 對新穎事物辨識的困難（Difficulty with Visual Novelty）：CVI 患者對新奇事物接受度不高，尤其是從未接觸過的物品。這是因爲 CVI 患者對眼睛看到的視覺訊息在處理上有困難，相較之下，他們的大腦更喜歡熟悉且容易識別的物體。
7. 凝視光源或無目的的凝視（Light-Gazing and No Purposeful Gaze）：有些 CVI 患者會對光源有凝視的表現，他們可能會凝視透有光線的窗口或天花板燈，也可能會出現無目的凝視前方的情形。疲累時，對光凝視的現象會更明顯。
8. 遠距離注視有困難（Difficulties with Distance Viewing）：CVI 患者對於遠距物品，無法正確的辨識與拿取，這是和他們對視覺上的簡單化偏好有關。遠處的目標物會因視覺上的混亂而看不清楚。
9. 視覺延宕（Visual Latency）：CVI 患者在發現物品後，需要較多時間處裡傳到大腦的視覺訊息，視覺刺激反應的時間通常會比較長，個體間視覺延宕差異極大（從數秒到數分）。眼科醫師與驗光師在進行視覺功能評估時，如果忽略 CVI 患者視覺延宕問題，可能會造成視覺功能低估的結果，不可不愼。
10. 視覺一動作協調上的缺損（Absence of Visually Guided Reach）：許多 CVI 患者表現出手眼不協調的動作，也就是「眼睛看」及「用手拿」的動作常常無法同時進行，有些個案看到目標物後會轉頭，然後手再往目標物方向抓取；有些個案則相反，是手碰到目標物後，轉頭眼睛看物品。Swift、Davidson 和 Weem（2008）認爲 CVI 個案在抓取物品時常有轉頭動作，有下列幾種可能原因：

(1) 因轉頭時較能維持對靜態物品的注意力。

(2) 轉頭後，移動的手不會進入到視野中，較不會分散視覺注意力。

(3) 減少視覺超載的情形。

(4) 轉頭後更能有效地運用剩餘視力來進行日常生活或學校學習活動。

當眼科醫師診斷報告書和一般視力檢查無法說明個案視力異常原因，且個案曾經有大腦受傷紀錄，日常生活中也出現一些 CVI 典型的視覺行爲特徵，則建議相關教育或復健專業團隊人員可先利用 CVI 簡易篩選檢核表（莊素貞編製，2012），開始著手進行初步的教育評估。在這份檢核表中（如表 9-3 或附件 9-1）共有十項 CVI 典型視覺行爲特徵，包括：對特定顏色偏好、視覺反應延宕、特定視野偏好、視覺複雜度辨識困難、喜好凝視燈光、遠距辨識困難、非典型眼球反應、新事物辨視困難和眼睛一動作不協調等，若超過 5 項時，則建議個案前往大型醫院接受腦部檢查。

表 9-3　疑似 CVI 個案簡易檢核表

姓名：林 ××　　　　年齡：11 歲

日期：101.10.1　　　　填寫者：吳 ××

| 視覺和行為特徵 | 有○　無 × | 細節描述 |
|---|---|---|
| 顏色偏好 | ○ | 最愛粉紅色，但紅色和黃色……稍等一下也可以分辨出來 |
| 動感的需要 | ○ | 若物品或人移動時較能引起注視或追視 |
| 視覺延宕 | ○ | 指定找東西時，在看的時候有時會視覺延宕 |
| 視野偏好 | ○ | 下視野看的較清楚，因此習慣調整用下視野來觀看 |
| 在視覺環境複雜的情形下辨視有困難 | ○ | 環境背景複雜的情形下，辨識困難，速度相對較慢，會出現手一直在摸索的動作。若環境經過調整，辨識較清楚、速度較快 |
| 對光或無目的的凝視 | × | 但不會無目的的凝視光 |
| 遠距離注視有困難 | ○ | 通常極近距離看物 |
| 異常視覺反射 | ○ | 眼前受威脅時或物品在前時不會眨眼 |
| 對新穎事物辨識的困難 | ○ | 新穎事物需要經過一段時間學習才能辨識 |
| 視覺引導動作上的缺損 | ○ | 手眼協調的動作差，即使有看到物體，手去尋找碰觸會有一段距離，手仍需摸索一段時間 |

# 肆、CVI 教育評估

早期發現早期介入的重要性已是大家的共識，CVI 治療是教育性的，必須從教育來著手（Roman-Lantzy, 2007）。視力可塑性並不止於嬰兒期，視覺功能的改善也可延至青春期，甚至成年初期（Dutton, 2006）。

視皮質損傷的醫學檢查和鑑定必須仰賴有經驗的專科醫師、驗光師和精密醫療儀器，然而此領域的專業醫師與驗光師難尋，僅少數醫師具有相關專業訓練背景。再者，醫學儀器檢查可能帶來的經濟壓力和健康安全疑慮等議題都是 CVI 醫學診斷鑑定的阻力。有鑑於此，美國學者 Roman-Lantzy（2007）發展一套視皮質損傷的評估工具（CVI-Range Assessment），透過教育評估，可讓學校教師和相關復健專業人員及早了解大腦損傷對個案視覺功能之影響，並可將結果作為發展個別教育與復健訓練之基礎依據。使用這套檢核評估工具前，需先檢閱多項資料，包括個案醫療史、眼科醫師診斷與驗光師的視功能評估報告、功能性視覺評估報告或健康護照歷史，以了解個案出生病史、腦傷類型和位置、發病年齡，以及剩餘視力使用情形，主要蒐集來源包括以下三項（如圖 9-2）：

### （一）面談

對象包含父母、老師、同伴或孩子其他的家人，詢問主要內容為個案視覺行為的特別需求。其中父母最能夠提供重要訊息給醫師，以進一步幫助證實 CVI 的診斷。建議詢問下列關鍵性問題：

- 個案的醫療歷史是什麼？

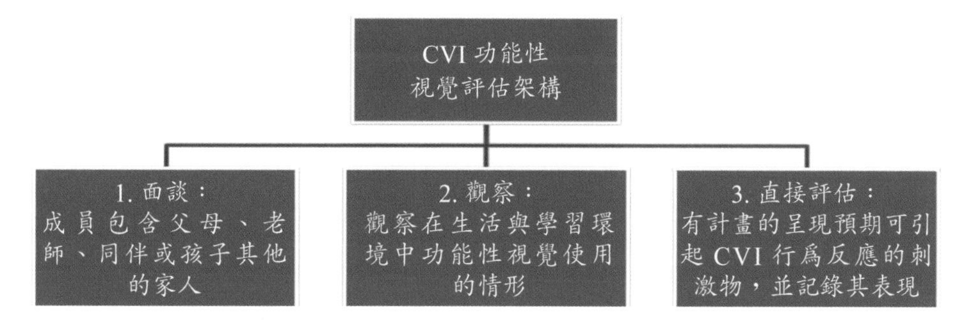


圖 9-2　CVI 功能性視覺評估架構

資料來源：Roman-Lantzy（2007）

- 眼科專家的相關報告與建議爲何？
- 個案有什麼喜歡的顏色嗎？
- 個案是否較注意移動物品，多於不動的物品？
- 個案能直視臉孔嗎？
- 什麼時候個案在視覺上最有警覺性最有互動交流？
- 個案特別喜歡去看的是什麼？
- 老師和家人最關心注意的是什麼？

### （二）觀察

最有效的診斷方式是合併眼科視力檢查報告，以及觀察個案與他人或環境互動時視力使用的情形（Shaman, 2009）。建議在下列幾種情境中觀察個案的視覺行爲：

- 在安靜與吵鬧的時候。
- 近距離與遠距離的活動。
- 觀看熟悉與新奇人、事、物的時候。
- 觀看散亂和單一背景的時候。
- 觀看移動目標和不動目標的時候。

### （三）直接評估

直接評估就是有計畫地呈現預期可引發 CVI 行爲反應的刺激物和活動，並記錄其反應。評估時所需工具都很簡單，只要平常稍加留意就可以收集來用，譬如：個案喜歡的物品或玩具，如玩具熊、洋娃娃、樂高等；日常生活中經常使用的單一顏色用品，如，杯子、勺子、牙刷；早餐麥片或其他食品，如水果口味圈圈麥片、巧克力球或香蕉。如果個案在視覺上對黑色和白色圖案表現出感興趣傾向，建議準備黑、白色玩具或物體。此外，下列物品也都是很實用的評估材料和工具：

- 反光材料（各色塑膠氣球、絨球或搖鈴等）。
- 小燈箱上面有透明或半透明的彩色壓克力物品，如半透明插木椿（Peg）、形狀板或彩色的塑膠彈簧圈。
- 紅色或黃色物品，如積木、木椿或蠟筆（用來讓個案能將相同顏色物品分類放置到容器支用）。
- 準備有彩色蓋子燈具或照明濾光片。
- 鏡子。

## 伍、視覺皮質損傷範圍評估

評估者可透過面談、觀察和直接評估等三種方法蒐集資料來源，並使用 Roman-Lantzy（2007）編製的評估工具「視覺皮質損傷範圍評估」（CVI Range Assessment，以下簡稱 CVI—範圍評估），找出和 CVI 有關聯的各種視覺行爲特徵，然後再分析這些特徵對個案視覺功能之影響範圍和程度，專業團隊人員可透過合作方式，利用評估結果報告來設定個案的長短期目標，以改善提升其視覺功能。

## 一、視覺皮質損傷範圍評估

視覺皮質損傷範圍評估主要是了解有無 CVI 視覺行為特徵以及各項特徵對個案視覺功能影響程度，它具備良好的再測信度及內部一致性信度（Newcomb, 2010）。CVI—範圍評估格式具結構化和多元性，主要評估分為二大部分：（一）組間—視覺皮質損傷特徵評估（Across-CVI Characteristics Assessment）；（二）組內—視覺皮質損傷特徵評估（Within-CVI Characteristics Assessment），分述如下：

### （一）組間—視覺皮質損傷特徵評估

組間—視覺皮質損傷特徵評估（以下簡稱，組間—CVI 特徵評估）主要是發現與 CVI 有關聯的各項視覺行為特徵，它提供個案功能性視覺的水平概觀。經過這項評估後，會在以下五個等級範圍內得到一個分數，總分共 10 分（詳如附錄 9-2）。此項評估分數結果稱為等級 I（Rating I）。

- CVI 範圍 1～2（Range1-2）：代表個案表現極少的視覺反應
- CVI 範圍 3～4（Range 3-4）：代表個案表現出較多的連續視覺反應
- CVI 範圍 5～6（Range 5-6）：代表個案能利用剩餘視力完成功能性任務

- CVI 範圍 7～8（Range 7-8）：代表個案表現出對視覺的好奇心
- CVI 範圍 9～10（Range 9-10）：代表個案在多數活動上都主動使用視覺能力

### （二）組內—視覺皮質損傷特徵評估

第二部分爲組內—視覺皮質損傷特徵評估（以下簡稱，組內—CVI 特徵評估），評估表詳見附錄 9-2。此項評估結果能提供評估者了解 CVI 影響個案使用視力程度和擴及範圍，進而作爲教育或相關復健介入規劃之基礎。

組內—視覺皮質損傷特徵評估表中，共有十項 CVI 典型視覺行爲特徵（如表 9-5）。針對每項特徵其干擾視覺功能程度分別計分，從 0 到 1 分，0 分表示視覺反應異常，1 分表示正常或接近正常的視覺，此項評估結果分數被稱爲是等級 II（Rating II）。其計分標準如下：

- 0 →視覺問題沒有解決，而此行爲是影響視覺功能的主要因素。
- 0.25 →正在解決。
- 0.5 →正在解決，而此行爲偶而是影響視覺功能的因素。
- 0.75 →正在解決。
- 1 →已經解決，此行爲已不是影響視覺功能的因素。

以 CVI 典型視覺行爲特徵其中一項的「對新穎事物辨識的困難」爲例，表 9-4 中總共有五個等級，假設僅有熟悉物體能引起個案視覺上的注意，此項得分爲 0 分：如果能藉由已知熟悉物品來誘導個案觀看全新或新奇物件，這項目就得到 0.5 分。

表 9-4　對新穎事物辨識的困難之得分等級

| 得分 0 | 得分 0.25 | 得分 0.5 | 得分 0.75 | 得分 1 |
|---|---|---|---|---|
| 只有喜愛的或是熟悉的物體可以引起視覺 | 可以忍受陌生物性，但此物性具備熟悉物件的特徵 | 利用已知熟悉的物品來引導觀看新物件 | 需要一至兩節的暖身時間，所挑選的物件受限愈來愈少 | 挑選的物件不受限制 |

資料來源：Roman-Lantzy (2007)

### （三）合併等級 I 與 II 評估之得分（The Combined CVI Range Score）

藉由合併計算等級 I 與 II 的評估所得分數，可以了解 CVI 對個案之影響（表 9-6），如果把兩者平均總分數記錄在 0～10 的數線上，就能看出個案視覺功能的落點。評估者可以標示出最高和最低分數，在 2 點間連出一條直線（如圖 9-3）。如果將多次的評估結果以不同色筆畫在同一評分表上，就可以看出個案的進步，建議評估次數一學年不可低於三次。

表 9-5 組內—CVI 特徵評估結果

| | 沒有解決 | | 正在解決 | | 已經解決 |
|---|---|---|---|---|---|
| 1. 顏色偏好 | 0 | 0.25 | 0.5 | 0.75 | 1 |
| 評論： | | | | | |
| 2. 移動的需要 | 0 | 0.25 | 0.5 | 0.75 | 1 |
| 評論： | | | | | |
| 3. 視覺延宕 | 0 | 0.25 | 0.5 | 0.75 | 1 |
| 評論： | | | | | |
| 4. 視野偏好 | 0 | 0.25 | 0.5 | 0.75 | 1 |
| 評論： | | | | | |
| 5. 對視覺複雜辨識的困難度 | 0 | 0.25 | 0.5 | 0.75 | 1 |
| 評論： | | | | | |
| 6. 對光或無目的的凝視 | 0 | 0.25 | 0.5 | 0.75 | 1 |
| 評論： | | | | | |
| 7. 對有距離的視覺辨視有困難 | 0 | 0.25 | 0.5 | 0.75 | 1 |
| 評論： | | | | | |
| 8. 異常的視覺反射 | 0 | 0.25 | 0.5 | 0.75 | 1 |
| 評論： | | | | | |
| 9. 對新穎事物辨識的困難 | 0 | 0.25 | 0.5 | 0.75 | 1 |
| 評論： | | | | | |
| 10. 視覺引導觸碰能力的缺乏 | 0 | 0.25 | 0.5 | 0.75 | 1 |
| 評論： | | | | | |

資料來源：Roman-Lantzy (2007)

表 9-6　合併計算等級 I 與 II 評估得分

個案姓名：＿＿＿＿＿＿＿＿　　年齡：＿＿＿＿＿＿＿＿

評估者：＿＿＿＿＿＿＿＿　　評估日期：＿＿＿＿＿＿＿＿

<table>
<tr><td colspan="3"></td><td>#1 評估（紅色筆）</td><td>#2 評估（藍色筆）</td><td>#3 評估（綠色筆）</td></tr>
<tr><td colspan="3">1. 評估 I 分數</td><td>5</td><td></td><td></td></tr>
<tr><td colspan="3">2. 評分 II 分數</td><td>6</td><td></td><td></td></tr>
<tr><td>3. 合併這兩個評估獲得整體 CVI 範圍（CVI range）</td><td>5.5</td><td></td><td colspan="3"></td></tr>
</table>

第一次評估 2012/02/03　第二次評估 2012/05/23　第三次評估 2012/09/12

0　1　2　3　4　5　6　7　8　9　10

異常功能性視力　　正常視力或接近正常視覺功能

圖 9-3　CVI 整體範圍評估總分

備註：A. 第一次評估（紅色筆）；B. 第二次評估（藍色筆）；C. 第三次評估（綠色筆）。

## 陸、視覺功能範圍評估結果與解讀

組間—CVI特徵評估（Rating I）和組內—CVI特徵評估（Rating II）兩者平均後所得分數即為 CVI—範圍評估之總分，根據總得分結果可分為三個階段：第一階段（Phase Ⅰ）：範圍介於 1～3.5；

第二階段（Phase II）：範圍介於3.6～7.5；第三階段（Phase III）：範圍介於 7.6～10。

從評估結果總得分也可以看出 CVI 對個案視覺功能影響的程度，其得分與障礙等級之對應詳如表 9-7：

表 9-7　CVI 範圍評估總得分與障礙等級對照表

| 階段與階段目標 | 總得分 | CVI 對視覺功能影響程度 |
| --- | --- | --- |
| 第一階段（Phase I）<br>（範圍 0～3.5）：建立視覺行爲 | 0～3.25 | 重度 |
| 第二階段（Phase II）<br>（範圍 3.6～7.5）整合視覺的功能 | 3.25～7.25 | 中度 |
| 第三階段（Phase III）<br>（範圍 7.6～10）：解決 CVI 的特徵 | 7.25～10 | 輕度 |

（莊素貞、林慶仁，2012，P50）

CV-I 範圍評估結果分爲輕、中、重度三個階段，各階段皆有首要目標。評估得分落點在第一階段爲重度（範圍 0～3.5），表示 CVI 對其視覺功能有嚴重影響程度影響，屬於本階段的個案尚未建立起「看的習慣」，或不知道如何使用剩餘視力進行活各項動，故本階段訓練重點在協助個案建立「看」的行爲習慣。第二階段（範圍 3.6～7.5）爲中度 CVI 個案，他們具有「看」的動機和學習功能性技能的潛能，故本階段訓練重點是將功能性視覺訓練融入日常生活當中，鼓勵並訓練個案使用剩餘視力從事日常生活各項活動，譬如：鼓勵並訓練個案手眼協調能力，以增進伸手取物的成功率。視覺功能落點在第三階段爲輕度 CVI 個案，階段訓練重點可嘗試挑戰視覺複雜度較高的活動，譬如，辨識圖片和文字的學習。茲將各階段訓練重點和應注意事項詳述如下：

第一階段（CVI 重度）：主要訓練目標爲建立視覺行爲（用眼睛去看的行爲），訓練時特別應注意以下事項：(1) 使用單一顏色物件；(2) 使用學生偏愛的顏色；(3) 使用發光發亮或移動的物件；(4) 使用簡單的背景顏色；使用熟悉的物件（如：學生喜歡的玩具）。

第二階段（CVI 中度）：主要訓練目標是將視覺效能訓練融入日常生活當中，如：鼓勵用眼睛看並用手按壓開關以啓動發光發聲的聖誕老公公來改善提升手眼協調能力。

第三階段（CVI 輕度）：主要訓練目標在於培養具備視覺複雜度的能力，且能持續自發性的在各種活動中有效度運用視覺。CV-I 範圍評估總得分在範圍 7.25～10，已經開始具備辨識簡單圖片的潛能，朝向閱讀書寫學習方向前進。本階段初期訓練需降低二度空間圖片的複雜度，建議可用壓舌板或遮蔽板減低過多的視覺刺激干擾，亦可將圖片或實體物做重點標示，慢慢地逐漸增加難度和複雜度，通常需達到等級範圍 7.25 的水平，個案才有辨識二度空間圖片的可能。個案可能伴隨深度知覺不佳的問題（如：上下樓梯階梯、路面上下坡的改變），有必要時，建議和定向行動師討論是否有需要提供定向行動教學服務。

## 柒、診斷鑑定、教育評估以及發展個別化教育計畫之流程

CVI 醫學診斷和教育評估並不是件容易的事，常常需要借助家

長、老師和治療師一段時間的觀察（Hyvarinen, 2001）。視皮質損傷是大腦的問題，不是眼睛的問題（Shaman，2009），所以配戴眼鏡或使用其他光學輔具對 CVI 的治療效果是相當有限，甚至不會有任何改善。Roma-Lantzy（2007）更指出 CVI 個案的治療必須透過教育途徑來達成，並且要遵循一個有系統的診斷、評估和發展個別化教育計畫的流程（如圖 9-4）。當個案眼球結構與功能正常，但表現出典型 CVI 視覺行爲時，首先要考慮轉介至大腦神經科利用先進的醫學診斷儀器進行檢查，以了解大腦視神經和枕葉是否受到傷害，接著再由眼科醫師檢查確認眼球構造與功能正常與否，檢查結果若顯示大腦神經系統異常但眼球構造與功能正常，或大腦神經系統異常並明顯表現 CVI 功能性視覺特徵和行爲表現，則可確診爲 CVI 個案。接下來學校視障教育教師必須爲個案進行 CVI 一範圍評估，包括是否對特定顏色偏好、視覺反應延宕、特定視野偏好、視覺複雜度辨識困難、喜好凝視燈光、遠距辨識困難、非典型眼球反應、新事物辨視困難和眼睛一動作不協調等項目，以決定個案視覺功能受到大腦視皮質損傷影響和干擾的程度和範圍，並據此擬定個別化教學訓練計畫（IEP）或個別化家庭計畫（IFSP），建議每年至少評估 2～5 次。

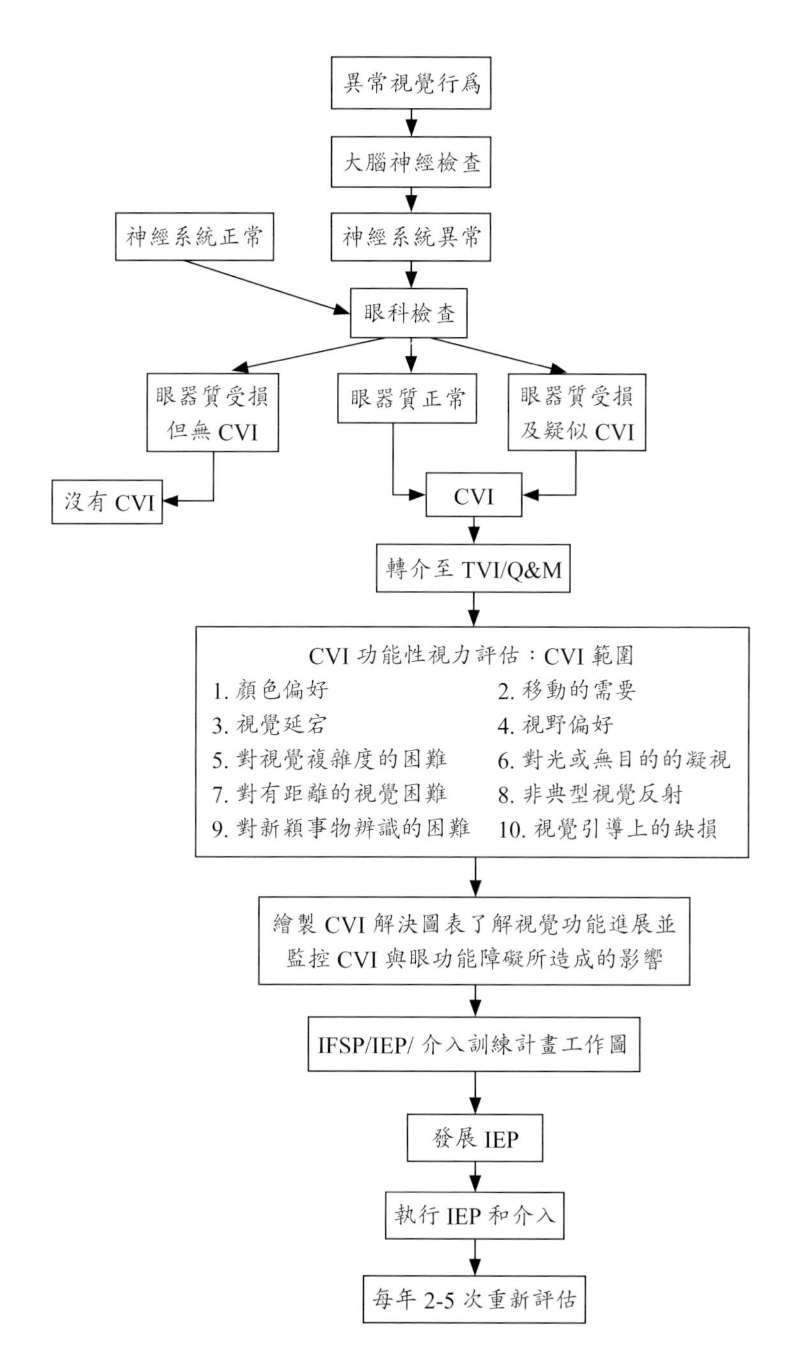


圖 9-4　CVI 醫學診斷鑑定、教育評估和發展個別化教育計畫之流程

資料來源：Roma-Lantzy (2007)

## 捌、視皮質損傷相關研究

回顧文獻，有關 CVI 預後的看法並不一致，Khetpal 和 Donahue（2007）提到只有 6% 有明顯進步，而 40% 沒有進步。Castano、Lyons、和 Connolly（2000）針對 10 名癲癇伴隨 CVI 患者進行研究，約僅一半的人數預後情形有進步。然而有些學者持不同看法，他們認爲大部分 CVI 的預後通常有明顯進步（Matsuba & Jan, 2006; Malkowicz, Myers & Leisman , 2006）

針對CVI教學成效的研究並不多，且多數爲國外的研究發表。Roman-Lantzy（2007）提到 CVI 幼童在視覺功能上的進步是可以期待改變，他們不僅可能進步，而是一定會進步。Lam（2010）進行爲期 6 年的個案追縱研究，發現透過有計畫的視覺訓練後，其在視覺敏銳度上有明顯進步。Lueck、Dornbusch 和 Hart 的研究發現，視覺環境調整以及視覺技巧的介入，對於受試者在視覺引導的抓取反應及視覺追蹤的行爲都有顯著的進步。

近年在國內陸續有幾篇 CVI 教學成效發表。蕭佳雯（2013）透過功能性視覺訓練方案改善一位視皮質損傷幼童手眼不協調的問題。莊素貞和鄭靜瑩（2013）針對二位受試者的學習環境和日常生活用品進行調整，研究結果顯示，受試者在三項功能性學習活動（包括：拿毛巾、拿杯子和掛衣服）的視動協調能力均大爲提升，動作反應時間均大幅降低，顯示介入處理具有相當效果。莊素貞和江芷儀（2015）的研究指出，透過學習媒介調整策略能有效地提升視皮質損傷學童在操作教材教具（包括：碰觸電腦鍵盤按鍵、點字插洞板等）的視覺動作協調能力。鄭宇婷和莊素貞（2013）的研究指出，透過閱讀教材版面與顏色調整能有效提升學前視皮質損傷幼童的認知學習能力，包括圖形辨識和理解。

## 玖、教學輔導之原則與注意事項

### 一、隨時留意個案的視覺感受力

CVI 個案的視覺感受力個別差異大，所有視覺教育和復健專業人員都必須要盡量去了解他們對四周物理環境所能看見的程度，以及對情境感受和反應情況（Hyvarinen, 2004）。Morse（1990）認為 CVI 患者受限於感官刺激的接收，所看見的世界是歪曲的，因此必須針對他們的身心特質規劃設計有結構的物理環境，學習活動和生活作息。

### 二、提供結構化的環境、作息與活動

CVI 個案常有視覺新經驗適應困難的問題，會將注意力放在他們熟悉的物品，對新事物缺乏好奇感，因此安排有結構、規律的日常生活作息和活動，讓他們在熟悉環境中學習是非常重要的。在日常生活中，應不斷鼓勵個案盡量用眼睛去看，達到視覺刺激活化神經觸突的目的。整個學習環境設計與規劃也必須能提升個案「看」的動機為前提（Roman-Lantzy, 2007）。人類大腦是相當具可塑性的，在個案能力範圍內，透過不斷重複觀看熟悉物品，再嘗試搭配新的視覺刺激，慢慢地腦部的神經觸突就會逐漸活化起來。舉例來說，個案若喜歡看黃色的玩具熊，就盡量滿足他的喜好，但一段時

間後，就可試試換成紅色玩具熊，如果接納度不高的話，再換回原來黃色的玩具熊，如果可行，繼續更換不同顏色或形狀的物品。

## 三、提供能負荷的視覺刺激

過多的視覺刺激會讓 CVI 個案增加視覺刺激理解的難度。依 CVI 個案當前視覺功能水準，適度地簡化認知物背景或降低視覺刺激量可避免「視覺超載」（Croenveld, Jan, & Leader,1990; Morse, 1990）。有些家長、教師或專業人員誤以爲大量視覺刺激與訓練，能讓「看」的能力快速進步。事實不然，CVI 個案無法同時承受過多不同種類的視覺刺激量，換言之，過於複雜的視覺圖案背景、圖像多層次的排列、色彩過於鮮豔復雜以及過多的聲光感官等刺激，都可能會讓大腦無法承載和運轉，這猶如輸入資料量超過電腦負荷時就會產生當機的道理一樣，造成個案「有看沒有到」，或不願意用眼睛去看，最後導致視覺功能日漸退化，消失殆盡的遺憾。因此提供他們能夠負荷的視覺刺激，才可避免「視覺超載」的問題（Roman-Lantzy, 2007）。

## 四、簡化和降低視覺干擾並建構友善熟悉的學習環境

透過環境調整，簡化和降低環境中的視覺干擾，並發展適合個案當前視覺水平的活動，此乃 CVI 教育／復健訓練計畫的核心重點。再者，透過持續重複使用相同的教材教具，教學活動，指導語，建構一個熟悉友善學習環境是相當重要的。在這基礎上，慢慢地再逐漸加入一些新的學習事物，隨時留意個案的接納度並作適度的調整。蕭佳雯（2013）研究顯示，依照 CVI—範圍評估結果所規

劃的功能性視覺訓練方案，包含簡化和降低學習環境中的視覺干擾（如圖 9-5、圖 9-6）以及建立友善熟悉的學習環境，能改善一位視皮質損傷幼童手眼不協調的問題。

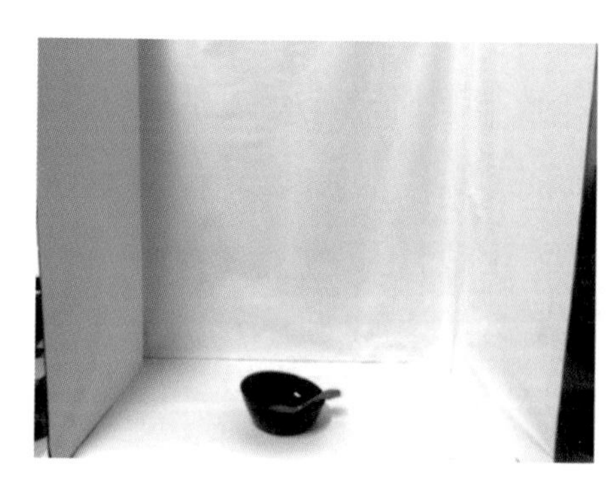

圖 9-5　白色遮蔽板可降低背景複雜度減少視覺干擾

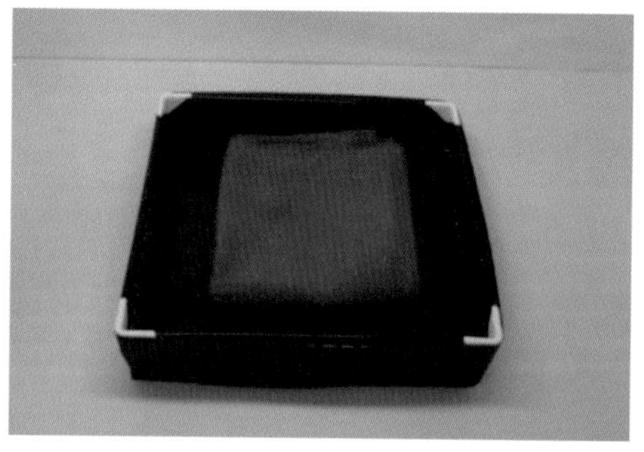

圖 9-6　單一顏色的紅毛巾和黑色托盤可降低視覺複雜度

資料來源：蕭佳雯，2013

## 五、注意其他障礙的發展與影響

視皮質損傷常伴隨其他障礙，如：智能障礙、腦性麻痺、癲癇、腦水腫與聽障等（Flanagan et al., 2003; Good, 2001），因此各類相關復健工作（視覺、聽覺、認知、肢體動作、語言等）都是非常重要的課題。早期發現早期療育能夠改善多數 CVI 個案的視覺反應（Dennison & Lueck, 2006; Good, 2001; Matsuba & Jan, 2006）。然而沒有任何一套療育計畫，適合所有 CVI 個案，唯有透過相關教育和復健專業團隊人員一起共同努力才能提供最貼近個案需求的服務。

# 拾、結語

儘管人們對大腦複雜性以及視力在獲取外在訊息所扮演的重要角色有更多的了解，CVI 診斷評估持續存在許多障礙與阻力。原因其一、多數眼科醫師、驗光師和特殊教育教師缺乏足夠的 CVI 專業訓練，因此為數不少個案被誤診或未被發現（Dennison & Lueck, 2005）；其二、許多國家和國際視覺障礙分類系統沒有更新，導致高功能 CVI 個案被排除於視覺障礙教育和復健服務方案之外（Edelman, et al., 2006），而臺灣即是如此。其三、醫學界對於 CVI 的類型和等級並無共識更增加診斷的困難度（Roman-Lanzty, 2007）。基於前述諸多原因，許多因腦傷並呈現強度典型 CVI 視覺行為特徵的視多重障礙個案，他們隱藏於各種教育安置與各種障礙類別之中，從普通班、巡迴輔導班、資源班、特教班、特殊學校到在家教育服務，甚至延伸到腦傷的病患，都因為沒被發現或誤診，進而錯失早期療育、相關教育和復健服務的機會。

莊素貞於 2012 年執行教育部「國民教育階段視皮質損傷兒童教學與輔導活動方案」，發現臺灣現階段存在許多瓶頸和困境，對於 CVI 個案教學輔導的推動產生不少阻力，茲分述說明如下：

## 一、社會大眾和相關教育／復健人員對 CVI 基本認識不足

多數社會大眾和相關教育／復健人員對於 CVI 概念是相當模糊的，甚至沒聽過這個名詞，這時就必須花很多時間講解和溝通，從 CVI 最基本的認識、評估工具介紹與使用等，才能進一步進行相關教學輔導與介入。

## 二、缺少跨專業團隊的整合與支援

如同美國，臺灣 CVI 鑑定評估持續存在許多障礙與阻力，原因之一是多數眼科醫師、驗光人員和特殊教育教師缺乏 CVI 專業訓練，導致爲數不少的 CVI 個案被誤診或沒被發現（Dennison & Lueck, 2005）。本方案執行過程中，深深體會到國內缺少 CVI 跨專業團隊的整合與支援，醫療、教育和復健專業團隊合作夥伴難覓。要落實 CVI 鑑定評估，達到早期發現早期治療功效，未來極需要結合各方力量，爲國內 CVI 患者教育、醫療與復健服務品質一起努力。

## 三、醫療檢查可能帶來經濟負擔

CVI 神經醫學檢查需要由專業醫師認定有其檢查之必要性，才能獲得健保給付，否則家長需自費，這也是令多數家長裹足不前，放棄醫療檢查的主要原因之一。

## 四、視覺功能不能改變的迷思

有些家長反映某些醫師認爲孩子腦傷造成視力障礙是不可逆之事，任何進一步檢查都是浪費國家醫療資源，實無必要。然而這種觀念十分不符合教育的需求且與某些研究結果背道而馳。Roman-Lantzy（2007）強調 CVI 的治療，需藉由教育途徑來達成。視覺功能訓練雖然無法改變個案生理上的損傷，視力值也不可能變好，但只要提供適切的訓練方案，假以時日，孩子「看」的能力會逐漸變好（Roman, et al., 2010）。透過 CVI 教育診斷和醫學檢查結果，教育工作者可以快速掌握孩子是否有 CVI 的問題，早期發現早期治療的道理不就是在此？

## 五、恐危及孩子生命或健康而裹足不前

CVI 的確診必須借助醫療技術檢查與分析，MRI 是其中一種選擇，但檢查前必須進行麻醉，有些家長害怕麻醉恐危及孩子健康和生命，故因而放棄。

上述幾點皆為國內外診斷鑑定 CVI 的阻力，也是在實務上推動 CVI 輔導方案的重大屏障，但值得慶幸的是，在教育上，我們已能藉由高信、效度的 CVI 一範圍評估（Roman-Lantzy, 2007），透過觀察、檢核和直接評估等方式及早了解個案是否有 CVI 視覺行為特徵及其對個體視覺功能之影響，但吾人最終極努力目標乃是朝向緊密結合醫療、教育和復健等專業人員力量，早日發現疑似 CVI 個案，及早經由醫學診斷鑑定出 CVI 個案，讓相關教育和復健專業人員據此發展個別化教育／訓練計畫，發揮早期發現早期治療之成效。

## 參考文獻

何世芸（2012）。探討視皮質損傷的成因特徵與教學上的策略，**國小特殊教育季刊**，**53**，24-31。

何昭德、楊中美、何子昌、陳慕師、鄒國英、柯嘉音（1997）。早產兒視網膜病變之二極體雷射光凝固治療──六年之經驗。**慈濟醫學雜誌**，**9**（4），265-272。

宋怡慧、王藍浣、黃雅淑和徐永玟（2008）。**台灣五歲極低體重早**

產兒發展初探。**職能治療學會雜誌，26**（1），1-18。
林哲玄、羅鴻基和鄭素芳（2005）。罹患嚴重腦部病變之早產兒的早期神經評估與發展介入。**物理治療，30**（5），250-259。
莊素貞（1998）：如何教導視皮質損傷兒童。**國教輔導，37**（3），24-27。
莊素貞（2000）：視覺皮質損傷及其在教育上的因應。**特殊教育季刊，74**，15～18。
莊素貞（2013）：大腦視皮質損傷與其功能性視覺評估。**特殊教育與輔助科技半年刊，9**，38-47。
莊素貞、江芷儀（2015）：學習媒介調整策略對提升視皮質損傷學童視覺動作協調能力之個案研究。**2015 海峽兩岸視障教育學術研討會論文集**，1-18 頁。臺北：師大。
莊素貞、林慶仁（2012）：**國民教育階段是皮質損傷兒童教學與輔導方案**。教育部補助編號：A101-062（結案報告）。
莊素貞、鄭靜瑩（2013）：**以 IIAF 模式建構的功能性視覺訓練課程對增進視皮質損傷學童視動協調技巧學習成效之研究**。科技部補助專題研究計畫成果報告（NSC 102-2410-H-142-010-）
楊靜儀、鄒玉屏（2008）。**大腦性視障教學手冊，新光盲人院暨學校主編**，pp8-9。香港：新光盲人院暨學校。
鄭宇婷、莊素貞（2013）：**閱讀教材版面與顏色調整對學前視皮質損傷幼童認知學習之影響**，發表於「2013 特殊教育師資培育學術研討會」（民 102，5 月 25 日）。臺中：臺中教育大學。
蕭佳雯（2013）：**功能性視覺訓練對增進疑似視皮質損傷兒童視動協調能力成效之研究**。臺中教育大學碩士論文。
藍郁文和吳愛卿（1999）。早產兒視網膜病變之發生率及發展過程。中華民國眼科醫學會雜誌，**38**(2)，231-238。

Alexander, P.K. (1990). The effects on brain damage visual functioning in children. *Journal of Visual Impairment and Blindness, 84*, 372-376.

Als, H. (1999). Reading the premature infant. In E. Goldson (Ed.), *Nuturing the premature infant* (pp. 3-85). New York: Oxford University Press. *April 30, 2005*. New York: AFB Press.

Castano, G., Lyons, D. J., & Connolly, M. (2000). Cortical visual impairment in children with infantile spasms. *Journal of American Association for Pediatric Ophthalmology and Strabismus, 4(3),* 175-178.

Cohen-Maitre, S., & Haerich, P. (2005). Visual attention to movement and color in children with cortical visual impairment. *Journal of Visual Impairment & Blindness, 99,* 389-402.

Dutton, G.N. (2003). Cognitive vision, its disorders and differential diagnosis in adults and children: Knowing where and what things are. *Eye*, 17, 289-304.

Edelman, S., Lashbrook P., Carey, A., Kelly D., King, R.A., Roman-Lantzy, C., et al. (2006). Cortical visual impairment: Guidelines and educational considerations. *Deaf-Blind Perspectives, 13*(3), 1-4.

Edmond, J. C., Foroozan, R., (2006). Cortical visual impairment in children. *Ophthalmology*, 17(6), 509-512.

Erin, J. N. (2010). Developing the University Curriculum to Include CVI: A Work in Progress at the University of Arizona. *Journal of Visual Impairment and Blindness, Vol 104*, 10,656-658.

Good, W. V., Jan, J.E., Burden, S.K., Skoczenski, A., & Candy, R(2001). *Developmental Medicine & Child Neurology 2001, 43: 56-60*

Greeley, J. (1997, April). *Strategies for working with cortical visual impairment*. Presented at the Anchor Center for Blind Children Pediatric Interest Group, Denver, CO.

Griffin-Shirley, N & Pogrund, R. (2010). Inclusion of CVI in Texas Tech University's Personne Preparation Program. *Journal of Visual Impairment and Blindness, Vol 104,* 10, 660-661.

Groenveld, M. (1994). Children with Cortical Visual Impairment. Retrieved January 16, 2009, from http://www.aph.org/cvi/articles/groenveld_1.html

Groenveld, M., & Jan, J.E. (1990). Observations on the habilitation of children with cortical visual impairment. *Journal of Visual Impairment and Blindness, 84,* 11-15.

Hatton, D.D.(2010). Personnel Preparation and CVI at Vanderbilt University. *Journal of Visual Impairment and Blindness, Vol 104,* 10, 661-663.

Hyvarinen, L. (2004). *Understanding the behaviours of children with CVI*. Retrieved January 16, 2012, from http://aph.org/cvi/articles/Hyvarinen_1.html

Jan, J. E., Groenveld, M, & Sykanda, A. M. (1990). Light gazing by Visually impaired children. *Developmental Medicine and Child Neurology, 32,* 755-759.

Kelly, P. & Wedding, J. A. (1995). Medications Used by Students with Visual and Multiple Impairments: Implications for Teachers. *Journal of Visual Impairment & Blindness*, 89(1), 38-45.

Khetpal, V., & Donahue, S.P. (2007). Cortical visual impairment: Etiology, associated findings and prognosis in a tertiary care setting. *Journal of the American Association for Pediatric Ophthalmology, 11*(3), 235-239.

Lam, F. C., Lovett, F. & Dutton, g. (2010). Cerebral Visual Impairment in Children: A Longitudinal Case Study of Functional Outcomes Beyond the Visual Acuities: *Journal of Visual Impairment & Blindness, 104 (10),* 625-635.

LeJeune, B. J.(2010). Brain Injury and Personnel Preparation at Mississippi State University. *Journal of Visual Impairment and Blindness, Vol 104*, 10, 658-660.

Lueck, A. H.(2010)Cortical or Cerebral Visual Impairment in Children: A Brief Overview. Journal of Visual Impairment & Blindness. *Vol. 104,* 10, 585-592.

Lueck, A. H., Dornbusch, H., & Hart, J. (1999). The effects of training on a young child with cortical visual impairment: An exploratory study. *Journal of visual impairment and blindness, 93,* 778-793.

Malkowicz, D. E., Myers, G., & Leisman, G. (2006). Rehabilitation of children with cortical visual impairment. *International Journal of Neuroscience, 116,* 1015-1033.

Matsuba, C. A. & Jan, J. E. (2006). Long-term outcome of children with cortical visual impairment. *Developmental Medicine & Child Neurology, 48,* 508-512.

McKenzie, A. R. (2010). Personnel Preparation for Training

Professionals to Work with Individuals with CVI at Florida State University. *Journal of Visual Impairment and Blindness, Vol 104,* 10, 655-656.

Morse, M.T.(1990).Cortical visual impairment in young children with multiple disabilities. *Journal of Visual Impairment & Blindness,84,* 200-203.

Newcomb, S. (2010). The Reliability of the CVI Range: A Functional Vision Assessment for Children with Cortical Visual Impairment. *Journal of Visual Impairment & Blindness,* 637-647.

Roman, C., Baker-Nobles, L., Dutton, G. N., Luiselli, T. E., Flener, B. S., Jan, J.E., Lantzy, A., Matsuba, C., Mayer, D. L., Newcomb, S., & Nielsen, A. S,(2010) *Statement on Cortical Visual Impairment.*

Roman-Lantzy, C. (2007). *Cortical visual impairment: An approach to assessment and intervention.* New York: AFB Press.

Shaman, D. (2009). *A Team Approach to Cortical Visual Impairment (CVI)) in Schools.* North Dakota: University of North Dakota.

Smith, J. (2007). Cortical visual impairment. *SESA*, 1-12.

Swift, S. H., Davidson, R. C. & Weems, L. J. (2008). Cortical Visual Impairment in Children: Presentation Intervention, and Prognosis in Educational Settings. *TEACHING Exceptional Children Plus*, 4(5), 2-14.

Whiting, S., Jan, J.E., Wong, P.K.H., Flodmark, O., Farrell, K., McCormick, A.Q.(1985). Permanent cortical visual impairment in children. *Developmental Medicine & Child Neurology. 27,* 730-739.

# 附錄一

表 1　組間視覺皮質損傷—特徵評估（範圍 1～2）

Δ CVI 範圍 1～2（range 1-2）：學生的視覺功能反應是最少的（student functions w/minimal visual response）

| O | I | D | R | ＋ | ＋/－ | － | |
|---|---|---|---|---|---|---|---|
| | | | | | | | 可以憑感覺找出物品的位置，但對物品沒有適當的眼神注視 |
| | | | | | | | 對吊扇或燈光有持續的注意 |
| | | | | | | | 視覺任務有過長的延宕 |
| | | | | | | | 在嚴格控制的環境中才有反應 |
| | | | | | | | 能看到單色的物品 |
| | | | | | | | 能看移動及／或閃亮反光的物品 |
| | | | | | | | 近距離才有視覺注意力 |
| | | | | | | | 在觸摸眼睛或有視覺威脅下，沒有眨眼反應 |
| | | | | | | | 對人的臉不關心不注意 |

## 表 2　組間—CVI 特徵評估（範圍 3～4）

Δ CVI 範圍 3～4（range 3-4）：學生有較多一致性視覺反應（student functions w/more consistent visual response）

| O | I | D | R | ＋ | ＋/－ | － | |
|---|---|---|---|---|---|---|---|
| | | | | | | | 當環境被控制時，有視覺注意力 |
| | | | | | | | 燈光對其較無吸引力，但稍後仍能注意到燈光 |
| | | | | | | | 在幾次的視力凝視後，視覺延宕有稍微減少 |
| | | | | | | | 當新穎的物品上有其熟悉物品的特徵時，會吸引學生的注意 |
| | | | | | | | 在觸摸眼睛或有視覺威脅下，有眨眼反應，但此反應會延宕或不一致 |
| | | | | | | | 有一個最喜歡的顏色 |
| | | | | | | | 強烈表現出某一視野偏好 |
| | | | | | | | 可以注意到在二、三呎（約六十到九十公分）間的移動物品 |
| | | | | | | | 觀看和觸碰對學生而言是兩者完全分開的事 |

表 3 組間—CVI 特徵評估（範圍 5～6）

Δ CVI 範圍 5～6（range 5-6）：學生利用視力完成視覺功能的任務（student uses vision for functional tasks）

| O | I | D | R | + | +/− | − | |
|---|---|---|---|---|---|---|---|
| | | | | | | | 觀察的物品可能有兩至三種顏色 |
| | | | | | | | 光已不再是一個干擾物 |
| | | | | | | | 當學生感到疲倦、壓力大或刺激過度時，視覺的延宕才會發生 |
| | | | | | | | 移動的物品是吸引其視覺注意的主要元素 |
| | | | | | | | 學生能容忍低程度的背景噪音 |
| | | | | | | | 持續呈現觸摸眼睛而眨眼的反應 |
| | | | | | | | 受到視覺威脅，而呈現眨眼的反應是時有時斷的 |
| | | | | | | | 神學注意力可拉至 4～6 呎遠（約 120～180 公分） |
| | | | | | | | 在沒有發聲說話時，學生會先注意到熟悉的面孔出現 |

表 4　組間—CVI 特徵評估（範圍 7～8）

Δ CVI 範圍 7～8（range 7-8）：學生表現出視覺的好奇心（Studeng demonstrates visual curiosity）

| O | I | D | R | ＋ | ＋/－ | － | |
|---|---|---|---|---|---|---|---|
| | | | | | | | 會選擇較少受到視覺限制的玩具或物品來玩，但需要一到兩個階段的「熱身」 |
| | | | | | | | 在觀看時能克服聽覺上的刺激，學生可以對產生音樂的物品保持視覺注意力 |
| | | | | | | | 視覺威脅的眨眼回應是一直存在 |
| | | | | | | | 很少出現視覺延宕 |
| | | | | | | | 視覺注意力可拉至 10 英呎（約 300 公分）遠，而且目標物是呈現移動的狀態 |
| | | | | | | | 在近距離的動態目標是不需要額外的注意力 |
| | | | | | | | 對於熟悉和新面貌微笑 |
| | | | | | | | 會欣賞鏡子裡的自我影像 |
| | | | | | | | 會注意到大部分對比度高的顏色和／或熟悉花色 |
| | | | | | | | 會注意到簡單的書籍，圖片或符號 |

表 5　組間─CVI 特徵評估（範圍 9～10）

Δ CVI 範圍 9～10（range 9-10）：學生在直覺反應下，會使用視力，從事多數的視覺功能活動（Studeng spontaneously uses vision for most functional activities）

| O | I | D | R | ＋ | ＋/－ | － | |
|---|---|---|---|---|---|---|---|
| | | | | | | | 選擇不受視力限制的玩具或物體 |
| | | | | | | | 只有在最複雜的環境下，視覺反應才會受影響 |
| | | | | | | | 沒有視覺延宕 |
| | | | | | | | 沒有顏色或圖案的偏好 |
| | | | | | | | 視覺注意力超出 20 英尺 |
| | | | | | | | 翻看書籍或二度空間（平面）的物品，或簡單的圖像 |
| | | | | | | | 利用視覺模仿動作 |
| | | | | | | | 表現出能記憶視覺事件 |
| | | | | | | | 表現出正常的視覺反應（visual-social responses） |
| | | | | | | | 視野不受限制 |
| | | | | | | | 用眼睛看並伸手觸碰能一氣呵成 |
| | | | | | | | 能注意在複雜背景中的二 D 圖像 |

引用資料來源：Roman-Lantzy (2007), P57-60

# 附錄二

組內—視覺皮質損傷特徵評估表

| | 沒有解決 | | 正在解決 | | 已經解決 |
|---|---|---|---|---|---|
| 1. 顏色偏好 | 0 | 0.25 | 0.5 | 0.75 | 1 |
| 評論： | | | | | |
| 2. 移動的需要 | 0 | 0.25 | 0.5 | 0.75 | 1 |
| 評論： | | | | | |
| 3. 視覺延宕 | 0 | 0.25 | 0.5 | 0.75 | 1 |
| 評論： | | | | | |
| 4. 視野偏好 | 0 | 0.25 | 0.5 | 0.75 | 1 |
| 評論： | | | | | |
| 5. 對視覺複雜辨識的困難度 | 0 | 0.25 | 0.5 | 0.75 | 1 |
| 評論： | | | | | |
| 6. 對光或無目的的凝視 | 0 | 0.25 | 0.5 | 0.75 | 1 |
| 評論： | | | | | |
| 7. 對有距離的視覺辨視有困難 | 0 | 0.25 | 0.5 | 0.75 | 1 |
| 評論： | | | | | |
| 8. 異常的視覺反射 | 0 | 0.25 | 0.5 | 0.75 | 1 |
| 評論： | | | | | |
| 9. 對新穎事物辨識的困難 | 0 | 0.25 | 0.5 | 0.75 | 1 |
| 評論： | | | | | |
| 10. 視覺引導觸碰能力的缺乏 | 0 | 0.25 | 0.5 | 0.75 | 1 |
| 評論： | | | | | |

資料來源：Christine Roman-Lantzy (2007), P64

# 第10章　低視力服務暨相關資源

鄭靜瑩

## 壹、前言

根據美國防盲協會（Prevent Blindness America, 2012）的統計：在一億四千萬的四十歲以上成人與老年人中，有超過四百萬的美國人是全盲或視覺障礙者（Blind or Visually Impaired），相較於2008年以來的報告，視覺障礙者的比例有日益增加的趨勢（圖10-1）。而大部分的視覺障礙者仍具有部分的視力，其視覺狀況又因病、因人而有所不同；且透過視覺復建（Vision Rehabilitation）的過程，可使其整體視力與生活的功能有所提升。近年來臺灣人口增加緩慢的情況下，視障的人口卻每年成長（內政部統計處內政統計通報，2015），許多相關服務人員似乎也感受到這股防盲的潮流，因此在部分教學與區域醫院的眼科內設立了所謂的低視力服務或低視力門診、相關大學科系對低視力課程的重視、少數縣市對低視力學生進行專業團隊的合作（圖10-2），以及視障相關團體對建構低視力服務中心的計畫等。

Vision Problems in the U.S.
Hover over map and click on desired state for vision problem prevalence in that state

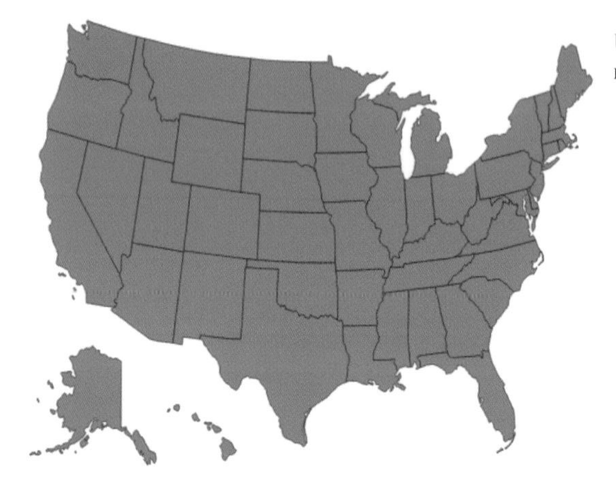

United States
Estimated Number of Cases by Vision Problem Age ≥ 40

| | |
|---|---|
| Totak Population ≥ 40 | 142,648,393 |
| Vision Impaiment & Blindness | 4,195,966 |
| Blindness | 1,288,275 |
| Vision Impainnant | 2,907,691 |
| Rafractive Error | |
| Myopia ≥ 1.0 diopters | 34,119,279 |
| Hyperopia ≥ 1.0 diopters | 14,186,819 |
| AMD* | 2,069,403 |
| Cataract | 24,409,978 |
| Diabetic Retinopathy | 7,685,237 |
| Glaucomt | 2,719,379 |

*Age related macular degeneration, age 50 and clder.

圖 10-1 美國低視力病患人數與病症（Prevent Blindness America, 2012）

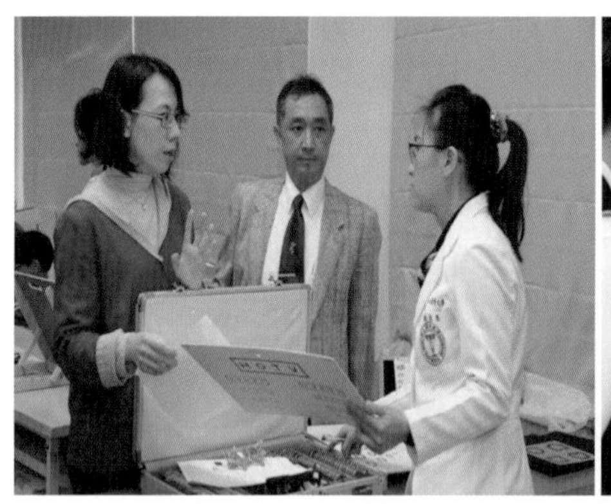

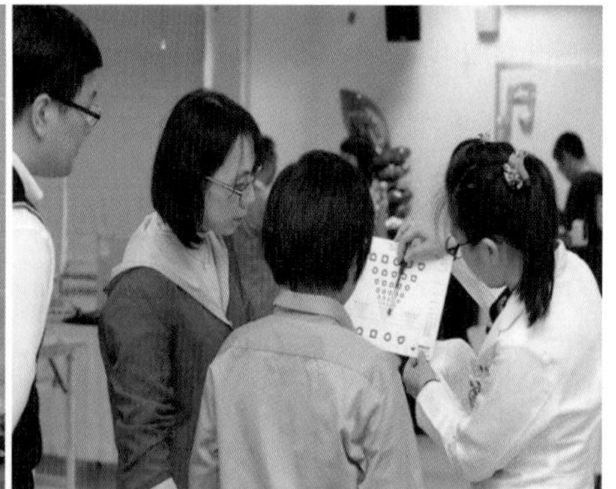

圖 10-2 專業團隊合作

而過去臺灣將視覺障礙者簡單的分為全盲（Blindness）與弱視（Low Vision）的分法，此弱視一詞容易與醫學上所稱的弱視（Amblyopia）相互混淆（說明 10-1），因此後來則以低視力稱之。然而低視力乃由英文 Low Vision 直譯而來，對於功能性視覺（Functional Vision）中所指的視力、視野或對比敏感度等生活與學習的問題，似乎又太過於狹隘；在功能性視覺能力日漸重視的情況下，視力不應該是斷定視障者能力的唯一標準，如何應用其剩餘視力發揮其最大的功能才是重要的，因而 Low Vision 開始有「低視能」的譯法出現，然在本文中仍以「低視力」一詞統稱全文。

**說明 10-1　低視力（Low Vision）與弱視（Amblyopia）在定義上與臨床上的比較**

1. 定義的差異

   低視力：對視力的定義為「優眼」最佳矯正視力未達 0.4，且另有視野變項的考量。

   弱　視：對視力的定義為「任一眼」最佳矯正視力未達 0.8（另有文獻稱 1.0）。

2. 成因的差異

   低視力：屬病理性成因，多由眼睛構造與功能相關的疾病所導致。

   弱　視：屬發展性成因，多由屈光異常、斜視或不等視所導致。

3. 治療的差異

   低視力：治療矯正後仍無法達到一般人的視覺水準，且對生活、就學、就業造成相當程度的影響，因此需透過輔具、教學輔導與政府資源提升其生活品質。

   弱　視：在黃金時期治療矯正可能回復到一般人的水準，未及時或妥善處理仍有可能對學習造成影響。

# 貳、低視力服務

在美國，所謂的低視力服務包括「評估」與「訓練」兩大部分（Mogk & Goodrich, 2004），其中低視力評估由眼科醫師（Ophthalmologists）與驗光師（Optometrists）共同負責，其工作內容包括評估疾病與功能性障礙、處方或建議光學與非光學輔具在生活上的應用、病患情緒與心理方面的討論，以及預防疾病惡化的建議等。而在低視力訓練的部分則由特教教師、定向行動師、職能治療師與視力復健教師（Vision Rehabilitation Teachers）等其他專業人員負責，工作內容包含相關輔具的訓練、視覺運用技巧的訓練、電腦能力的訓練、定向行動訓練、開車與職業技能訓練等，研究指出提供低視力患者低視力的輔具與訓練，可以提升其學習與工作的能力，進而影響其社會獨立性與個人生活品質（Kelle, Sanspree, & Davidson, 2000; Wilkinson & Trantham, 2004）。

然而幾十年來，臺灣眞正提供低視力評估的專業人員，除了眼科醫師的疾病診斷外，在未有驗光師的情況下，眼科醫師後端的評估服務出現了一個很大的斷層；而在教育階段，眞正提供低視力訓練的專業人員多以特教教師爲主，成人部分由相關的基金會與協會等社福團體，自行訓練專業人員進行服務，如定向行動與生活重建等專業人員；調查指出，眼科醫師及驗光師或相關醫療人員不熱衷於低視力服務的主因乃在於，低視力病患所需的服務時間太長、經濟效益太差，以及專業團隊間合作的意願不高等（Corn, & Erin, 2010）。

而臺灣自 101 年 7 月份開始，身心障礙者輔具評估中的戊類人員將「國內外視光相關學系畢業」的條件納入，接著在 105 年 1 月

6 日驗光人員法公告立法通過，驗光師的執業範圍內規範了「低視力者輔助器具之教導使用」（驗光人員法第 12 條），未來將有愈來愈多的驗光師投身低視力服務的行列。國內視光系專業課程，以中山醫學大學視光系爲例，包含：眼球解剖與生理學、視光學與雙眼視覺學、眼科學、生理光學、眼鏡光學、低視力學、視覺功能檢查與功能性視覺評估、配鏡學；相較於其他專業，國內最具備完整評估病理與光學背景的專業人員，同時又具備屈光矯正、特殊光學鏡片矯正、雙眼視覺評估與重建專長的應該非驗光師莫屬，而驗光師相對陌生的「低視力者輔助器具之教導使用」，也因爲執業範圍的規範，未來將以既有的專業爲基礎，結合輔助器具之教導使用等相關專業課程，相信低視力患者應是當中最大的受益者。

在臺灣，除了眼科醫師對疾病的診斷與治療，部分驗光師對病患整體的視覺功能評估與屈光處理，加上大專院校相關科系與學術單位，以及長期奉獻臺灣的民間機構與社福團體，配合政府各單位的行政措施，如此一來才算完整的低視力重建服務。以臺灣行政體制來看，服務於身心障礙或低視力個案的系統可細分爲：各縣市教育系統的特殊教育中心、特殊教育學校與大專校院及高中職視障學生學習輔具中心、社政系統的輔具中心與視覺障礙者生活重建中心、勞政系統的身心障礙者職業重建服務中心與職務再設計中心，合格驗光師除輔具中心需要再進修內政部開設之戊類課程（因輔具申請牽涉個人的補助資格與補助標準）外，其他行政系統均不需要再進修戊類課程即可投入服務的行列。國外學者 Kirhner（1998）與 Massof（2001）十幾年前就已經指出，爲避免視力復健的初始錯誤，眼科醫師、驗光師、視障教育與復健等相關專業人員，應合作（說明 10-2）提供低視力病患完整的低視力服務（圖 10-3）。

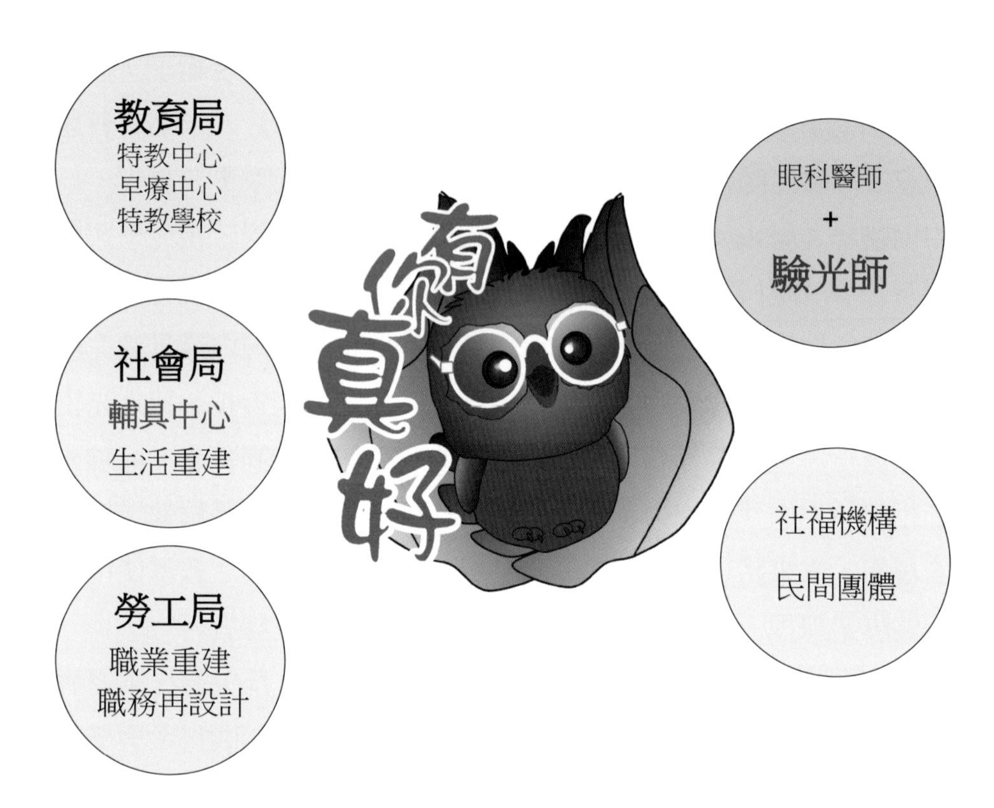


圖 10-3　全人的低視力服務

**說明 10-2　專業團隊合作的模式**

相關專業團隊合作模式在臺灣已行之有年，合作的模式有（張如杏，2007）：

1. 多專業團隊模式（Multidisciplinary Model）：相關專業人員需各自和個案接觸，各自就其專業進行評估、擬定目標與計劃，專業間討論有限，個案需在許多專業之間往返並自行與專業人員溝通。

2. 專業間團隊模式（Interdisciplinary Model）：由專業各自進行評估，在提供服務前和家長討論及協調，專業間於會議中達成共識，了解其他專業的計畫，彼此分工合作進行。
3. 跨專業團隊整合模式（Transdisciplinary Model）：由團隊中一位成員擔任主要服務提供者，專業人員必須釋放直接治療的角色給其他治療人員，以個案為中心的治療模式，團隊成員共同溝通、觀察評量個案，考慮個案生活環境。
4. 機構式跨專業整合模式，以特教老師、保育員及一般老師為主的服務模式。

## 參、低視力服務的發展

臺灣低視力服務最早源自於特殊教育，1871 年甘雨霖（Rev. William Campbell）牧師受英國長老教會的指派來到臺灣，當時全臺的視障者約有一萬七千餘人，甘牧師於是把在臺灣進行視障教育的重要性與迫切性向英國長老教會報告，1891 年租借洪公祠成立「訓瞽堂」（另一說爲 1889 年在臺南市新樓教會內附設「訓盲院」，現名國立臺南啓聰學校），招收視障者，教以馬太福音、教理問答、點字、算術與手工藝等，藉由各項技藝的學習進而改善視障者的生活，此乃臺灣視障教育的先驅，亦是臺灣特殊教育的起始，而其中又以國立臺南大學視障教育及重建中心爲培育國內視障教育教師的重鎮。

特殊教育法於民國 73 年（1984）制定，特殊教育法（2014）第 33 條第一款即指出輔助器材對身心障礙學生學習及生活需求的重要性：

學校、幼兒園及社會福利機構應依身心障礙學生在校（園）學習及生活需求，提供下列支持服務：

1. 教育輔助器材。
2. 適性教材。
3. 學習及生活人力協助。
4. 復健服務。
5. 家庭支持服務。
6. 校園無障礙環境。
7. 其他支持服務。

隨著時代的發展，因爲特殊教育僅服務在學校就學的學生，成人或老年人的低視力服務則由相關的團體接手服務，如慕光盲人重建院、新莊盲人重建院、愛盲與各縣市視障者家長協會等；而視障者服務的重心也慢慢的由早期的全盲服務轉變爲低視力服務。根據 Mogk 與 Goodrich（2004）分析美國低視力服務的發展，除了「低視力人口增加」以及「視障族群以低視力病患爲大宗」的原因外，其關鍵點有下列三點，足以說明：低視力服務乃是以評估爲起點，處方光學輔具的同時搭配相關的訓練課程，目的在提升低力患者的生活品質，評估、輔具、與訓練密不可分。

1. 評量工具（Evaluation Tools）的製作。
2. 光學輔具技術（Visual Aid Technologies）的發明。
3. 訓練方法（Training Methods）的運用。

此外，低視力服務亦需結合學術機構（Academic Institution）

的力量，才能在師資與研究方面更精實的發展。美國在 1960 年代初期，有波士頓大學的定向行動計畫（Boston College Orientation and Mobility Program）及西密西根大學提供的復健教學碩士學位（Western Michigan University's Master's Degree Program in Rehabilitation Teaching），跟著 1980 年代有賓州視光學院（Pennsylvania College of Optometry）提供的低視力碩士學位（Master's Degree Program in Low Vision），以及美國伯明罕市阿拉巴馬大學職能治療系（Occupational Therapy Department of the University of Alabama at Birmingham）頒發的第一張低視力復健畢業證書。而在臺灣，學術單位則以特殊教育學系、視光學系與職能治療學系開設的低視力或視覺障礙相關課程爲主。

Mogk 與 Goodrich 在 2004 年時，根據美國十多年來的低視力評估和復健訓練的服務，以及政府資助學校和職業設計的計畫做一統整性的評估，發現美國低視力服務在實行上仍有六個障礙需要克服；然時至今日，臺灣仍重蹈這些美國的錯誤經驗，顯示低視力服務在臺灣仍有很大的改善空間。上述障礙分別爲：

1. 眼科醫師與驗光師未能確實通報達法定盲（Legally Blind）的病患；亦或眼科醫師與驗光師不願意從事低視能服務。
2. 未達法定盲標準的視功能缺損病患不能接受低視力相關服務。
3. 專業人員只提供單一服務而非專業團隊合作的完整服務。
4. 政府經費著重在年輕族群或是都會區。
5. 年長的視障者未察覺到視力損傷的嚴重性，不知尋求協助。
6. 接受訓練視力復健訓練的人未能持續或不夠普遍。

而在教育系統中，Wilkinson, Stewart 與 Trantham（2000）也曾

分析美國學童低視力服務未盡完善的原因有下列四點，因此美國愛荷華州希望結合大學教育科系、醫療系統、特殊學校與當地的教育行機關來克服上述所提到的問題，歷經十年後效果顯著，顯示專業合作與資源整合才能創造全人的低視力服務。

1. 經費不足。
2. 專業人員提供給教師的建議不實用。
3. 服務點的距離太遠。
4. 相關專業人員、家長與教師的態度不相謀合。

綜合上述，低視力服務歷經國內外學者與實務者的努力，在各領域專精與奉獻的人不在少數，但長期缺乏合作的機制，致使低視力服務在臺灣仍有很多的不足，驗光人員法的立法是一項長足的進步，若各領域能放下自己的領域成見，相互接納與合作，才是讓低視力服務成功的關鍵。

## 肆、國外低視力服務之模式

### 一、美國

美國低視力服務起源於 1913 年的教育體系，如 Perkins 盲校對孩童所設計的課程，但是當時盛行以眼罩保護孩童的剩餘視力，這種作法後來遭到盲人教師聯合會以及眼科醫師協會的批評。直到 1950 年 George Hellingery 在紐約的 IHB（Industrial Home for the Blind，現稱爲海倫凱勒盲人服務 Helen Keller Services for the Blind）發展出一套光學輔助程式（Optical Aids Program），1960 年代更在 Barraga 的領導之下，開始有更多的關注在低視力服務和視力訓練上，Barraga 改變了低視力的鑑定方式，認為許多已被標示為盲人的孩子能利用教學策略和低視力服務更有效運用他們的剩餘視力。根據 1957 年 IHB 的調查報告（Goodrich, Bailey, 2000; Mogk, Goodrich, 2004）提出低視力服務需著重於：

1. 團隊合作的服務與處置、持續的治療。
2. 需考量眼科與驗光檢查室的儀器設備所得到的視覺表現與實際環境的落差。
3. 病患所需的光學輔具和視力復健是個別且全面的。

此外，在政府政策和經費的改變方面，1975 年美國代表議院提議低視力服務應該由醫療照護或其他國家健康保險單位提供，可惜此一提案當時並未通過。第一次成功推動是在 1990 年代，經由 Donald, Fletcher 與 Kansas 的努力，成功的與佛羅里達州的醫療保險合作，針對低視力的病患提供醫療方面的服務。而第一個正式的政策在 1997 年於密西根州誕生；法規中聲明除眼科驗師與驗光師兩種最基本的專業人員之外，得加入合法的教師、定向行動專家、合法低視力訓練教師，與職能治療師。另外 Medicare Program Memorandum 定義此項服務受惠者的標準為視力未達 20/70、中央視野缺陷、視野缺損 45 度以上的人，相較於鑑定標準，有更包容的意涵。

在美國，低視力的服務有社區（學校或機構）、醫院與到宅等不同的提供方式，以個人的需求選擇合宜的服務方式，可以在家或其他非營利機構的臨床中心、醫師辦公室、學校、醫院復健中心進行，有些巡迴教師（Iitinerant）也可協助接受普通教育的孩童提供多元的服務。在充分的教育及社會資源提供下，各領域間的協調、合作與相互轉介，可使病患接受更完整且有價值的服務。此外，要確定一位視障者是否得到對他最有價值的服務，眼科醫師與驗光師是主要的管道（Mogk, Goodrich, 2004）。

### （一）以社區－學校為基礎進行低視力服務

以社區爲基礎進行低視力服務（Community Based Model）可以美國愛荷華州的社區學校服務爲例，美國愛荷華州在 1981 至 1989 年期間對該州的低視力學童進行服務，服務內容是在 Iowa Braille and Sight Saving School 內開設兩天的門診時間，主要的目的在提供光學輔具的處方以幫助低視力學生在學科方面的學習，平均一年約有六十位低視力學生接受服務。Wilkinson, Ian Stewart 和 Trantham（2000）對該服務於 1989 年對其服務成效進行評估，結果發現有下列兩個主要的問題：

1. 醫療人員的檢查結果對實際學習的應用程度並不高。
2. 多數學生並未依據醫師的處方購買光學輔具，大字體課本仍持續使用。

因此該單位擬出六點解決的方案：

1. 由教師與醫療人員共同決定學生學習的媒介。
2. 以提升學生在校內及社區的視覺功能爲主要目的。
3. 提供臨床與功能性評估的資料給學生之導師及家長。
4. 每學期檢視適合學生的遠用及近用視覺輔具。
5. 定向行動能力評估的需求。
6. 確認每一位學生均接受輔具的訓練與追蹤。

經過調整後的低視力服務模式提供給 0 至 21 歲愛荷華州的學童或學生，並將將現階段的服務據點由原先的 1 個增加爲 9 個。根據 1990 年以來的評估結果，該模式認爲它成功的原因有二：其一是運用跨專業合作的方式進行服務，其中的專業包括眼睛照護專業人員（包括眼科醫師與驗光師）、教育人員、科技專家、定向行動專業人員、與家長；另外一個成功的因素則是縮短服務的距離。

### （二）以社區－機構為基礎進行低視力服務

以美國 Lighthouse 低視能服務內容爲例，根據美國 Lighthouse 的網站自述，Lighthouse 奠基於 1905 年，爲國際非營利組織，主要目的是視力保健及幫助各年齡視力受損的人。根據統計，全世界有 1.61 億人是視障者，3,700 萬盲人，1.24 億爲低視力病患，如果坐視不管，2020 年的時候這些數字將可能多達現在的兩倍。爲此 Lighthouse 提供了視力復健服務（Vision Rehabilitation Services）以預防或減少視覺缺損所造成的影響，透過早期發現及處理眼睛疾病維持視力，持續的與 New York State Commission for the Blind and Visually Handicapped 合作，以確保所有視力缺損患者都得到他們所需的服務，讓各年齡的視力缺損患者都能安全、有生產力並且獨立。

Lighthouse 提供臨床服務、教育、研究及宣導等多項工作。在低視力服務方面的工作內容包含：1. 低視能評估；2. 職業服務；3. 定向行動訓練；4. 輔具訓練；5. 復健服務；6. 職能治療；7. 糖尿病中心等，透過直接服務病患與網路教學，訓練低視力專業人員及輔導人員的方式，來提升其服務的成效與品質。

### （三）以醫院為基礎進行低視力服務

以醫院爲基礎進行低視力服務（Hospital Based Model）可以美國霍普金斯大學的模式爲例，根據 Gislin Dagnelie（1999）對美國霍普金斯大學低視力服務內容的描述，低視力服務在患者初診前，先從轉診醫生了解患者的資訊，初診時要求患者或其家屬列出行動清單與主訴需求，分別點出病患最重要的活動和最困難的活動。了解上述訊息之後，先對病患的功能性視覺進行評估，其他相關的視覺功能測驗則可留在複診時再檢測；因此以醫院爲基礎進行服務的概念是先評估患者的功能極限、潛能與目標，再決定進一步的處置。評量方法可以是透過患者過去和最近的視覺評估，對照其現在與未來可能的功能性視覺預測發展，進而考量患者所需的放大率、對比度、亮度和其他可以適應生活的視覺項目。最後，醫師與驗光師必須評估患者視力回復或惡化的可能，同時周詳的考慮患者的其他慢性疾病，最終目標是指導低視力患者能調整環境與增進視覺技巧，進而獨立達成簡單的任務。

美國霍普金斯大學之低視力評估乃結合驗光師和眼科醫師共同訓練低視力患者，一般而言醫師不需要提供診所以外的訓練，而是在院內提供服務。近幾年，臨床的低視力醫師開始轉介患者給職能治療師，職能治療師到家透過實際情境的評估能夠更貼近醫師臨床的評估。在此，職能治療師就是一個個別的提供服務者，而近年來醫療保險型態更加突破，准許在認可的個別復健計畫中，驗光師轉介患者不只是在家評估，同時亦可以進行在家的復健訓練。

## 二、香港

### （一）香港理工大學眼視光診所

由香港理工大學視光學系開設的低視力復康診所針對視覺功能減退的病患所提供的服務，此一模式接近美國霍普金斯大學的低視力服務模式；該診所強調視功能減退大多數的臨床表現爲：視野縮小、視力低於正常值或表現爲對比功能（Contrast Sensitivity Function）異常，而低視力患者還可能伴有一些其他的眼功能性損害，包括色覺、暗適應、眼球運動及雙眼視覺等。依香港的統計數字，低視力病患占所有香港居民的 1%，根據香港政府中央檔案室的數字，全港六萬多名視障人士中，約有六千名是失明（定義上的全盲），而其餘 90% 爲低視力。

低視力復康診所爲患者提供的服務，首先是測定他們的視力程度，如遠視力和近視力，剩餘視力所在的位置和程度；按照患者的要求選擇、驗配及協助他們試用適合所需作業的輔助視覺器材。當低視力患者到該診所求診時，臨床人員會先詳細詢問他的病歷，以及除了眼疾外的其他問題。如果該患者原來已經使用相關的視覺輔具時，例如放大鏡或望遠鏡，應該在求診時一同帶去，以便臨床人員可以更爲準確的了解其需要。記錄患者的病歷後，診所會爲他們做詳細的視功能檢查（胡志城，2008）。

在視力檢查時，會有各種遠近測試表，即使視力相當差也能測試出結果；拍攝眼底照片，當然也是不可少的檢查項目。患者接著會接受電腦視野檢查（Automated Perimeter/Automated Visual Field Test），根據詳盡的檢查結果，臨床人員便可以爲患者驗配適用的光學輔具，驗配的標準視患者的需要而選擇。患者可以按照自己的生活起居、工作、學習、休閒等習慣，診所的專業視光師便按照每個作業爲患者選配最適合其本人視覺功能的器材。例如：中央視力受損的朋友，希望幫助閱讀，可以選用不同倍數、類型、具有照明設備的放大鏡，或遠觀用的望遠鏡，以及在歐美較多低視力患者所使用的雙光眼鏡（Bioptics）。

至於希望改善定向行動的「管狀視野」（如 RP 或青光眼）患者，則可以嘗試有助增大視野的稜鏡、望遠鏡反轉（Reverse Telescope）等等。診所備有的各種電子輔助器材中，除各種型號的擴視機（CCTV），如 Jordy 與 Flipper 外；在濾光鏡系列，各種不同的顏色、深淺、質料、廠牌，如康寧鏡（Corning Glasses）等，均可在病患的眼鏡上方，夾上或套上濾光鏡片，在價格與美觀上均有所考量（胡志城，2008）。眼視光診所的服務爲前端，自檢查、評估到、光學輔具的處方，嚴格來講是屬於前述，以醫院爲基礎進行低視力服務。

### （二）香港盲人輔導會

香港盲人輔導會（2008）於 1984 年創辦普通眼科及低視力中心，眼科診所於 1998 年成立，爲香港市民及視障人士提供眼科及低視力服務。透過提供全面性的眼科及視光醫療護理服務，讓患者能及早發覺及治療有關眼疾，以預防失明。香港盲人輔導會於 2001 年五月主辦國際防盲組織及世界衛生組織贊助之「亞太區低視力專題會議」上，與會者建議成立一個區域性的低視力中心，爲發展中國家研發及集中採購價廉物美之低視力輔具及檢查儀器，務求令世界上更多需要低視力服務的貧困人士受益。因而香港盲人輔導會於 2003 年 7 月成立「視覺 2020」低視力資源中心，中心由香港盲人輔導會及三所國際機構 Christoffel Blindenmission, Foundation Dark, Light 及 Sight Savers International 的贊助下成立。透過供應輔具及低視力檢查儀器，加上專業人員的訓練，協助其他發展中國家建立低視力診所，讓其國家的低視力患者也能得到所需要的服務。

輔導會同時提供低視力視光服務，協助視障人士善用其剩餘視力，其服務對象包含患有各類眼睛疾病或視覺障礙的病患，服務的種類包括：眼科醫生診斷和治療服務、日間手術服務、視光師驗光服務、低視力視光檢查及輔具驗配服務、弱視及斜視矯正服務、眼鏡及隱形眼鏡驗配服務、提供眼科手術津貼以及不定期的視覺健康檢查車服務。而輔導會附設的低視力中心主要提供三大類訓練課程：定向行動訓練、溝通技能與家務處理訓練等；訓練課程的大綱大致相同，但課程的內容則針對個別受訓者的視障程度及能力而設計；因此，課程具有密集集中訓練及個人化的特色。每位受訓者可以依照個人需要選擇全部或部分訓練課程，訓練時間的長短也因人而異。整體而言，盲人輔導會的服務模式屬於前述，以社區一機構爲基礎進行低視力服務，但其整合眼視光門診，同時架構後端的生活與行動訓練，更進一步與理工領域合作研發高科技的輔助設備，如站務導覽系統等，是臺灣未來在驗光師加入低視力服務後，非常值得學習的方向。

## 三、日本

依據築島謙次（2008）整理日本低視力服務的進程顯示，日本低視能服務的歷史始自 1952 年修正全盲教育的體制，將全盲與低視力的兒童分班；1957年盲校中、小學部學習指導手則中提及「關於低視力兒童，需因應其視力程度，教導日常用明眼文字」；1963年發行低視力學童用教科書；1967年低視力眼鏡納入輔具補助；1984年於國立身體殘障者復健中心開設日本第一個低視力診所，提供醫療與福利並列式的復健；1988年日本低視力研究會組成；1989年濾光眼鏡納入輔具補助項目；1993年擴視機納入生活輔具補助項目；2000年，日本低視力學會成立；2002年，修正國民年金中障礙年金保險的認定標準將視野狹窄「雙眼視野5度內者」追加列入二級。

築島謙次（2008）分析醫學與醫療的不同，他認爲醫學服務的對象爲疾病，而醫療服務的對象爲患有疾病的患者；而醫學的目的在於治療，醫療的目的則在於提升患者的生活品質（Quality of Life, QOL）；醫學爲診療學（診斷、治療），而醫療則爲障礙學與復健醫學；醫學的執行者僅限於醫師本人，而醫療則需以專業團隊合作的方式，結合醫師、護士、視力復健師、職能治療師、社會工作人員以及定向行動等專業人員的專業，提供完整性的服務。

面對低視力患者，可以給予適當的輔具來幫助他們處理生活上的問題，光學輔具的選配，必須先評估其視覺功能，接著驗光矯正其屈光異常，再評估原有視覺運用的技巧，依照患者需要的倍率、焦點距離、閱讀距離、照明以及操作方式分別去選擇近距離與遠距離用的輔具。而光學輔具的處方必須留意到成像的亮度、倍率、形變、有效視野範圍以及調節等因素。輔助種類有大字課本、特製眼鏡、放大鏡的使用、適當的照明、望眼鏡的使用、擴視機、濾光片、稜鏡貼膜、手杖以及生活中的一些設計。後續服務的部分則包括有：溝通訓練、定向行動訓練、日常生活自理訓練、職業訓練、福利制度的支援。透過這些方式，盡最大的可能讓罹患眼疾病人的生活品質恢復至原有的生活水準，此即爲低視能照護的主要目的。

## 伍、臺灣低視能服務之現況

### 一、臺灣醫療低視力照護

臺灣低視力照護過去鮮少眼科醫師與驗光師的參與，近幾年少數眼科醫師所開設的低視力門診，如：林耕國醫師、李建興醫師在長庚、蔡翔翎醫師在馬偕、趙世鈞醫師在彰化秀傳、謝靜茹醫師在臺北聯合醫院，以及許明木醫師在花蓮門諾等，再者蔡景耀醫師受臺北市立啓明學校之託，提供低視力的學童服務；眼科除了醫療上的診察之外，同時結合輔具廠商提供患者一些基本輔具的使用。醫療上除了透過眼科治療與手術的矯正外，現在也結合視光學一起進行驗光與配鏡的工作；研究指出幾乎所有的眼睛疾病都會伴隨著某些程度的視力變化，有高達四成的病患透過更專業的驗光可以達到視力改善的效果。然眼科所附設的低視力問診多僅止於低視力服務的前段，至於服務後的轉介、轉介後追蹤與訓練等中後段服務卻極爲短缺，因此民國 104 年由一群眼科醫師、驗光師、特教教師、護理師所組成的臺灣低視能防盲學會，就是爲了將臺灣長期以來低視力服務的不足點，做一整合。

## 二、縣市視障教育體系之低視力專業團隊服務

臺灣率先由視障教育體系主動與醫療單位結合的縣市爲臺北市與彰化縣，兩縣市的視障專長教師主動邀請眼科醫師與驗光師合作，針對低視力學生眼睛狀況做詳細的診斷，再從疾病的病理狀況分析其治療方式及訓練內容。以按部就班、切合個別需要的視覺刺激活動，幫助低視力學生充分發揮其視力潛能，鼓勵學生在日常生活和學習中善用剩餘視力；訓練視力較佳的學生，令他們在輔具的輔助下，可以使用印刷字作讀寫媒介，訓練過程中需輔以輔具以提升學習成效。

## 三、其他相關單位所從事的低視力服務

臺南大學視障教育與重建中心自民國六十年代自今，擔負培訓視障教育師資的重大任務，長期以來對視障領域的貢獻極大。劉信雄、林慶仁、陳賢堂與 Starnes 在 2004 年合作的專案中，結合教育與視光領域的專長，爲視障者開發國人自製的眼鏡型的放大鏡與望遠鏡，並在杞昭安（1990、2002）、劉信雄、王亦榮、林慶仁（2001）、謝曼莉（1999）、劉信雄、林慶仁、陳賢堂、郭振添、Starnes, D.（2004）、林慶仁（2000）、張千惠（1999、2002）、莊素貞（2002、2004）、莊素貞、汪叔勳（2002）以及李永昌、陳文雄、朱淑玲（2001）、劉信雄、吳昆壽、林慶仁、鄭靜瑩（2000）、鄭靜瑩、張千惠（2005）以及鄭靜瑩、張千惠、陳明聰、趙敏泓（2008）等人的呼籲下，結合基層視障輔導教師的努力，開啓了國內對低視力輔具與訓練的重視。但這都僅限於對國中小學生的部分，直到教育部委託淡江大學針對視障高中職學生低

視力輔具評估與借用，以及愛盲文教基金會積極籌辦的低視能服務中心，國內對低視能患者的服務已慢慢的擴展到高中職與成人的身上。

綜合上述，為避免低視力服務模式在臺灣推行時重蹈美國及其他國家低視能服務的問題，政府相關單位應建構單一窗口全人低視力服務，囊括的領域不僅應包含醫療、科技、教育、職業、資訊與社會福利，服務的對象更應擴及全部有需求的國民，也就是由上游至下游的貫徹服務。此一服務模式之優點為不需要在醫療院所特別設立低視力門診，避免健保給付制度帶給醫院及眼科醫師的困擾。且病患在眼科醫師處置後直接轉介至驗光專業人員手上，此一方式較符合原先臨床與學術對低視力的定義，也就是在醫療上的手術、藥物與一般鏡片均無法使其視力達到 20/60 或 0.3 者，此時僅能以其他特殊鏡片與輔具協助其學習、生活與就業的病患，才進入到低視力服務的領域。

藉由美國與臨近的日本、香港低視能發展經驗，並不難發現專業間的合作是必然的趨勢。大多數的低視力病患需透過醫院眼科門診或眼科診所的診療後，提報給配鏡與配置輔具的專家，最後再由與病患日常生活息息相關的專業人員接手，完成全人的低視力服務。各專業之間需要緊密與通暢的連繫，其中包括了醫療、教育、社福等單位的合作。除此之外，提供服務的據點、服務擴及的對象以及服務所需要的經費等，均是需要考量的重點，因此完整的服務網絡，加上一套完善的通報轉介系統是未來必須努力的方向。

臺灣健保制度有利醫療階段的病患，但卻不利於重建階段，一個時段的門診僅能診療 2～3 個病患，在健保制度之下完全不可行，現階段少數醫院所開設的低視力或低視力門診多以教學診或是額外的專案進行，因此以驗光師爲中心，架構重建中心的網絡是最爲可行且最爲有效方案。視障者輔具依感官媒介可區分爲視覺輔具、觸覺輔具與聽覺輔具，與低視力輔具相對應的即爲光學輔具，如眼鏡、濾鏡、放大鏡、望遠鏡與擴視機，處方輔具時多由簡而繁依序進行，意即眼鏡搭配擴視機或眼鏡搭配望遠鏡等等。國內視光系，以中山醫學大學爲例，專業課程包含眼球解剖與生理學、眼科學、生理光學、眼鏡光學、低視力學、視覺功能檢查與功能性視覺評估及配鏡學。相較於其他專業，國內最具備完整評估病理與光學背景的專業人員應該是驗光師。驗光人員法的通過必須正向看待未來低視力服務的發展，驗光師的加入對低視力服務絕對有加乘的效果。

## 陸、臺灣低視力服務資源

目前臺灣低視力服務資源可分爲政府單位（教育、社政與勞政）、社福團體機構與輔具廠商，相關名單與資訊可上教育部、衛福部社家署、勞動部網站查詢。以下簡附政府公告身心障礙輔具費用補助基準表中與視覺障礙相關的輔具羅列。

## 身心障礙者輔具費用補助辦法第四條附表修正規定

附表 身心障礙者輔具費用補助基準表

| 分類序次 | 輔具分類 | 項次 |
| --- | --- | --- |
| 一 | 個人行動輔具<br>【含推車、手（電）動輪椅、輪椅附加功能及配件、擺位系統、電動代步車、特製汽機車改裝、步行輔具、移位輔具、視障用白手杖或杖頭】 | 1 至 58 |
| 二 | （一）溝通及資訊輔具—視覺相關輔具<br>【含收錄音機或隨身聽、聽書機、點字手錶、語音報時器、特製眼鏡、角膜疾病類隱形眼鏡、包覆式濾光眼鏡、望遠鏡、放大鏡、點字板、點字機、點字觸摸顯示器、擴視機、螢幕報讀軟體、螢幕放大軟體、語音手機】 | 59 至 78 |
|  | （二）溝通及資訊輔具—聽覺相關輔具<br>【含傳真機、行動手機、助聽器、電話擴音器】 | 79 至 86 |
|  | （三）溝通及資訊輔具—警示、指示及信號輔具<br>【含電話閃光震動器、門鈴閃光器、無線震動警示器、火警閃光警示器、個人衛星定位器】 | 87 至 91 |
|  | （四）溝通及資訊輔具—發聲輔具<br>【含人工講話器】 | 92 至 93 |
|  | （五）溝通及資訊輔具—溝通相關輔具<br>【含無語音輸出之圖卡或設備、低（高）階固定版面型語音溝通器、具掃描功能固定版面型語音溝通器、語音溝通軟體、動態版面型語音溝通器】 | 94 至 100 |
|  | （六）溝通及資訊輔具—電腦輔具<br>【含特殊開關、滑鼠鍵盤模擬器、替代性滑鼠或鍵盤介面、嘴控滑鼠、紅外線貼片感應滑鼠、陀螺儀動作感應滑鼠、眼控滑鼠、支撐固定器】 | 101 至 108 |
| 三 | 身體、生理及生化試驗設備及材料<br>【含語音血壓計】 | 109 |
| 四 | 身體、肌力及平衡訓練輔具<br>【含站立架、傾斜床】 | 110 至 113 |

| 分類序次 | 輔具分類 | 項次 |
|---|---|---|
| 五 | 預防壓瘡輔具<br>【含減壓座墊、氣墊床】 | 114 至 122 |
| 六 | 住家家具及改裝組件<br>【含居家用照顧床、擺位椅、升降桌、爬梯機、軌道式樓梯升降機、固定式動力垂直升降平台、居家無障礙修繕、居家無障礙輔具】 | 123 至 162 |
| 七 | 個人照顧及保護輔具<br>【含移動式身體清洗槽、頭護具、馬桶增高器、沐浴椅、便盆椅、語音體溫計、語音體重計、衣著用輔具】 | 163 至 175 |
| 八 | 居家生活相關輔具<br>【含飲食用輔具、居家用輔具、物品裝置與處理輔具、藥品處理輔具】 | 176 至 179 |
| 九 | 矯具及義具<br>【含義肢及矯具、義肢組件、量身訂製特製鞋、透明壓力面膜、假髮、義眼、義鼻、義耳、義顎、混和義臉】 | 180 至 239 |
| 十 | 其他<br>【含人工電子耳、人工電子耳語言處理設備更新、人工電子耳配件】 | 240 至 242 |

<table>
<tr><th>輔具分類</th><th>項次</th><th>補助項目</th><th>最高補助金額（新臺幣元）</th><th>最低使用年限</th><th>輔具評估人員</th><th>補助相關規定</th></tr>
<tr><td>個人行動輔具</td><td>58</td><td>視障用白手杖或杖頭</td><td>700</td><td>2</td><td>不需評估</td><td rowspan="5">一、補助對象：第二類：【b210】、【s220】或【01】。（視覺障礙者）<br>二、規格或功能規範：<br>（一）視障用白手杖或杖頭（項次58）：白手杖指包含握柄部、杖身與杖頭之視障者專用白手杖。<br>（二）收錄音機或隨身聽（項次59）：應在無網路條件下可直接操作使用。<br>（三）聽書機（項次 60）：應在無網路條件下可直接操作使用，且符合下列所有規範：<br>1. 收錄音機功能。<br>2. 各層選單之語音報讀功能。<br>3. 支援 TXT 或 DOC 電子書格式及朗讀功能。<br>三、其他規定：<br>（一）收錄音機或隨身聽、聽書機（項次 59、60）於最低使用年限內僅能擇一申請，且手機及平板非屬本項補助。<br>（二）視障用點字手錶、視障用語音報時器（項次 61、62）於最低使用年限內僅能擇一申請。<br>（三）應檢附輔具供應商出具保固書之影本（保固書正本由申請人留存）。保固書並應載明產品規格（含本表所定本項輔具之規格或功能規範內容）、型號、序號、保固年限及起迄日期（含年、月、日）、輔具供應商行號名稱、統一編號、負責人姓名、服務電話及其他必要資訊。</td></tr>
<tr><td>溝通及資訊輔具—視覺相關輔具</td><td>59</td><td>收錄音機或隨身聽</td><td>1,000</td><td>3</td><td>不需評估</td></tr>
<tr><td>溝通及資訊輔具—視覺相關輔具</td><td>60</td><td>聽書機</td><td>3,500</td><td>5</td><td>不需評估</td></tr>
<tr><td>溝通及資訊輔具—視覺相關輔具</td><td>61</td><td>視障用點字手錶</td><td>3,000</td><td>3</td><td>不需評估</td></tr>
<tr><td>溝通及資訊輔具—視覺相關輔具</td><td>62</td><td>視障用語音報時器</td><td>300</td><td>3</td><td>不需評估</td></tr>
<tr><td>溝通及資訊輔具—視覺相關輔具</td><td>63</td><td>特製眼鏡（含特製隱形眼鏡）</td><td>6,000</td><td>3</td><td>戊類</td><td>一、補助對象：<br>（一）第二類：【b210】、【s220】或【01】。（視覺障礙者）<br>（二）申請角膜疾病類隱形眼鏡（項次 64），限具眼科醫師診斷之角膜疾病（如圓錐角膜、邊緣性角膜、暴露性角膜炎等）、意外傷害（如角膜化學灼傷等）。</td></tr>
</table>

| 輔具分類 | 項次 | 補助項目 | 最高補助金額（新臺幣元） | 最低使用年限 | 輔具評估人員 | 補助相關規定 |
| --- | --- | --- | --- | --- | --- | --- |
| 溝通及資訊輔具—視覺相關輔具 | 64 | 角膜疾病類隱形眼鏡 | 10,000 | 3 | 依醫師診斷 | 二、評估規定：<br>（一）申請特製眼鏡（含特製隱形眼鏡）（項次63）應符合下列條件之一：<br>1. 經眼科醫師開立診斷證明書並載明本項輔具需求，及載明屈光矯正之相關數據（如近視、遠視、散光、軸度、稜鏡度等相關配鏡參數）。<br>2. 經政府設置或委託辦理之輔具服務單位輔具評估人員（含該單位特約之輔具評估人員）開立輔具評估報告書（輔具評估報告書格式編號7及附件3驗光報告表）。<br>（二）申請角膜疾病類隱形眼鏡（項次64），經眼科醫師開立註明相關疾病或意外傷害之診斷證明書並載明本項輔具需求。<br>三、規格或功能規範：<br>（一）特製眼鏡（含特製隱形眼鏡）（項次63）：針對屈光矯正、斜視矯正、放大、遠用及近用、延伸視野、防眩光、增強對比、色覺改善等功能須另製、加工、修改或染色者。<br>（二）角膜疾病類隱形眼鏡（項次64）：具改善角膜疾病或意外傷害之視覺障礙的功能。<br>四、其他規定：<br>（一）18歲以下符合補助資格者得2年申請補助1次。<br>（二）應檢附輔具供應商出具保固書之影本（保固書正本由申請人留存）。保固書並應載明產品規格（含本表所定本項輔具之規格或功能規範內容）、型號、序號、保固年限及起迄日期（含年、月、日）、輔具供應商行號名稱、統一編號、負責人姓名、服務電話及其他必要資訊。另特製眼鏡（含特製隱形眼鏡）之鏡片、角膜疾病類隱 |

<table>
<tr><th>輔具分類</th><th>項次</th><th>補助項目</th><th>最高補助金額（新臺幣元）</th><th>最低使用年限</th><th>輔具評估人員</th><th>補助相關規定</th></tr>
<tr><td></td><td></td><td></td><td></td><td></td><td></td><td>形眼鏡（項次 63、64）並應提供有效日期內中央主管機關醫療器材許可證字號。</td></tr>
<tr><td>溝通及資訊輔具—視覺相關輔具</td><td>65</td><td>包覆式濾光眼鏡</td><td>4,000</td><td>2</td><td>甲類<br>丁類<br>戊類</td><td rowspan="4">一、補助對象：<br>（一）第二類：【b210】、【s220】或【01】。（視覺障礙者）<br>（二）申請包覆式濾光眼鏡（項次 65），限光覺視力以上之視覺障礙者。<br>二、評估規定：申請包覆式濾光眼鏡、望遠鏡、放大鏡—高倍率（項次 65、66、68）應符合下列條件之一：<br>（一）經眼科醫師開立診斷證明書並載明本項輔具需求。<br>（二）經政府設置或委託辦理之輔具服務單位輔具評估人員（含該單位特約之輔具評估人員）開立輔具評估報告書（輔具評估報告書格式編號 7 及附件 1 功能性視覺評估表）。<br>三、規格或功能規範：<br>（一）包覆式濾光眼鏡（項次 65）：鏡框於上緣及側緣均應有遮擋光線之包覆設計、有濾光效果、可阻隔藍光及紫外光。<br>（二）望遠鏡（項次 66）：同時載明倍率及口徑（或片徑）、放大倍率在 2 倍以上、重量 300 公克（g）以下、最短對焦距離為 100 公分以下。<br>（三）放大鏡—低倍率（項次 67）：鏡片規格必須同時載明倍率及屈光度、倍率低於 2.5 倍及屈光度未達 10。<br>（四）放大鏡—高倍率（項次 68）：鏡片規格必須同時載明倍率及屈光度、倍率 2.5 倍以上及屈光度 10 以上。<br>四、其他規定：<br>（一）申請放大鏡各項次（項次 67、68），菲涅爾透鏡（Fresnel Lens）非屬本項補助。</td></tr>
<tr><td>溝通及資訊輔具—視覺相關輔具</td><td>66</td><td>望遠鏡</td><td>3,000</td><td>4</td><td>甲類<br>丁類<br>戊類</td></tr>
<tr><td>溝通及資訊輔具—視覺相關輔具</td><td>67</td><td>放大鏡—低倍率</td><td>400</td><td>3</td><td>不需評估</td></tr>
<tr><td>溝通及資訊輔具—視覺相關輔具</td><td>68</td><td>放大鏡—高倍率</td><td>2,500</td><td>3</td><td>甲類<br>丁類<br>戊類</td></tr>
</table>

| 輔具分類 | 項次 | 補助項目 | 最高補助金額（新臺幣元） | 最低使用年限 | 輔具評估人員 | 補助相關規定 |
|---|---|---|---|---|---|---|
| | | | | | | （二）應檢附輔具供應商出具保固書之影本（保固書正本由申請人留存）。保固書並應載明產品規格（含本表所定本項輔具之規格或功能規範內容）、型號、序號、保固年限及起迄日期（含年、月、日）、輔具供應商行號名稱、統一編號、負責人姓名、服務電話及其他必要資訊。 |
| 溝通及資訊輔具—視覺相關輔具 | 69 | 點字板 | 1,000 | 10 | 不需評估 | 一、補助對象：第二類：【b210】、【s220】或【01】。（視覺障礙者）<br>二、評估規定：點字機（打字機）（項次70）之使用須經政府設置或委託辦理之輔具服務單位輔具評估人員（含該單位特約之輔具評估人員）開立輔具評估報告書（輔具評估報告書格式編號7）。<br>三、規格或功能規範：點字機（打字機）（項次70）：具6點鍵以及空白、倒退、換行鍵，可調整邊界。<br>四、其他規定：應檢附輔具供應商出具保固書之影本（保固書正本由申請人留存）。保固書並應載明產品規格（含本表所定本項輔具之規格或功能規範內容）、型號、序號、保固年限及起迄日期（含年、月、日）、輔具供應商行號名稱、統一編號、負責人姓名、服務電話及其他必要資訊。 |
| 溝通及資訊輔具—視覺相關輔具 | 70 | 點字機（打字機） | 32,000 | 7 | 甲類<br>丁類<br>戊類 | |
| 溝通及資訊輔具—視覺相關輔具 | 71 | 點字觸摸顯示器—20方以下 | 50,000 | 4 | 甲類<br>丁類<br>戊類 | 一、補助對象：應符合下列所有條件：<br>（一）第二類：【b210】、【s220】或【01】。（視覺障礙者）<br>（二）5歲以上。<br>（三）具點字辨識能力。<br>二、評估規定：經政府設置或委託辦理之輔具服務單位輔具評估人員（含該單位特約之輔具評估人員）開立輔具評估報告書（輔具評估報告書格式編號7及附件2點字摸讀評估表）。 |
| 溝通及資訊輔具—視覺相關輔具 | 72 | 點字觸摸顯示器—20方（含）以上 | 70,000 | 4 | 甲類<br>丁類<br>戊類 | |

| 輔具分類 | 項次 | 補助項目 | 最高補助金額（新臺幣元） | 最低使用年限 | 輔具評估人員 | 補助相關規定 |
|---|---|---|---|---|---|---|
| | | | | | | 三、規格或功能規範：<br>（一）點字觸摸顯示器 –20 方以下（項次 71）：14 方以上、20 方以下且 8 點顯示、可支援 1 種以上視窗版中英文視障用螢幕報讀軟體，且總重量 2 公斤以下。<br>（二）點字觸摸顯示器 –20 方（含）以上（項次 72）：20 方（含）以上且 8 點顯示、可支援 1 種以上視窗版中英文視障用螢幕報讀軟體，且總重量 2 公斤以下。<br>四、其他規定：<br>（一）申請者須具備個人可使用之電腦、平板或智慧型手機等配備。<br>（二）點字觸摸顯示器各項次（項次 71、72）及視障用螢幕報讀軟體（項次 75）同時申請時，視爲補助 1 項次。<br>（三）點字觸摸顯示器各項次（項次 71、72）於最低使用年限內僅能擇一申請。<br>（四）應檢附輔具供應商出具保固書之影本（保固書正本由申請人留存）。保固書並應載明產品規格（含本表所定本項輔具之規格或功能規範內容）、型號、序號、保固年限及起迄日期（含年、月、日）、輔具供應商行號名稱、統一編號、負責人姓名、服務電話及其他必要資訊。 |
| 溝通及資訊輔具—視覺相關輔具 | 73 | 可攜式擴視機 | 40,000 | 4 | 甲類<br>丁類<br>戊類 | 一、補助對象：應符合下列所有條件：<br>（一）第二類：【b210】、【s220】或【01】。（視覺障礙者）<br>（二）申請者限指數視力（CF-15 公分）以上者（依診斷證明書或輔具評估報告書認定）。<br>二、評估規定：經政府設置或委託辦理之輔具服務單位輔具評估人員（含該單位特約之輔具評估人員）開立輔具評估報告書（輔具評估報告書格式編號 7 及附件 1 功能性視覺評估表）。 |

| 輔具分類 | 項次 | 補助項目 | 最高補助金額（新臺幣元） | 最低使用年限 | 輔具評估人員 | 補助相關規定 |
| --- | --- | --- | --- | --- | --- | --- |
| 溝通及資訊輔具—視覺相關輔具 | 74 | 桌上型擴視機 | 75,000 | 6 | 甲類<br>丁類<br>戊類 | 三、規格或功能規範：<br>（一）可攜式擴視機（項次 73）：無需於特定平台（桌面）上裝載設備使用，並可隨時便利攜帶外出使用，且產品本身已具備螢幕及鏡頭等設備使用，應符合下列所有規範：<br>1. 螢幕尺寸 4.3 英吋以上。<br>2. 色彩模式 3 組（黑底白字、白底黑字、彩色模式）以上。<br>3. 支援放大及縮小功能且放大倍率爲 6 倍以上。<br>4. 凍結或儲存畫面。<br>（二）桌上型擴視機（項次 74）：需於平台（桌面）上裝載設備以供操作，應符合下列所有規範：<br>1. 色彩模式 5 組（須含黑底白字、白底黑字、彩色模式）以上。<br>2. 支援放大及縮小功能且放大倍率爲 40 倍以上。<br>3. 可自動對焦及可切換自動手動對焦。<br>4. 具備書寫空間或閱讀平台距離鏡頭 20 公分以上。<br>5. 提供經評估所需其他功能配備（含亮度調整、對比調整、望遠、凍結或儲存、托盤、導引線或遮蔽視窗、定位指示、焦距鎖定、可旋轉鏡頭、一體成型且螢幕角度可調整、操作時語音提示功能、光學辨識將文字重新編排或語音輸出等）達任 6 項以上功能。<br>四、其他規定：<br>（一）申請擴視機各項次（項次 73、74），手機及平板非屬本項補助。<br>（二）申請桌上型擴視機（項次 74），可攜式擴視機結合閱讀或書寫支架非屬本項補助。<br>（三）應檢附輔具供應商出具保固書之影本（保固書正本由申請人留存）。保固書並應載明產品規 |

| 輔具分類 | 項次 | 補助項目 | 最高補助金額（新臺幣元） | 最低使用年限 | 輔具評估人員 | 補助相關規定 |
|---|---|---|---|---|---|---|
| | | | | | | 格（含本表所定本項輔具之規格或功能規範內容）、型號、序號、保固年限及起迄日期（含年、月、日）、輔具供應商行號名稱、統一編號、負責人姓名、服務電話及其他必要資訊。 |
| 溝通及資訊輔具—視覺相關輔具 | 75 | 視障用螢幕報讀軟體 | 12,000 | 4 | 甲類<br>丁類<br>戊類 | 一、補助對象：應符合下列所有條件：<br>（一）第二類：【b210】、【s220】或【01】。（視覺障礙者）<br>（二）5 歲以上。<br>（三）具電腦操作能力。<br>二、評估規定：經政府設置或委託辦理之輔具服務單位輔具評估人員（含該單位特約之輔具評估人員）開立輔具評估報告書（輔具評估報告書格式編號 7）。<br>三、規格或功能規範：具備中英文語音報讀功能、支援圖形標記功能、完整支援 office 系列軟體、具備閱讀 PDF 檔案功能、可支援點字觸摸顯示器。<br>四、其他規定：<br>（一）申請者須具備個人可使用之電腦基本配備。<br>（二）點字觸摸顯示器各項次（項次 71、72）及視障用螢幕報讀軟體（項次 75）同時申請時，視為補助 1 項次。<br>（三）應檢附輔具供應商出具保固書之影本（保固書正本由申請人留存）。保固書並應載明產品規格（含本表所定本項輔具之規格或功能規範內容）、型號、序號、保固年限及起迄日期（含年、月、日）、輔具供應商行號名稱、統一編號、負責人姓名、服務電話及其他必要資訊。 |
| 溝通及資訊輔具—視覺相關輔具 | 76 | 視障用螢幕放大軟體 | 18,000 | 4 | 甲類<br>丁類<br>戊類 | 一、補助對象：應符合下列所有條件：<br>（一）第二類：【b210】、【s220】或【01】。（視覺障礙者）<br>（二）5 歲以上。<br>（三）限指數視力（CF-15 公分）以上 |

| 輔具分類 | 項次 | 補助項目 | 最高補助金額（新臺幣元） | 最低使用年限 | 輔具評估人員 | 補助相關規定 |
| --- | --- | --- | --- | --- | --- | --- |
| | | | | | | 者（依診斷證明書或輔具評估報告書認定）。<br>（四）具電腦操作能力。<br>二、評估規定：經政府設置或委託辦理之輔具服務單位輔具評估人員（含該單位特約之輔具評估人員）開立輔具評估報告書（輔具評估報告書格式編號7及附件1功能性視覺評估表）。<br>三、規格或功能規範：應符合下列所有規範：<br>（一）至少6倍以上之螢幕放大功能。<br>（二）滑鼠指標及文字編輯游標具多種放大提示調整之選擇。<br>（三）螢幕顯示色相可作多模式切換，含高反差、對比色、十字導引、平滑字形等。<br>（四）放大顯示視窗可選擇分割視窗、全螢幕顯示或區塊顯示。<br>四、其他規定：<br>（一）申請者須具備個人可使用之電腦基本配備。<br>（二）應檢附輔具供應商出具保固書之影本（保固書正本由申請人留存）。保固書並應載明產品規格（含本表所定本項輔具之規格或功能規範內容）、型號、序號、保固年限及起迄日期（含年、月、日）、輔具供應商行號名稱、統一編號、負責人姓名、服務電話及其他必要資訊。 |
| 溝通及資訊輔具—視覺相關輔具 | 77 | 語音手機—簡易型 | 2,000 | 3 | 不需評估 | 一、補助對象：<br>（一）第二類：【b210】、【s220】或【01】。（視覺障礙者）<br>（二）申請語音手機—智慧型或平板（項次78）者具操作語音報讀的觸控螢幕之能力。<br>二、評估規定：申請語音手機—智慧型或平板（項次78），經政府設置或委託辦理之輔具服務單位輔具評估人員（含該單位特約之輔具評估人員）開立輔具評估報告書（輔具評估報告書格式編號7）。 |

| 輔具分類 | 項次 | 補助項目 | 最高補助金額（新臺幣元） | 最低使用年限 | 輔具評估人員 | 補助相關規定 |
| --- | --- | --- | --- | --- | --- | --- |
| 溝通及資訊輔具—視覺相關輔具 | 78 | 語音手機—智慧型或平板 | 8,000 | 3 | 甲類<br>丁類<br>戊類 | 三、規格或功能規範：<br>（一）語音手機—簡易型（項次77）：具各層選單之語音報讀、文字簡訊播報、開關機聲音或震動提示、語音播報通訊錄內容及來電號碼等功能。<br>（二）語音手機—智慧型或平板（項次78）：語音手機—智慧型應含語音手機—簡易型（項次77）所有規格，且透過觸控螢幕方式執行手機所有功能；平板須具文字調整與放大功能、相機功能、語音報讀，且透過觸控螢幕方式執行所有功能。<br>四、其他規定：<br>（一）語音手機—簡易型、語音手機—智慧型或平板（項次77、78）於最低使用年限內僅能擇一申請。<br>（二）應檢附輔具供應商出具保固書之影本（保固書正本由申請人留存）。保固書並應載明產品規格（含本表所定本項輔具之規格或功能規範內容）、型號、序號、保固年限及起迄日期（含年、月、日）、輔具供應商行號名稱、統一編號、負責人姓名、服務電話，並應標示經國家通訊主管機關型式認證審驗合格之標籤號碼及其他必要資訊。 |
| 身體、生理及生化試驗設備及材料 | 109 | 語音血壓計 | 2,000 | 3 | 不需評估 | 一、補助對象：應符合下列所有條件：<br>（一）第二類：【b210】、【s220】或【01】。（視覺障礙者）<br>（二）具獨立操作能力。<br>二、其他規定：<br>（一）以共同生活戶爲補助單位，每戶僅得申請1台。<br>（二）應檢附輔具供應商出具保固書之影本（保固書正本由申請人留存）。保固書並應載明產品規格（含本表所定本項輔具之規 |

| 輔具分類 | 項次 | 補助項目 | 最高補助金額（新臺幣元） | 最低使用年限 | 輔具評估人員 | 補助相關規定 |
|---|---|---|---|---|---|---|
| | | | | | | 格或功能規範內容）、型號、序號、保固年限及起迄日期（含年、月、日）、輔具供應商行號名稱、統一編號、負責人姓名、服務電話，並應提供有效日期內中央主管機關醫療器材許可證字號及其他必要資訊。 |
| 住家家具及改裝組件 | 135 | 居家無障礙修繕—門簡易型（單處） | 7,000 | 10 | 甲類<br>丁類<br>戊類 | 一、補助對象：應居住於設籍縣市並符合下列條件之一：<br>（一）第一類：【b110.4】或【09】。（植物人）<br>（二）第一類：【b110】、【b117】、【b122】、【b140】、【b144】、【b147】、【b152】、【b160】、【b164】或【10】。（失智症者）<br>（ICD 代碼：ICD-9：290.0、290.10、290.11、290.12、290.13、290.20、290.21、290.3、290.40、290.41、290.42、290.43、290.8、290.9、294.0、294.10、294.11、331.0、331.1。ICD-10：F01.50、F01.51、F02.80、F02.81、F03、F03.9、F03.90、F03.91、F04、F05、G30.0、G30.1、G30.8、G30.9、G31.0、G31.09。）<br>（三）第一類：【b117】、【b122】、【b140】、【b144】、【b147】、【b160】、【b164】、【b16700】、【b16710】、【b16701】、【b16711】或【06】（智能障礙者），且具有行動功能障礙。<br>（ICD 代碼：ICD-9：317、318.0、318.1、318.2、319。ICD-10：F70、F71、F72、F73、F78、F79。）<br>（四）第二類：【b210】、【s220】或【01】。（視覺障礙者）<br>（五）第二類：【b235】或【03】。（平衡機能障礙者） |
| 住家家具及改裝組件 | 136 | 居家無障礙修繕—門進階型（單處） | 10,000 | 10 | 甲類<br>丁類<br>戊類 | |
| 住家家具及改裝組件 | 137 | 居家無障礙修繕—固定式扶手（每10公分） | 160 | 10 | 甲類<br>丁類<br>戊類 | |
| 住家家具及改裝組件 | 138 | 居家無障礙修繕—可動式扶手（單支） | 3,600 | 10 | 甲類<br>丁類<br>戊類 | |

| 輔具分類 | 項次 | 補助項目 | 最高補助金額（新臺幣元） | 最低使用年限 | 輔具評估人員 | 補助相關規定 |
|---|---|---|---|---|---|---|
| 住家家具及改裝組件 | 139 | 居家無障礙修繕—截水槽（單處） | 6,000 | 10 | 甲類<br>丁類<br>戊類 | （六）第四類：【b410】、【b415】、【b430】或【07】；<br>第四類：【b440】、【s430】或【07】；<br>第五類：【b510】、【s530】、【s540】、【s560】或【07】；<br>第六類：【b610】、【b620】、【s610】或【07】。<br>（重要器官失去功能者），且具有行動功能障礙。<br>（七）第七類：【b710a】、【b710b】、【b730a】、【b730b】、【b735】、【b765】、【s730】、【s750】、【s760】或【05】。（肢體障礙者）<br>二、評估規定：經政府設置或委託辦理之輔具服務單位輔具評估人員（含該單位特約之輔具評估人員）到宅進行環境及使用需求之評估，並開立輔具評估報告書（輔具評估報告書格式編號 19）。<br>三、規格或功能規範：<br>（一）「門」之工程分成門簡易型、門進階型（項次 135、136），且應符合下列各項規範：<br>1. 門簡易型（項次 135）：爲改變門片類型或增設門片（含裝設軌道）。<br>2. 門進階型（項次 136）：含門框施工之門加寬、加高、新增、調整位置等任 1 項或 1 項以上之壁面施工工程（此補助包含門片增設）。<br>（二）「固定式扶手」與「可動式扶手」（項次 137、138）扶手形狀可爲圓形、橢圓形，圓形直徑 2.8 公分至 4 公分，其他形狀者，外緣周邊長 9 公分至 13 公分，且應符合下列規範：<br>1. 固定式扶手（項次 137）：須鎖固於牆面、天花板或地面。<br>2. 可動式扶手（項次 138）：基座須鎖固於牆面，並具可動關節。 |
| 住家家具及改裝組件 | 140 | 居家無障礙修繕—改善高低差 10 公分以下（單處） | 3,500 | 10 | 甲類<br>丁類<br>戊類 | |
| 住家家具及改裝組件 | 141 | 居家無障礙修繕—改善高低差 20 公分以下（單處） | 5,000 | 10 | 甲類<br>丁類<br>戊類 | |
| 住家家具及改裝組件 | 142 | 居家無障礙修繕—改善高低差 30 公分以下（單處） | 7,000 | 10 | 甲類<br>丁類<br>戊類 | |

<table>
<tr><th>輔具分類</th><th>項次</th><th>補助項目</th><th>最高補助金額（新臺幣元）</th><th>最低使用年限</th><th>輔具評估人員</th><th>補助相關規定</th></tr>
<tr><td>住家家具及改裝組件</td><td>143</td><td>居家無障礙修繕—改善高低差超過30公分（單處）</td><td>10,000</td><td>10</td><td>甲類<br>丁類<br>戊類</td><td rowspan="5">（三）「截水槽」（項次139）：施工長度需達60公分以上，含面蓋及施工費。<br>（四）「改善高低差」（項次140至143）：門檻或兩側地面的高低落差改善，如：門檻降低、門檻順平、門檻剔除、地軌移除、固定式斜坡道、架高式和式地板拆除、新增平台或階梯…等施作工法。改善高低差分成10公分以下、20公分以下、30公分以下、超過30公分，且應符合下列各項規範：<br>1. 10公分以下（項次140）：高度10公分以下之高低差改善工程。<br>2. 20公分以下（項次141）：高度超過10公分且20公分以下之高低差改善工程。<br>3. 30公分以下（項次142）：高度超過20公分且30公分以下之高低差改善之工程。<br>4. 超過30公分（項次143）：高度超過30公分之高低差改善工程。<br>（五）「水龍頭」（項次144）：指新增或改換為撥桿式、單閥式或電子感應式。<br>（六）「防滑地磚」（項次145）：包含原地磚移除或地面整平，及裝設防滑地磚，單處施作區域至少1平方公尺以上。<br>（七）「改善浴缸」（項次146）：新增或改換指新增或改換為開門式浴缸。<br>（八）「馬桶背靠」（項次149）：兼具平整及耐壓性，支撐面積至少為500平方公分，且須鎖固於牆面。<br>（九）「改善流理台」（項次150）：於可靠近之邊緣20公分範圍內，至少須有高度65公分以上之腿部淨空間。<br>（十）「隔間」（項次152）：新增固</td></tr>
<tr><td>住家家具及改裝組件</td><td>144</td><td>居家無障礙修繕—水龍頭（單處）（新增、改換）</td><td>3,000</td><td>10</td><td>甲類<br>丁類<br>戊類</td></tr>
<tr><td>住家家具及改裝組件</td><td>145</td><td>居家無障礙修繕—防滑地磚（單處）</td><td>6,000</td><td>10</td><td>甲類<br>丁類<br>戊類</td></tr>
<tr><td>住家家具及改裝組件</td><td>146</td><td>居家無障礙修繕—改善浴缸（單處）（新增、改換、移除—含原處填補）</td><td>7,000</td><td>10</td><td>甲類<br>丁類<br>戊類</td></tr>
<tr><td>住家家具及改裝組件</td><td>147</td><td>居家無障礙修繕—改善洗臉台（槽）（單處）（新增、改換、移除—含原處填補）</td><td>3,000</td><td>10</td><td>甲類<br>丁類<br>戊類</td></tr>
</table>

| 輔具分類 | 項次 | 補助項目 | 最高補助金額（新臺幣元） | 最低使用年限 | 輔具評估人員 | 補助相關規定 |
|---|---|---|---|---|---|---|
| 住家家具及改裝組件 | 148 | 居家無障礙修繕—改善馬桶（單處）（新增、改換、移除—含原處填補） | 5,000 | 10 | 甲類<br>丁類<br>戊類 | 定於地面之牆面。<br>（十一）「壁掛式淋浴台」（項次153）：以施工方式附掛於壁面，作爲淋浴用途之身體支撐平台，包含座椅或平躺型式。<br>四、其他規定：<br>（一）居家無障礙改善公共空間不補助。<br>（二）居家無障礙改善不包含尚未完成裝修的毛胚屋。<br>（三）居家無障礙修繕項目，一般使用損壞更換或汰舊換新不予補助。<br>（四）同一扇門之門簡易型、門進階型（項次135、136）於最低使用年限內僅能擇一申請，且僅移除門片或增設浴廁乾溼分離的門非屬本項補助。<br>（五）固定式扶手（項次137）針對提供握持部位之長度每10公分補助新臺幣160元。<br>（六）改善洗臉台（槽）（項次147）未包含水龍頭（項次144）。<br>（七）改善馬桶（項次148）若同一處因馬桶改換位置而新增或遷移糞管，可申請同處2個補助；僅更換免治馬桶座蓋非屬本項補助。<br>（八）隔間（項次152）以牆面每平方公尺補助新臺幣800元。<br>（九）居家無障礙改善（含修繕項次135至153及輔具項次154至162）全户最高總補助金額：低收入户最高總補助新臺幣60,000元，中低收入户最高總補助新臺幣45,000元，一般户最高總補助新臺幣30,000元。户內身心障礙人數每增加1人，全户最高總補助金額上限按上列基準增加30%，但全户最高總補助金額不得逾上開基準1.5倍。 |
| 住家家具及改裝組件 | 149 | 居家無障礙修繕—馬桶背靠（單處） | 2,000 | 10 | 甲類<br>丁類<br>戊類 | |
| 住家家具及改裝組件 | 150 | 居家無障礙修繕—改善流理台（單處）（新增、改換） | 15,000 | 10 | 甲類<br>丁類<br>戊類 | |
| 住家家具及改裝組件 | 151 | 居家無障礙修繕—改善抽油煙機（單處）（位置調整） | 1,000 | 10 | 甲類<br>丁類<br>戊類 | |
| 住家家具及改裝組件 | 152 | 居家無障礙修繕—隔間（每平方公尺）（新增） | 800 | 10 | 甲類<br>丁類<br>戊類 | |
| 住家家具及改裝組件 | 153 | 居家無障礙修繕—壁掛式淋浴台（單處） | 5,000 | 10 | 甲類<br>丁類<br>戊類 | |

| 輔具分類 | 項次 | 補助項目 | 最高補助金額（新臺幣元） | 最低使用年限 | 輔具評估人員 | 補助相關規定 |
|---|---|---|---|---|---|---|
| | | | | | | （十）户內有新增身心障礙人口時，於左列年限內曾申請之項目仍得再度申請，全户最高總補助金額比照（九）之基準。<br>（十一）每次申請居家無障礙改善（含修繕項次135至153及輔具項次154至162）之各項目併計爲1項次之輔具補助。<br>（十二）居家無障礙修繕各項次（項次135至153）於最低使用年限內同一改善處不可重複申請。<br>（十三）各項均以共同生活户爲補助單位，且以主要居住處1處爲原則。<br>（十四）應檢附相關證明文件（含施工前後照片、改善項目及規格說明）及房屋所有權狀、建物謄本或其他房屋所有證明之文件影本（非自有房屋者，須附租賃契約書影本，房屋所有權狀、建物謄本或其他房屋所有證明之文件影本及屋主出具之施工同意書），補助單位得審查其施作及核銷內容是否與輔具評估報告書吻合。 |
| 住家家具及改裝組件 | 154 | 居家無障礙輔具—門檻斜角（單側） | 1,000 | 10 | 甲類<br>丁類<br>戊類 | 一、補助對象：應居住於設籍縣市並符合下列條件之一：<br>（一）第一類：【b110.4】或【09】。（植物人）<br>（二）第一類：【b110】、【b117】、【b122】、【b140】、【b144】、【b147】、【b152】、【b160】、【b164】或【10】。（失智症者）<br>（ICD代碼：ICD-9：290.0、290.10、290.11、290.12、290.13、290.20、290.21、290.3、290.40、290.41、290.42、290.43、290.8、290.9、294.0、294.10、 |
| 住家家具及改裝組件 | 155 | 居家無障礙輔具—非固定式斜坡板（未達90公分） | 3,500 | 10 | 甲類<br>丁類<br>戊類 | |

<table>
<tr><th>輔具分類</th><th>項次</th><th>補助項目</th><th>最高補助金額（新臺幣元）</th><th>最低使用年限</th><th>輔具評估人員</th><th>補助相關規定</th></tr>
<tr><td>住家家具及改裝組件</td><td>156</td><td>居家無障礙輔具—非固定式斜坡板（90 公分以上）</td><td>5,000</td><td>10</td><td>甲類<br>丁類<br>戊類</td><td rowspan="4">294.11、331.0、331.1。ICD-10：F01.50、F01.51、F02.80、F02.81、F03、F03.9、F03.90、F03.91、F04、F05、G30.0、G30.1、G30.8、G30.9、G31.0、G31.09。）<br>（三）第一類：【b117】、【b122】、【b140】、【b144】、【b147】、【b160】、【b164】、【b16700】、【b16710】、【b16701】、【b16711】或【06】（智能障礙者），且具行動功能障礙。<br>（ICD 代碼：ICD-9：317、318.0、318.1、318.2、319。ICD-10：F70、F71、F72、F73、F78、F79。）<br>（四）第二類：【b210】、【s220】或【01】。（視覺障礙者）<br>（五）第二類：【b235】或【03】。（平衡機能障礙者）<br>（六）第四類：【b410】、【b415】、【b430】或【07】；<br>第四類：【b440】、【s430】或【07】；<br>第五類：【b510】、【s530】、【s540】、【s560】或【07】；<br>第六類：【b610】、【b620】、【s610】或【07】。<br>（重要器官失去功能者），且具行動功能障礙。<br>（七）第七類：【b710a】、【b710b】、【b730a】、【b730b】、【b735】、【b765】、【s730】、【s750】、【s760】或【05】。（肢體障礙者）<br>二、評估規定：經政府設置或委託辦理之輔具服務單位輔具評估人員（含該單位特約之輔具評估人員）到宅進行環境及使用需求之評估，並開立輔具評估報告書（輔具評估報告書格式編號 19）。</td></tr>
<tr><td>住家家具及改裝組件</td><td>157</td><td>居家無障礙輔具—非固定式斜坡板（120 公分以上）</td><td>7,000</td><td>10</td><td>甲類<br>丁類<br>戊類</td></tr>
<tr><td>住家家具及改裝組件</td><td>158</td><td>居家無障礙輔具—非固定式斜坡板（150 公分以上）</td><td>10,000</td><td>10</td><td>甲類<br>丁類<br>戊類</td></tr>
<tr><td>住家家具及改裝組件</td><td>159</td><td>居家無障礙輔具—防滑措施（單處）</td><td>2,000</td><td>3</td><td>甲類<br>丁類<br>戊類</td></tr>
</table>

<table>
<tr><th>輔具分類</th><th>項次</th><th>補助項目</th><th>最高補助金額（新臺幣元）</th><th>最低使用年限</th><th>輔具評估人員</th><th>補助相關規定</th></tr>
<tr><td>住家家具及改裝組件</td><td>160</td><td>居家無障礙輔具—反光貼條或消光處理(單處)</td><td>2,000</td><td>3</td><td>甲類<br>丁類<br>戊類</td><td rowspan="3">三、規格或功能規範：<br>（一）「門檻斜角」(項次 154）：改善高度 10 公分以下之門檻等高低落差處，所使用的斜坡磚、斜坡塊、訂製導坡等。<br>（二）「非固定式斜坡板」(項次 155 至 158）：包含軌道式、單體式斜坡板，且應符合下列所有規範：<br>1. 可任意移動之輕量化材質斜坡板，分成未達 90 公分、90 公分以上、120 公分以上、150 公分以上，應符合下列各項規格：<br>(1) 未達 90 公分（項次 155）：具攜帶功能，長度未達 90 公分之斜坡板。<br>(2) 90 公分以上（項次 156）：具可收折及攜帶功能，長度 90 公分以上。<br>(3) 120 公分以上（項次 157）：具可收折及攜帶功能，長度 120 公分以上<br>(4) 150 公分以上（項次 158）：具可收折及攜帶功能，長度 150 公分以上。<br>2. 軌道式斜坡板荷重能力須達 200 公斤以上，單體式斜坡板（含單片式、收折式）荷重能力須達 300 公斤以上，若單體式斜坡板長度小於 70 公分，荷重能力須達 200 公斤以上。<br>3. 軌道式斜坡板通行面之寬度不得小於 11 公分，單片式斜坡板及收折式斜坡板展開後通行面寬度不得小於 60 公分，非固定式斜坡板 90 公分以上、120 公分以上、150 公分以上須有 2 公分以上側板（護緣）。<br>（三）「防滑措施」(項次 159）：指防滑貼片、防滑貼條、防滑地墊、防滑劑（液）等。<br>（四）「馬桶扶手」(項次 161）：固定於馬桶基座或置放於馬桶周邊，提供雙手穩定支撐之裝置。</td></tr>
<tr><td>住家家具及改裝組件</td><td>161</td><td>居家無障礙輔具—馬桶扶手（單處）</td><td>900</td><td>10</td><td>甲類<br>丁類<br>戊類</td></tr>
<tr><td>住家家具及改裝組件</td><td>162</td><td>居家無障礙輔具—床邊扶手（單處）</td><td>1,000</td><td>10</td><td>甲類<br>丁類<br>戊類</td></tr>
</table>

| 輔具分類 | 項次 | 補助項目 | 最高補助金額（新臺幣元） | 最低使用年限 | 輔具評估人員 | 補助相關規定 |
|---|---|---|---|---|---|---|
| | | | | | | （五）「床邊扶手」（項次 162）：置放於床板、床架或床旁地面，提供穩定支撐之裝置。<br>四、其他規定：<br>（一）居家無障礙改善公共空間不補助。<br>（二）居家無障礙改善不包含尚未完成裝修的毛胚屋。<br>（三）跨門檻斜角單件產品（項次 154）若同時處理門檻兩側，則視爲兩側補助。<br>（四）非固定式斜坡板各項次（項次 155 至 158）若處理門檻兩側高低差，則可申請單處 2 個補助。<br>（五）門檻斜角、非固定式斜坡板各項次（項次 154 至 158），於改善門檻等高低落差處，同一側於最低使用年限內僅能擇一申請。<br>（六）居家無障礙改善（含修繕項次 135 至 153 及輔具項次 154 至 162）全户最高總補助金額：低收入户最高總補助新臺幣 60,000 元，中低收入户最高總補助新臺幣 45,000 元，一般户最高總補助新臺幣 30,000 元。户內身心障礙人數每增加 1 人，全户最高總補助金額上限按上列基準增加 30%，但全户最高總補助金額不得逾上開基準 1.5 倍。<br>（七）户內有新增身心障礙人口時，於左列年限內曾申請之項目仍得再度申請，全户最高總補助金額比照（六）之基準。<br>（八）每次申請居家無障礙改善（含修繕項次 135 至 153 項次及輔具項次 154 至 162）之各項目併計爲 1 項次之輔具補助。<br>（九）居家無障礙輔具各項次（項次 154 至 162）於最低使用年限內同一改善處不可重複申請。<br>（十）各項均以共同生活户爲補助單位，且以主要居住處 1 處爲原則。 |

| 輔具分類 | 項次 | 補助項目 | 最高補助金額（新臺幣元） | 最低使用年限 | 輔具評估人員 | 補助相關規定 |
|---|---|---|---|---|---|---|
| | | | | | | （十一）應檢附相關證明文件（含改善前後照片、改善項目及規格説明）。申請非固定式斜坡板各項次、馬桶扶手、床邊扶手（項次155至158、161、162），上述輔具應檢附輔具供應商出具保固書之影本（保固書正本由申請人留存）。保固書並應載明產品規格（含本表所定本項輔具之規格或功能規範內容）、型號、序號、保固年限及起迄日期（含年、月、日）、輔具供應商行號名稱、統一編號、負責人姓名、服務電話及其他必要資訊。 |
| 個人照顧及保護輔具 | 173 | 語音體溫計 | 1,800 | 3 | 不需評估 | 一、補助對象：應符合下列所有條件：<br>（一）第二類：【b210】、【s220】或【01】。（視覺障礙者）<br>（二）具獨立操作能力。<br>二、其他規定：<br>（一）以共同生活户爲補助單位，每户各項次（項次173、174）均僅得申請1台。<br>（二）應檢附輔具供應商出具保固書之影本（保固書正本由申請人留存）。保固書並應載明產品規格（含本表所定本項輔具之規格或功能規範內容）、型號、序號、保固年限及起迄日期（含年、月、日）、輔具供應商行號名稱、統一編號、負責人姓名、服務電話及其他必要資訊。另語音體溫計（項次173）應提供有效日期內中央主管機關醫療器材許可證字號及其他必要資訊。 |
| 個人照顧及保護輔具 | 174 | 語音體重計 | 1,000 | 3 | 不需評估 | |

| 輔具分類 | 項次 | 補助項目 | 最高補助金額（新臺幣元） | 最低使用年限 | 輔具評估人員 | 補助相關規定 |
|---|---|---|---|---|---|---|
| 個人照顧及保護輔具 | 175 | 衣著用輔具 | 500 | 3 | 不需評估 | 一、補助對象：身心障礙者。<br>二、規格或功能規範：<br>（一）衣著用輔具（項次 175）：指可協助穿著之穿衣桿、穿鞋器、穿襪器、具易穿脫功能之衣物鞋等相關項目。<br>（二）飲食用輔具（項次 176）：指可協助飲食之特殊刀、叉、湯匙、筷子、杯盤等相關項目。<br>（三）居家用輔具（項次 177）：指有助於居家活動之烹調用具、衣物處理、清洗與沐浴、視障用凸點定位標籤、語音遙控器等相關項目。<br>（四）物品裝置與處理輔具（項次 178）：指長柄取物鉗、防滑墊、特殊門把、開瓶罐器、特製開關等相關項目。<br>（五）藥品處理輔具（項次 179）：指具有可記憶 4 組以上時間設定，並具視覺、聽覺或震動等主動提醒功能，且藥品置放格數至少 4 格以上之藥盒或藥袋、輔助手部功能或吞嚥機能損傷者之備藥與服用藥品裝置等相關項目。<br>三、其他規定：<br>（一）限居家使用者申請。<br>（二）上列各項次（項次 175 至 179）補助金額爲單件輔具補助額度上限。<br>（三）上列各項次（項次 175 至 179），每項次於最低使用年限內申請至多補助 4 件，最高補助金額按左列基準 4 倍計算。<br>（四）同項次內多件輔具同時申請時，視爲補助 1 項次。<br>（五）每人於最低使用年限內申請上列各項次（項次 175 至 179）補助，總計件數爲 10 件。 |
| 居家生活相關輔具 | 176 | 飲食用輔具 | 500 | 3 | 不需評估 | |
| 居家生活相關輔具 | 177 | 居家用輔具 | 500 | 3 | 不需評估 | |
| 居家生活相關輔具 | 178 | 物品裝置與處理輔具 | 500 | 3 | 不需評估 | |
| 居家生活相關輔具 | 179 | 藥品處理輔具 | 500 | 3 | 不需評估 | |

| 輔具分類 | 項次 | 補助項目 | 最高補助金額（新臺幣元） | 最低使用年限 | 輔具評估人員 | 補助相關規定 |
|---|---|---|---|---|---|---|
| 矯具及義具 | 233 | ※ 義眼 | 10,000 | 5 | 依醫師診斷 | 一、補助對象：應符合下列條件之一：<br>（一）第二類：【b210】、【s220】或【01】。（視覺障礙者）<br>（二）第八類：【b810】、【s810】或【08】。（顏面損傷者）<br>（三）小耳症患者。<br>二、評估規定：經整型外科、眼科、耳鼻喉科或口腔外科等相關專科醫師診斷，並於診斷證明書載明本項輔具需求者。<br>三、規格或功能規範：<br>（一）須爲可接觸人體之矽膠或壓克力、樹脂等材質製作，且外觀須自然並模擬實體之形狀及色澤。<br>（二）義眼（項次233）：指義眼或義眼片。<br>（三）混和義臉—人造眼窩（項次239）：應包含義眼、眼瞼、睫毛、眼窩週邊組織等部位。<br>四、其他規定：<br>（一）同時申請雙側補助時（項次233、235、238、239），最高補助金額按左列基準2倍計算，並視爲補助1項次。<br>（二）應檢附輔具供應商出具保固書之影本（保固書正本由申請人留存）。保固書並應載明產品規格（含本表所定本項輔具之規格或功能規範內容）、保固年限及起迄日期（含年、月、日）、輔具供應商行號名稱、統一編號、負責人姓名、服務電話及其他必要資訊。 |

衛生福利部 111 年 12 月 9 日衛授家字第 1110761485 號函

# 輔具評估報告書

**輔具評估報告格式編號：7**

**輔具項目名稱：視覺及相關輔具**

## 一、基本資料

| 1.姓名： 2.身分證字號： 3.生日： 年 月 日 |
|---|
| 4.聯絡人姓名： 與個案關係： 聯絡電話： |
| 5.戶籍地址： |
| 6.居住地址(□同戶籍地)： |
| 7.聯絡(公文寄送)地址(□同戶籍地 □同居住地)： |
| 8.是否領有身心障礙證明：□無 □有 |
| 9.身心障礙類別(可複選)：□第一類 □第二類 □第三類 □第四類 □第五類 □第六類 □第七類 □第八類 □其他：＿＿＿＿ |
| 10.身心障礙程度分級：□輕度 □中度 □重度 □極重度 |

## 二、活動需求與情境評估

1. 預計使用的場合(可複選)：□居家生活 □照顧機構 □校園學習 □職場就業 □休閒與運動 □其他：＿＿＿＿
2. 使用情境(可複選)：□短訊息閱讀 □長時間閱讀 □資料蒐集 □筆記或記錄 □特定物件辨識 □閱聽新聞 □一般溝通 □光線控制 □其他：＿＿＿＿
3. 人力支持情況(可複選)：□獨居 □有同住者 □有專業人力協助：＿＿＿＿ □其他：＿＿＿＿
4. 目前已使用視覺及相關輔具種類(可複選)：
   □視障用白手杖或杖頭 □收錄音機或隨身聽 □聽書機 □視障用點字手錶 □視障用語音報時器 □特製眼鏡(含特製隱形眼鏡) □角膜疾病類隱形眼鏡 □包覆式濾光眼鏡 □望遠鏡 □放大鏡-低倍率 □放大鏡-高倍率 □點字板 □點字機(打字機) □點字觸摸顯示器-20 方以下 □點字觸摸顯示器-20 方(含)以上 □可攜式擴視機 □桌上型擴視機 □視障用螢幕報讀軟體 □視障用螢幕放大軟體 □語音手機-簡易型 □語音手機-智慧型 □平板 □其他：＿＿＿＿
5. 此次申請的視覺輔具：＿＿＿＿＿＿ [尚未使用者免填以下(1)~(4)]
   (1)廠牌規格型號：＿＿＿＿＿＿
   (2)輔具來源：□政府補助：□身障 □長照 □職災 □職再 □教育 □榮民 □健保
   　　　　　　　　　　　　□其他：＿＿＿＿
   　　　　　　□二手輔具：□租借 □媒合
   　　　　　　□自購
   　　　　　　□其他：＿＿＿＿
   (3)已使用約：＿＿年 □使用年限不明
   (4)使用情形：□已損壞不堪修復，需更新
   　　　　　　□規格或功能不符使用者現在的需求，需更換
   　　　　　　□適合繼續使用，但需要另行購置於不同場所使用
   　　　　　　□其他：＿＿＿＿＿＿＿＿＿＿＿＿

衛生福利部 111 年 12 月 9 日衛授家字第 1110761485 號函

## 三、身體功能與構造及輔具使用相關評估

1. 輔具使用之相關診斷(可複選)：
□白內障(術前、後) □青光眼 □角膜退化 □黃斑部病變 □老年性黃斑部病變 □視神經萎縮
□視網膜色素變性 □視網膜剝離 □糖尿病視網膜病變 □白化症 □弱視 □葡萄膜炎
□外傷 □中風 □腦性麻痺 □發展遲緩 □大腦視覺損傷 □其他：＿＿＿＿＿

2. 視覺能力與摸讀能力(請依據不同輔具補助需求，檢附下列附件，可複選)：
□功能性視覺能力評估(附件一 功能性視覺評估表)
□點字摸讀能力評估(附件二 點字摸讀評估表)
□視力檢查(附件三 驗光報告表)

## 四、評估結果【本評估報告書建議之輔具需經主管機關核定通過後方可購置】

1. 評估結果：
□不建議使用以下輔具；理由：＿＿＿＿＿＿＿＿＿＿＿＿＿＿＿＿
□建議使用

| 補助項目 | 使用理由 |
|---|---|
| □項次 63 特製眼鏡(含特製隱形眼鏡) | |
| □項次 65 包覆式濾光眼鏡 | |
| □項次 66 望遠鏡 | |
| □項次 68 放大鏡-高倍率 | |
| □項次 70 點字機(打字機) | |
| □項次 71 點字觸摸顯示器-20 方以下 | |
| □項次 72 點字觸摸顯示器-20 方(含)以上 | |
| □項次 73 可攜式擴視機 | |
| □項次 74 桌上型擴視機 | |
| □項次 75 視障用螢幕報讀軟體 | |
| □項次 76 視障用螢幕放大軟體 | |
| □項次 78 語音手機-智慧型或平板 | |

2. 是否需要接受使用訓練：□需要 □不需要
3. 是否需要安排追蹤時間：□需要 □不需要
4. 其他：＿＿＿＿＿＿＿＿＿＿

衛生福利部111年12月9日衛授家字第1110761485號函

| 補助項目 | 應檢附表件 |
|---|---|
| 特製眼鏡（含特製隱形眼鏡） | 1. 本評估報告書<br>2. 附件三驗光報告表 |
| 包覆式濾光眼鏡 | 1. 本評估報告書<br>2. 附件一功能性視覺評估表<br>3. 附件三驗光報告表 ※ |
| 望遠鏡 | 1. 本評估報告書<br>2. 附件一功能性視覺評估表<br>3. 附件三驗光報告表 ※ |
| 放大鏡—高倍率 | 1. 本評估報告書<br>2. 附件一功能性視覺評估表<br>3. 附件三驗光報告表 ※ |
| 點字機（打字機） | 本評估報告書 |
| 點字觸摸顯示器–20方以下<br>點字觸摸顯示器–20方（含）以上 | 1. 本評估報告書<br>2. 附件二點字摸讀評估表 |
| 可攜式擴視機<br>桌上型擴視機 | 1. 本評估報告書<br>2. 附件一功能性視覺評估表<br>3. 附件三驗光報告表 ※ |
| 視障用螢幕報讀軟體 | 本評估報告書 |
| 視障用螢幕放大軟體 | 1. 本評估報告書<br>2. 附件一功能性視覺評估表<br>3. 附件三驗光報告表 ※ |
| 語音手機—智慧型或平板 | 本評估報告書 |

※首次申請視覺輔具（包覆式濾光眼鏡、望遠鏡、放大鏡—高倍率、可攜式擴視機、桌上型擴視機或視障用螢幕放大軟體之任一項）或近半年視力有明顯變化者，需檢附「附件三驗光報告表」

衛生福利部 111 年 12 月 9 日衛授家字第 1110761485 號函

## 五、規格配置建議

1. 輔具規格配置：

| | |
|---|---|
| □特製眼鏡(含特製隱形眼鏡) | 功用：□近距離 □中距離 □遠距離 □戶外 □室內 □其他：＿＿＿＿＿<br>內容：□屈光矯正 □斜視矯正 □放大(□遠 □中 □近)<br>□延伸視野 □防眩光 □增強對比 □色覺改善 □其他：＿＿＿＿＿ |
| □包覆式濾光眼鏡 | □室內，顏色：＿＿＿色 □戶外，顏色：＿＿＿色<br>□閱讀，顏色：＿＿＿色 □其他：＿＿＿＿，顏色：＿＿＿色 |
| □望遠鏡 | 放大倍率 2 倍以上、重量 300 公克(g)以下、最短對焦距離為 100 公分以下<br>□規格：＿＿＿ ×＿＿＿ 公厘，視野角度：＿＿＿ |
| □放大鏡-高倍率 | 鏡片規格必須同時載明倍率及屈光度、倍率 2.5 倍以上及屈光度 10 以上<br>□文鎮式：＿＿＿ ×＿＿＿D □口袋型：＿＿＿ ×＿＿＿D<br>□手持式：＿＿＿ ×＿＿＿D □站立式：＿＿＿ ×＿＿＿D<br>□手持照明：＿＿＿ ×＿＿＿D □站立式照明：＿＿＿ ×＿＿＿D<br>□其他：＿＿＿＿＿ |
| □點字機(打字機) | 功用：□讀寫訓練 □訊息記錄 □標籤記號 □文書溝通 □其他：＿＿＿＿ |
| □點字觸摸顯示器-20 方以下 | 14 方以上、20 方以下且 8 點顯示、可支援 1 種以上視窗版中英文視障用螢幕報讀軟體，且總重量 2 公斤以下 |
| □點字觸摸顯示器-20 方(含)以上 | 20 方(含)以上且 8 點顯示、可支援 1 種以上視窗版中英文視障用螢幕報讀軟體，且總重量 2 公斤以下 |
| □可攜式擴視機 | 無需於特定平台(桌面)上裝載設備使用，並可隨時便利攜帶外出使用，且產品本身已具備螢幕及鏡頭等設備使用，應符合下列所有規範<br>1. 螢幕尺寸 4.3 英吋以上<br>2. 色彩模式 3 組(黑底白字、白底黑字、彩色模式)以上<br>3. 支援放大及縮小功能且放大倍率為 6 倍以上<br>4. 凍結或儲存畫面<br>另外附加功能：□亮度調整 □對比調整 □望遠 □記憶或儲存畫面<br>□6.5 吋以上螢幕 □觸控螢幕 □螢幕角度調整<br>□連接電腦或電視 □書寫支架或把手 |
| □桌上型擴視機 | 需於平台(桌面)上裝載設備以供操作，應符合下列所有規範<br>1. 色彩模式 5 組(須含黑底白字、白底黑字、彩色模式)以上<br>2. 支援放大及縮小功能且放大倍率為 40 倍以上<br>3. 可自動對焦及可切換自動手動對焦<br>4. 具備書寫空間或閱讀平台距離鏡頭 20 公分以上<br>5. 提供經評估所需其他功能配備達下列任 6 項以上功能：<br>□亮度調整 □對比調整 □望遠 □凍結或儲存 □托盤<br>□導引線或遮蔽視窗 □定位指示 □焦距鎖定 □可旋轉鏡頭<br>□一體成型且螢幕角度可調整 □操作時語音提示功能<br>□光學辨識將文字重新編排或語音輸出 |
| □視障用螢幕報讀軟體 | 具備中英文語音報讀功能、支援圖形標記功能、完整支援 office 系列軟體、具備閱讀 PDF 檔案功能、可支援點字觸摸顯示器 |

衛生福利部 111 年 12 月 9 日衛授家字第 1110761485 號函

| | |
|---|---|
| □視障用螢幕放大軟體 | 應符合下列所有規範<br>1. 至少 6 倍以上之螢幕放大功能<br>2. 滑鼠指標及文字編輯游標具多種放大提示調整之選擇<br>3. 螢幕顯示色相可作多模式切換，含高反差、對比色、十字導引、平滑字形等<br>4. 放大顯示視窗可選擇分割視窗、全螢幕顯示或區塊顯示 |
| □語音手機–智慧型或平板 | 手機須具各層選單之語音報讀、文字簡訊播報、開關機聲音或震動提示、語音播報通訊錄內容及來電號碼等功能，且透過觸控螢幕方式執行手機所有功能<br>平板須具文字調整與放大功能、相機功能、語音報讀，且透過觸控螢幕方式執行所有功能 |
| □其他電腦相關軟硬體或建議：______<br>□其他：______ | |
| □建議於取得輔具後，與輔具中心預約免費的適配服務，可協助確認購買輔具符合使用需求，聯絡方式：______ | |

2. 其他建議(可複選)：

□轉介眼科醫師做眼科特定項目檢查或治療，說明：______

□視覺功能訓練，說明：______

□居家、職場環境改善建議，說明：______

□轉介生活重建服務，說明：______

□其他，說明：______

評估單位：______

評估人員：______　職稱：______

評估日期：______

評估單位用印

衛生福利部 111 年 12 月 9 日衛授家字第 1110761485 號函

**輔具評估報告格式編號：7**

**輔具項目名稱：視覺及相關輔具**

**附件二 點字摸讀評估表**

## 一、基本資料

| 1.姓名： | 2.身分證字號： | 3.生日： 年 月 日 |
|---|---|---|

## 二、點字摸讀能力評估

| 操作評估 | 評估結果 |
|---|---|
| 1.手指能平穩擺放於鍵盤上 | □良好 □尚可 □有困難 |
| 2.手指具按鍵能力 | □良好 □尚可 □有困難 |
| 點字辨識能力 | 評估結果 |
| □具點字辨識能力 | □摸讀能力優良，可進行有效率的閱讀 |
| | □摸讀能力中等，可進行一般生活閱讀 |
| | □摸讀能力一般，已能摸讀10個注音符號 |
| | □摸讀能力初等，已能摸讀10個英文字母或10個數字 |
| □不具點字辨識能力 | 不會點字，不具點字摸讀能力 |

※備註：上述點字摸讀能力評估使用以下工具施測：＿＿＿＿＿＿＿＿

其他說明：＿＿＿＿＿＿＿＿

(具點字摸讀潛能者，應協助轉介進行點字訓練)

評估單位：＿＿＿＿＿＿＿＿

評估人員：＿＿＿＿＿＿ 職稱：＿＿＿＿＿＿

評估日期：＿＿＿＿＿＿

評估單位用印

衛生福利部111年12月9日衛授家字第1110761485號函

輔具評估報告格式編號：7
輔具項目名稱：視覺及相關輔具
附件三 驗光報告表

## 一、基本資料

| 1.姓名： 2.身分證字號： 3.生日： 年 月 日 |
|---|

## 二、主訴疾病與視覺問題

## 三、慣用視力檢查

1. 遠距離視力：

| 項目 | VAsc 裸視視力 | VAcc 原眼鏡矯正視力 | Sph 球面度數 | Cyl 散光度數 | Axis 軸度 | Prism 稜鏡度 | Base 基底 | PD 瞳距 |
|---|---|---|---|---|---|---|---|---|
| 右眼 | | | | | | | | |
| 左眼 | | | | | | | | |
| 雙眼 | | | | | | | | |

2. 近距離視力:

| 項目 | VAsc 裸視視力 | VAcc 原眼鏡矯正視力 | Sph 球面度數 | Cyl 散光度數 | Axis 軸度 | Prism 稜鏡度 | Base 基底 | PD 瞳距 |
|---|---|---|---|---|---|---|---|---|
| 右眼 | | | | | | | | |
| 左眼 | | | | | | | | |
| 雙眼 | | | 使用距離：＿＿＿＿＿＿ 公分： | | | | | |

3. 慣用眼鏡用途及規格註記：

衛生福利部111年12月9日衛授家字第1110761485號函

## 四、驗光配鏡建議

1. 遠距離處方：

| 項目 | VA<br>矯正視力 | Sph<br>球面度數 | Cyl<br>散光度數 | Axis<br>軸度 | Prism<br>棱鏡度 | Base<br>基底 | PD<br>瞳距 |
|---|---|---|---|---|---|---|---|
| 右眼 | | | | | | | |
| 左眼 | | | | | | | |
| 雙眼 | | | | | | | |

2. 近距離處方：

| 項目 | VA<br>矯正視力 | Sph<br>球面度數 | Cyl<br>散光度數 | Axis<br>軸度 | Prism<br>棱鏡度 | Base<br>基底 | PD<br>瞳距 |
|---|---|---|---|---|---|---|---|
| 右眼 | | | | | | | |
| 左眼 | | | | | | | |
| 雙眼 | | 使用距離：__________ 公分： | | | | | |

3. 其他視覺檢查說明(如斜視、斜位、視野、立體視覺、與色彩視覺)：

## 五、建議：(請從眼鏡配戴、視覺訓練需要與否以及建議輔具使用倍率方面描述)

1. 特製眼鏡建議使用：□屈光矯正 □斜視矯正 □放大(□遠 □中 □近) □延伸視野
□防眩光 □增強對比 □色覺改善

2. 其他說明、需求或建議：

驗光單位(驗光處所全銜)：

驗光師：__________ 驗光日期：

評估單位用印

# 參考文獻


行政院勞工委員會職業訓練局（2008 年 10 月 24 日）：視障者非僅能從按摩，勞委會持續推動視障者多元化就業促進措施。取自 http://opendoor.evta.gov.tw/welcome. htm

吳怡璁（2008）：美國低視能服務模式。載於財團法人愛盲文教基金會（編），2008 視覺障礙的照護、重建與社會融合研討會手冊（47-52 頁）。臺北：編者。

李永昌、陳文雄、朱淑玲（2001）：國中小視障學生大字體課本使用現況及其效果實驗。臺南：國立臺南師範學院視障師資訓練中心。

杞昭安（1990）：視覺障礙兒童教育。載於王文科（主編），特殊教育導論（393-493 頁）。臺北：五南。

杞昭安（2002）：視覺功能評估與訓練手冊。臺北：國立臺灣師範大學特殊教育學系。

身心障礙及資賦優異學生鑑定原則鑑定基準（2006 年 9 月 29 日）。

林慶仁（2000）：國中以上弱視學生光學輔具的使用與認知之調查研究。臺南：國立臺南師院視障師資訓練中心。

胡志城（2008）：視光學在低視能照護中的重要性。載於財團法人愛盲文教基金會（編），2008 視覺障礙的照護、重建與社會融合研討會手冊（6-22 頁）。臺北：編者。

香港盲人輔導會（2008 年 10 月 24 日）：香港盲人輔導會服務提供。取自 http://www.hksb.org.hk/

香港理工大學眼視光診所（2008 年 10 月 20 日）：The Optometry

PolyU。取自 http://www.polyu.edu.hk/so/patients.php?lang=en&pageid=286&dispmode=1）

張千惠（1999）：功能性視覺評估。中華視障教育學會會刊，2，9-12。

張千惠（2008 年 10 月 11 日）：功能性視覺評估。取自 http://www.ntnu.edu.tw/spe/www/Chang.C.H/main.htm

莊素貞（2004）：弱視學生的閱讀。載於臺中師範學院（編），特殊教育論文集 8501（67-81 頁）。臺中：編者。

莊素貞（2008 年 10 月 24 日）：視覺障礙兒童之功能性視覺評估。取自 http://wwwtemp.ntctc.edu.tw/spc/fuction.htm

莊素貞、汪叔勳（2002）：放大印刷字體課本與弱視腦放大軟體優缺點之比較。載於臺中師範學院（編），特殊教育論文集 9103（135-150 頁）。臺中：編者。

劉信雄、王亦榮、林慶仁（2001）：視覺障礙學生輔導手冊。臺北：教育部。

劉信雄、吳昆壽、林慶仁、鄭靜瑩（2000）：八十九年直轄市及縣市身心障礙班（視障類）訪視計畫成果報告。臺南：臺南師範學院視障師資訓練中心。

劉信雄、林慶仁、陳賢堂、郭振添、Starnes, D.（2004）：兩種本土化弱視光學輔具的研發與閱讀及行動能力成效實驗。載於中華民國特殊教育學會（編），中華民國特殊教育學會 2004 年刊（81-107 頁）。高雄：編者。

蔡翔翎（2008）：從眼科醫師與視光學角度看臺灣低視能照護。載於財團法人愛盲文教基金會（編），2008 視覺障礙的照護、重建與社會融合研討會手冊（53-68 頁）。臺北：編者。

鄭靜瑩、張千惠（2005）：改善重度弱視學生使用功能性視覺之研究。特殊教育研究學刊，29，275-294。

鄭靜瑩、張千惠、陳明聰、趙敏泓（2008）：電腦輔助科技對視多障併手部功能障礙學生參與普通班之應用成效研究。師大學報，53，107-130。

簗島謙次（2008）：日本低視能照護的現況與發展。載於財團法人愛盲文教基金會（編），2008 視覺障礙的照護、重建與社會融合研討會手冊（23-46 頁）。臺北：編者。

謝曼莉（1999）：功能性視覺簡介。載於中華視障教育學會（編），中華視障教育學會八十八年度會刊（117-122 頁）。臺北：編者。

Corn, A. L., & Erin, J. N. (2010.), *Function of low vision: functional and Clinical perspectives*. New York: American Foundation for the Blind.

Gislin, D. (1999). Johns Hopkins Lions low vision service: A private practice, Fee-for-Service Model. In R. W. Massof and Lorraine Lidoff (Eds.), *Issues in Low Vision Rehabilitation* (pp. 83-96). New York: American Foundation for the Blind.

Goodrich, G. L., & Bailey, I. L. (2000). A history of the field of vision rehabilitation from the perspective of low vision. In B. Silverstone, M. A. Lang, B. P. Rosenthal, & E. E. Faye (Eds.), *The Lighthouse handbook on vision impairment and vision rehabilitation* (pp. 671-674). New York: Oxford University.

國家圖書館出版品預行編目資料

低視力學／許明木，莊素貞，鄭靜瑩，陳賢堂，王俊諺，吳承臻，林則豪，許淑貞，連政炘，葉志偉，詹益智，蔡龍輝，謝錫寶著. ——四版. ——臺北市：五南圖書出版股份有限公司，2024.04
面； 公分
ISBN 978-626-393-169-5（平裝）

1.CST: 視力問題 2.CST: 眼部疾病

416.701 113003263

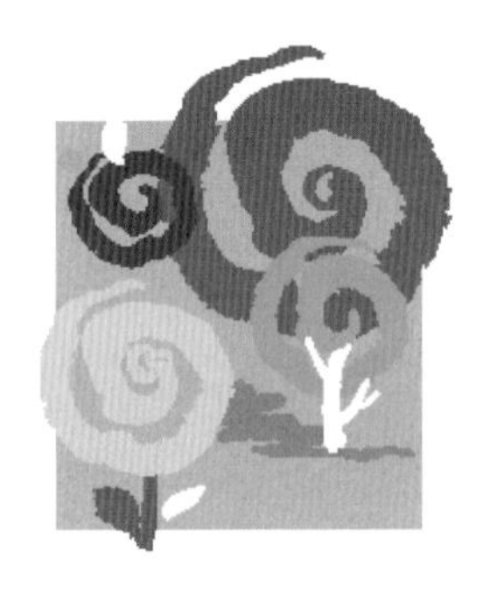

5J77

# 低視力學

作　　者— 許明木、莊素貞、鄭靜瑩（385.5）、陳賢堂
王俊諺、吳承臻、林則豪、許淑貞、連政炘
葉志偉、詹益智、蔡龍輝、謝錫寶

發 行 人— 楊榮川
總 經 理— 楊士清
總 編 輯— 楊秀麗
副總編輯— 王俐文
責任編輯— 金明芬
封面設計— 姚孝慈
出 版 者— 五南圖書出版股份有限公司
地　　址：106臺北市大安區和平東路二段339號4樓
電　　話：(02)2705-5066　　傳　　真：(02)2706-6100
網　　址：https://www.wunan.com.tw
電子郵件：wunan@wunan.com.tw
劃撥帳號：01068953
戶　　名：五南圖書出版股份有限公司

法律顧問：林勝安律師

出版日期：2017年 3 月初版一刷（共二刷）
2017年 9 月二版一刷（共七刷）
2023年 3 月三版一刷
2024年 4 月四版一刷

定　　價：新臺幣820元

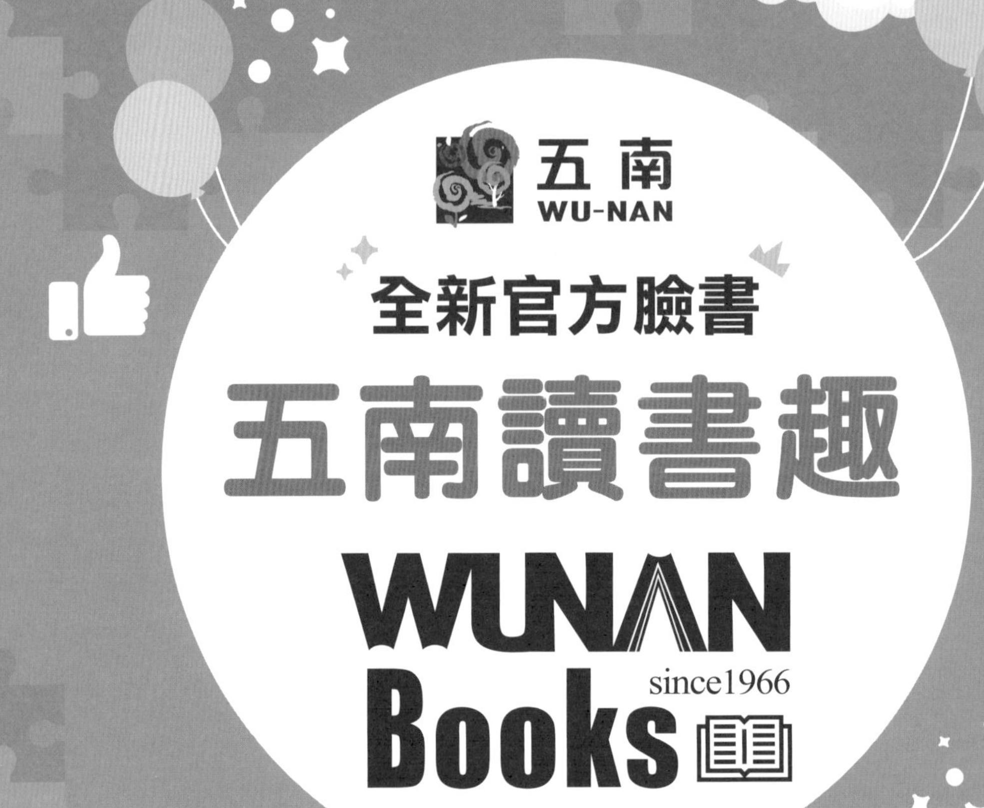


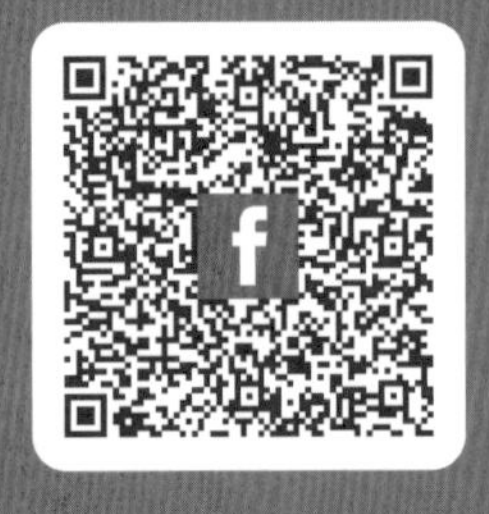

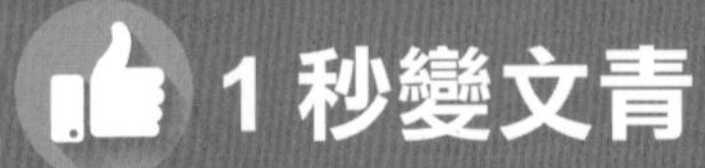


★ 專業實用有趣
★ 搶先書籍開箱
★ 獨家優惠好康

不定期舉辦抽獎
贈書活動喔！！！

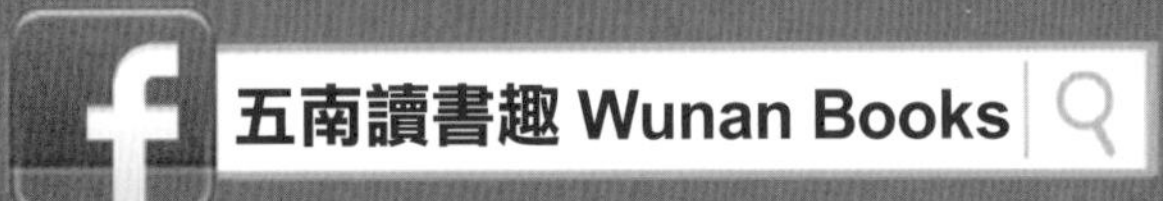